高等医学院校康复治疗学专业教材

Basics of
Occupational Therapy

# 基础作业学

（第二版）

● 陈立嘉　主编

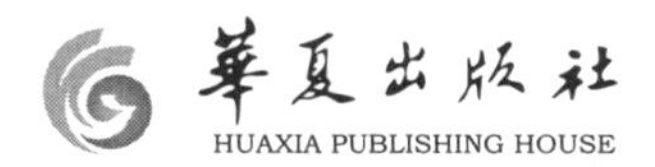

**图书在版编目(CIP)数据**

基础作业学/陈立嘉主编. -2版. -北京:华夏出版社,2013.9(2020.9重印)
高等医学院校康复治疗学专业教材
ISBN 978-7-5080-7554-9

Ⅰ.①基… Ⅱ.①陈… Ⅲ.①康复医学-医学院校-教材 Ⅳ.①R493

中国版本图书馆CIP数据核字(2013)第068689号

**基础作业学**
陈立嘉 主编

出版发行 华夏出版社有限公司
(北京市东直门外香河园北里4号 邮编:100028)
经 销 新华书店
印 刷 三河市少明印务有限公司
装 订 三河市少明印务有限公司
版 次 2013年9月北京第2版
2020年9月北京第2次印刷
开 本 787×1092 1/16开
印 张 11.25
字 数 267千字
定 价 29.00元

本版图书凡有印刷、装订错误,可及时向我社发行部调换。

# 高等医学院校康复治疗学专业教材（第二版）
# 组织委员会与编写委员会名单

## 组织委员会

**顾　　问**　吕兆丰
**主任委员**　李建军
**常务副主任**　董　浩　线福华
**副主任委员**　王晓民　高文柱　张　通　梁万年　励建安
**委　　员**　李义庭　付　丽　张凤仁　杨祖福　陆学一
马小蕊　刘　祯　李洪霞

## 编写委员会

**学术顾问**　卓大宏　周士枋　南登昆　吴宗耀
**主　　审**　纪树荣　王宁华
**主　　编**　李建军
**副 主 编**　董　浩　张　通　张凤仁
**编　　委**（以姓氏笔画为序）
江钟立　刘克敏　刘　璇　纪树荣　华桂茹
朱　平　乔志恒　李建军　李胜利　陈立嘉
陈小梅　陈之罡　张　琦　金　宁　赵辉三
恽晓平　贺丹军　桑德春　敖丽娟　付克礼

**办公室主任**　杨祖福　　**副主任**　李洪霞

# 《基础作业学》(第二版)
# 编委会名单

**主　编**　陈立嘉　首都医科大学康复医学院
**副主编**　吴　葵　首都医科大学康复医学院
**编　委**　(以姓氏笔画为序)
王丽华　中国康复研究中心
何　斌　中国康复研究中心
吴　葵　首都医科大学康复医学院
佟京平　日本鹤川照顾中心
陈小梅　中国康复研究中心
陈立嘉　首都医科大学康复医学院
颜如秀　中国康复研究中心

# 高等医学院校康复治疗学专业教材
# 再版序言

高等医学院校康复治疗学专业教材第一版是由首都医科大学康复医学院和南京医科大学第一临床学院联合组织编写，一大批具有丰富临床和教学经验、有高度责任感、有开创精神的老教授和康复医学工作者参与了教材的创建工作。本套教材填补了我国这一领域的空白，满足了教与学的需要，为推动康复治疗学专业快速发展做出了巨大贡献。

经过自2002年以来的各届学生使用后，根据教学反馈信息、康复医学的发展趋势和教育教学改革的要求，首都医科大学康复医学院又组织在临床教学、科研、医疗第一线的中青年教授、学者，尤其以康复治疗学专业一线的专家为主，继承和发扬老一辈的优良传统，借鉴国内外康复医学教育教学的经验和成果，对本套教材进行修订和改编，力争使修订后的第二版教材瞄准未来康复医学发展方向，参照国际PT和OT教育标准，以培养高素质康复治疗专业人才为目标，以满足教与学的需求为基本点，在阐述康复治疗学理论知识和专业技能的同时，紧密结合临床实践，加强了教材建设改革和创新的力度，形成了具有中国特色的康复治疗学专业教材体系。

二版教材的修订和编写特点如下：

**●在对教师和学生广泛与深入调研的基础上，总结和汲取了第一版教材的编写经验和成果，尤其对一些不足之处进行了大量的修改和完善，充分体现了教材的科学性、权威性与创新性，并考虑其在全国范围的代表性与在本土的适用性。**

**●第二版教材坚持了“三基（基本理论、基本知识、基本技能）、五性（思想性、科学性、启发性、先进性、适用性）和三特定（特定对象、特定要求、特定限制）”的原则，以“三基”为重心、以临床应用为重点、以创新能力为培养目标，在继承和发扬第一版教材优点的基础上，保留经典且注重知识的更新，删除了陈旧内容，增补了新理论、新知识和新技术。**

**●第二版教材的内容抓住了关键，突出了重点，展示了学科发展和教育教学改革的最新成果，体现了培养高素质康复治疗学专业人才的目的。因其层次分明，逻辑性强，结构严谨，图文并茂，并且做到了五个准确——论点准确、概念准确、名词术语和单位符号准确、语言文字准确、数据准确且材料来源可靠，所以属于现阶段的精品教材。**

**●第二版教材共计19种，根据康复治疗学专业要求，新增《职业关联活动学》1种。**

1.《康复医学导论》由李建军教授主编，主要介绍康复与康复医学的基本概念、基础理论知识、康复医学的基本方法、康复医疗服务体系、康复专业人员教育和培养，以及残疾人康复事业等相关问题，是学习康复医学的入门教材。

2.《人体发育学》由江钟立教授主编，是国内第一部以新的视角论述人体发育与康复治疗理论的专著。

3.《运动学》由刘克敏主任医师和敖丽娟教授主编，是康复治疗理论的基础教材，内容包括：生物力学、正常人体运动学、运动障碍学、运动生理学、运动生化学、运动心理学。

4.《物理疗法与作业疗法概论》由桑德春主任医师主编，主要介绍物理疗法和作业疗法的发生、发展过程，与之有关的基本概念、基本理论、基本特点及学习、运用的基本方法。

5.《康复疗法评定学》由恽晓平教授主编，全书系统介绍康复评定学概念及理论、相关基础知识、评定原理、评定所需仪器设备和方法，以及临床结果分析，理论与临床操作相结合，兼顾学科新进展，是国内外首部，也是唯一一部全面、详尽论述康复评定理论与实践的专业著作。

6.《运动疗法技术学》由纪树荣教授主编，是国内第一部运动疗法技术学专著，详细介绍运动疗法技术的基本理论、常用的各种治疗技术及其在实际工作中的应用方法。

7.《临床运动疗法学》由张琦副教授主编，根据国际上运动疗法发展的新理念，结合国内运动疗法及其临床应用编写而成，是国内目前内容最全面的临床运动疗法学教材。

8.《文体疗法学》由金宁主任技师主编，主要介绍利用体育、娱乐项目对患者进行治疗的方法，是 PT 和 OT 的补充和延伸，也是国内第一部文体康复治疗的专著。

9.《理疗学》由乔志恒教授和华桂茹教授主编，内容包括物理疗法概论、各种电疗法、光疗法（含激光）、超声疗法、磁场疗法、温热疗法、水疗法和生物反馈疗法等。

10.《基础作业学》由陈立嘉主任医师主编，主要介绍现代作业疗法的基本理论、基本技术和基本方法，也是第一部此领域的专著。

11.《临床作业疗法学》由陈小梅主编，国内和日本多位具有丰富作业疗法教学和临床治疗经验的专家共同撰写，涵盖了作业疗法的基本理论、评定和治疗方法等内容，并系统地介绍了脑卒中、脊髓损伤、周围神经损伤、骨科及精神障碍等不同疾患的康复特点和作业治疗方法，内容全面，具有很强的实用性。

12.《日常生活技能与环境改造》由刘璇副主任技师主编，是我国国内有关残疾人日常生活动作训练，以及患者住房和周围环境的无障碍改造的第一部专著。

13.《康复心理学》由贺丹军主任医师主编，从残疾人的角度入手，论述其心理特征及康复治疗手段对康复对象心理的影响，将心理治疗的理论和技术运用于心理康复，是国内第一部康复心理学方面的专著。

14.《假肢与矫形器学》由赵辉三主任医师主编，内容包括：与假肢装配有关的截肢，截肢者康复的新观念、新方法，常用假肢、矫形器及其他残疾人辅具的品种特点、临床应用和装配适合性检验方法。

15.《中国传统康复治疗学》由陈之罡主任医师主编，内容主要包括中国传统医学的基本理论、基本知识，以及在临床中常用且比较成熟的中国传统康复治疗方法。

16.《言语治疗学》由李胜利教授主编，借鉴国际言语康复的现代理论和技术，结合国内言语康复的实践经验编写而成，是国内第一部内容最全面的言语治疗学教材。

17.《物理疗法与作业疗法研究》由刘克敏主任医师主编，是国内第一部指导PT、OT专业人员进行临床研究的教材，侧重于基本概念和实例分析，实用性强。

18.《社区康复学》由付克礼研究员主编，是PT、OT合用的教材，分上、中、下三篇。上篇主要介绍社区康复的最新理论、在社区开展的实践活动和社区康复管理知识；中篇主要介绍社区实用的物理疗法技术和常见病残的物理治疗方法；下篇主要介绍社区实用的作业疗法技术和常见病残的作业治疗方法。

19.《职业关联活动学》由吴葵主编，主要介绍恢复和提高残疾人职业能力的理论和实践方法。

在本套教材的修订编写过程中，各位编写者都本着精益求精、求实创新的原则，力争达到精品教材的水准。但是，由于编写时间有限，加之出自多人之手，难免出现不当之处，欢迎广大读者提出宝贵的意见和建议，以便三版时修订。

本套教材的编写得到日本国际协力事业团(JICA)的大力支持，谨致谢忱。

高等医学院校
康复治疗学专业教材编委会
2011年6月

# 《基础作业学》
# 再版前言

作为现代作业治疗学之基础的基础作业学历经不断完善,逐渐构筑成一门亚学科。基础作业学是通过作业分析方法研究作业活动,尤其是深入研究作业活动对人的健康状况、生活、工作的作用,并将其引申到作业活动实际应用中,重新构筑人们的生活。掌握基础作业学,才能更好地学习作业治疗,有效展开作业治疗活动。基础作业学的科学性正不断被认同。随着康复学科不断发展,基础作业学也会更加坚实、深入,日臻完善。

本书由七章修改为五章,调整了部分章节内容。第一章介绍了作业学定义、历史、构成及与作业治疗的关系,也介绍了作业与人类的关系;第二章着重介绍作业分析的概念、分类,介绍了整体性作业分析与部分性作业分析的各种分析法;第三章介绍具体的作业学习与指导法;第四章介绍了作业活动应用,具体介绍作业诊断与障碍、应用分类及作业治疗的选择;第五章介绍了作业活动,具体介绍了手工艺性作业活动、运动性作业活动、娱乐性作业活动。

本套教材中《日常生活技能与环境改造》(OT 专业)专门介绍日常生活活动部分,故本书着重介绍除日常生活活动外的作业活动,目的在于通过对作业活动特点、过程的理解,充分熟悉作业活动,为作业治疗的展开奠定基础。本课程配有作业活动的实习课,通过自身实践,切实掌握作业活动的特点、完成过程及难点,更好地联系到未来作业活动在治疗活动的应用可能,为未来的作业治疗实践构筑坚实基础。

随着现代作业治疗不断拓展的需要,社会对高水平的作业治疗师需求日益增长,高水平康复教育应运而生。在第一版基础上,参考教学使用中的反映、读者反馈信息,也参阅了学界新进展,重新修编了第二版。由于学界尚未完全形成基础作业学的共识,也受编者的学识所限,诸多力不及处,尚需同道多加指正,以利作业治疗科学不断发展。

本书诸多资料源于北京博爱医院作业治疗科,谨致谢意。对一版及二版诸位编者一并致谢。

陈立嘉

2013. 1

# 目　录


**第一章　总　论** …… 1

第一节　作业学概论 …… 2

一、作业学定义 …… 2

二、作业学的形成历史 …… 2

三、作业学的组成 …… 9

四、作业学与作业治疗的关系 …… 10

第二节　作业与人类的关系 …… 11

一、作业概论 …… 11

二、活动 …… 14

三、作业活动 …… 16

四、作业活动的分类 …… 17

**第二章　作业分析** …… 20

第一节　人体工程学的作业分析 …… 21

一、人体工程学的概念 …… 21

二、作业环境系统分析 …… 21

三、生物有机体的系统分析 …… 24

四、心理系统分析 …… 31

第二节　整体性作业分析 …… 32

一、Filder 的作业分析方法 …… 34

二、Pedretti 的作业分析方法 …… 41

三、山根的作业分析方法 …… 48

第三节　部分性作业分析方法 …… 52

一、根据身体运动技能进行的作业分析 …… 52

二、工程、动作以及运动分析 …… 56

三、认知功能与作业分析 …… 58

四、围绕着心理社会技能的作业分析 …… 62

**第三章　作业学习与作业指导** …… 67

第一节　作业学习 …… 67

一、行为分析 …… 67

二、社会学习 …… 71

三、为解决问题而学习 …… 71
第二节 作业指导 …… 71
一、形成动机 …… 71
二、设定目标 …… 72
三、作业完成与清醒水平 …… 74
四、选择作业条件 …… 74
五、修订与分级 …… 75
六、作业治疗师的基本态度 …… 75
七、引导 …… 75
八、反馈 …… 75
九、具体指导方法 …… 76
**第四章 作业活动的应用** …… 79
第一节 作业诊断与作业障碍 …… 79
第二节 应用分类 …… 81
一、用于评定 …… 81
二、用于治疗 …… 83
三、用于学习 …… 83
四、用于参与社会 …… 83
第三节 作业治疗的选择和治疗性应用的新观点 …… 84
一、基本出发点 …… 84
二、全面考虑 …… 84
三、治疗性应用的新观点 …… 85
**第五章 作业活动介绍** …… 86
第一节 手工艺性作业活动 …… 87
一、皮革 …… 87
二、编织 …… 91
三、木工 …… 94
四、木刻木雕 …… 98
五、铜板工艺 …… 102
六、瓷片工艺 …… 104
七、陶艺 …… 108
八、绳编 …… 110
九、剪纸 …… 113
十、刺绣 …… 116
十一、缝纫 …… 118
十二、蜡染 …… 122
十三、十字绣 …… 124

十四、纸工艺 …… 127
第二节　运动性作业活动 …… 129
一、散步 …… 129
二、气球排球活动 …… 132
三、购物 …… 136
四、门球 …… 140
五、室内游戏 …… 143
第三节　娱乐性作业活动 …… 147
一、绘画 …… 147
二、指画 …… 151
三、智力拼图 …… 154
四、演唱与演奏 …… 157
五、旅游 …… 160
六、园艺 …… 163
**主要参考文献** …… 167

# 第一章　总　论

**学习目标**

1. 掌握作业学定义、组成。
2. 掌握作业、活动、健康定义。
3. 掌握作业活动的分类。

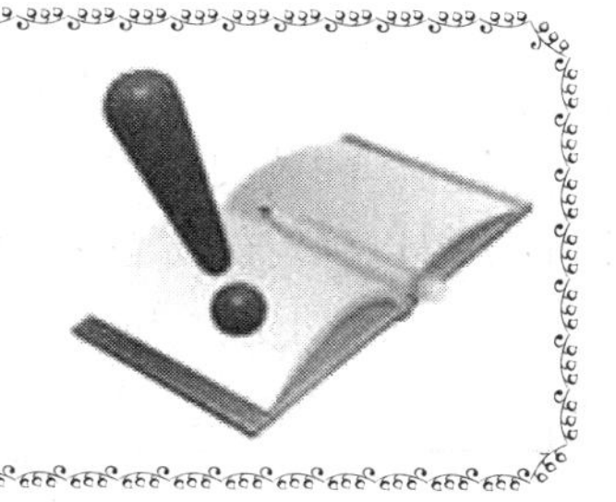

自古以来，人类就离不开作业与活动，作业与活动是人类最基本的需求，人类根据自己的能力和需要通过作业活动创造、维持和改善环境，也能够通过作业活动获得更高级的兴趣、能力、技能以及竞争。也就是说，作业与活动是人类社会发展和保持健康的前提。所有的作业活动伴随着人类的发展也在不断地更迭变化，继而使得人类的生活变得越来越丰富多彩。

随着人类的发展和科学技术及医学水平的不断进步，特别是经济能力的不断改善和提高，人类对于生活质量和生存环境的需求也在飞快地发生着变化。20世纪60年代，康复医学的兴起与发展使得许多患者能够回归家庭、学校以及社会，减轻了家庭负担。如今包括障碍者在内的所有人都开始意识到提高生活质量的意义，这也是作业治疗学兴起和发展的重要原因。

在我国古代和古罗马时代，人们就已经知道运动、游戏、工作、音乐等作业活动对于身心健康和养生是十分有益的。人类在作业活动过程中不断地追求刺激，不断地适应和改善环境，通过各种作业活动来证明自己的能力，满足自己的需要。任何人因某些原因处于作业活动困难状态时，在身体功能或精神、心理方面均会出现相应问题。比如伸手去拿桌子上的笔、站起来伸手够取书架上的书、调整自己与参照物之间的位置关系等。这些看起来是简单的活动，其实都是我们通过反复的操作获得各种各样的经验，并将这些经验重新组合，形成正确的身体像，在大脑中得到正确的解读，最后再用以支持人类的日常活动，使人类的日常作业活动具有目的性和精确性。如果中枢神经系统出现障碍，以上这些每天都要进行的日常生活活动会受到不同程度的影响，造成自主能力障碍，日常生活能力下降，有的甚至会给家庭和社会带来比较大的负担。作业治疗的出现，使得患者发挥出了最大的日常生活活动能力，强化了患者的自律性。而作业治疗的手段和目的就是作业活动。

# 第一节 作业学概论

## 一、作业学定义

基础作业学是通过对作业进行分析的方法来研究作业活动，注重研究作业活动对人们健康、生活与工作的影响。作业活动作为康复医学的治疗技术和手段，被广泛应用在临床作业治疗中的历史比较久远，但是作为专业名词出现是在20世纪90年代。

作业学的英文是“occupationology”，是作业治疗师协会的有关专家经过长期不断的研讨后才得以确定的专业名词。词的后缀“-ology”表示学问的意思，与同样表示学问的“-ics”后缀不同，后缀“-ology”表示更加注重关系的意思，如生物学（biology）、心理学（psychology）、社会学（sociology）等均表现出了这一点。

实际“occupationology”一词最早在1985年就已经出现在劳伦斯（L. A. Llonrens）的文章中，但遗憾的是，其后未被学术界人士重视和广泛采用。

1990年日本作业治疗师协会将作业学定义为：作业学是研究作业和人的作业行为相关的生物方面、心理方面、社会方面、文化方面的科学。而阿道夫·迈耶（Adolph Meyer）和埃莉诺·克拉克·斯莱格尔（Eleanor Clark Slagle）等认为作业学是对以作业为生存条件的人的研究。作为作业学的基础，研究作业（工作、游戏、睡眠、业余活动、自己维持与控制等）的本性尤为重要。但是作业学所关心的不只是作业本性的研究，还包括我们每天要反复进行的作业的程序与状态、维持健康的能力、维持生活和工作，使每天生活都能够得到满足等。尤其重要的是作业对于一个人的一生会产生的影响，一个人如何才能得到更适当的作业，作业对于一个人的健康是如何影响的等。

作业学的发展，会使我们认识到人的潜在能力以及更多的知识。作业学的出现，为作业治疗师提供了治疗依据，并能够更好地、更准确地为患者服务。另外，作业学的知识不只适用于患者，也适用于以作业为生存条件的每一个人。

## 二、作业学的形成历史

### （一）现代作业治疗的历史

作业治疗（occupational therapy）的说法最早是由美国医生乔治·巴顿（George Barton）于1914年提出的。从那个时代开始，现代作业治疗经历了曲折而复杂的发展过程。为了进一步了解作业学概念的形成历程，有必要回顾一下作业治疗的发展历史。从历史的回顾中，更能理解作业学产生的不易。美国的凯尔霍夫纳（Kielhofner）对作业治疗的历史描述与认识颇为深入。以下参照Kielhofner的观点，对现代作业治疗的发展历史做一个概括性的回顾。

1983年，美国的Kielhofner根据库恩（Kuhn）的理论，将现代作业治疗的发展历史定位在“随着科学革命的模式形成了作业治疗的历史”。根据Kielhofner的研究，可以将作业治疗的历史划分为18~19世纪的作业模式前阶段、1900年起至20世纪40年代的作业模式阶段、20世纪50年代的作业治疗危机阶段、20世纪60年代的内部机制模式阶段、20世纪70年代的作业治疗危机及未来模式阶段。

在18～19世纪的作业模式前阶段，作业治疗主要运用于对精神残疾者的治疗中。在这个阶段内，出现了道德疗法与其他学派的相互竞争，作业治疗师们普遍受到了道德疗法思想的影响。

在1900年起至20世纪40年代的作业模式阶段，形成了作业治疗最早的作业模式（paradigm of occupation），并且形成了作业治疗师这一职业群体。在这个阶段，作业治疗以整体论的思想为基础，并且认为人有作业活动的自然特点（occupational nature），认为作业活动有恢复健康的作用。基于这种观点形成了理论与实际相结合的系统作业治疗的观念。

但是，随着医学还原主义的出现以及随之而来的针对作业治疗的影响，到了20世纪50年代，医学界的有关人士提出了作业治疗不是一门科学的批判意见，这使得作业治疗学界面临了首次危机的考验。在当时还原主义思想占优势的社会背景下，作业治疗经过了曲折发展的过程，并且终于形成了作业治疗的内部机制模式（paradigm of inner mechanism）。

20世纪60年代形成了作业治疗的内部机制模式。这是在医学还原主义的强大影响下，作业治疗学界为了找到自己的科学立足点，不得不基于运动学、精神分析学、神经学的原理来形成自己的新模式。这个阶段形成的这个模式主要是研究并修正作业治疗内部的机制，并且由此提出了新的观点，这就逐渐脱离了传统的作业模式。靠着这一点虽然渡过了首次危机，但是进入到20世纪70年代，作业治疗再次面临了危机的考验。

这次危机来自于作业治疗学界内部发出的批判，是学界内部的有识之士对丧失了作业治疗的自我特性（identity）的不满，由于还原主义的模式与传统的作业模式之间形成了诸多矛盾，导致作业治疗学界内部出现了诸多混乱，这使得学界同行不得不重新审视到底什么是作业治疗？作业治疗的理论基础是什么？由此形成了对作业治疗职业群体颇具特性的危机（identity crisis），并且发生了作业治疗的治疗范围及与其他职业之间相互作用的混乱。在危机与混乱并存的时代，作业治疗学界的诸多同仁也逐渐认识到了还原主义与技术主义并不适合于慢性残疾者的治疗。由此为了渡过自身的危机而不得不革命性地重新构筑作业治疗的模式。在这样的时代背景下，作业治疗的新理论、新模式不断涌现，推动了作业治疗学的发展。

为了重新构筑作业治疗学科的核心模式，北美地区的学者先后提出了作业治疗学科的新模式学说理论。美国南加利福尼亚大学作业治疗学部的瑞利（Reilly）等人提出了作业行为理论（theory of occupational behavior），以后又逐步发展出Kielhofner的人类作业模式（model of human occupation）及由克拉克（F. Clark）等提出的作业科学（occupational science）。有关的模式学说还有瑞得（Reed）的人类作业模式（1992年）、美国作业治疗协会的作业完成理论（occupational performance，1994年）。加拿大作业治疗学界也在模式学说的基础上，提出了更加完善的加拿大作业完成模式（1997年）。日本作业治疗学界也有人正在构建作业学（occupationology）的理论体系。

### （二）北美的作业学

在作业治疗领先的北美地区，为了克服丧失掉作业治疗自我特性的危机，学界的有识之士不懈努力，逐渐发展并形成了目前的作业治疗科学体系。首先在美国作业治疗学界，一些知名学者在自己工作的医疗、教育、研究机构进行了有关的研究与探讨，陆续提出了作业治疗学科的新模式学说。

1. 作业行为理论　作业行为理论是由美国南加利福尼亚大学作业治疗学部的学者瑞利（Reilly）等人在20世纪60年代初提出来的，作业行为理论形成了对作业治疗整体性概括的理论架构。Reilly等人强调为了使慢性残疾者适应社会，作业治疗就必须从医学模式中转变出来，并且要重视慢性残疾者的日常生活情况，发挥慢性残疾者的社会作用。Reilly比较重视作业活动的作用，认为人类在不断追求创造性及生产性的作业活动。Reilly也深入研究了娱乐与工作的连续性及作业活动的作用。Reilly最早提出了人类在精神与意志发挥作用的同时，会通过自己充满活力的双手进行作业活动，并以此影响自己的健康状况。

Reilly在作业行为的理论中提出了一些作业治疗中的基本概念。一些基本概念的具体定义如下：

（1）探索（exploration）：由作业活动者进行活动作用于客观环境。

（2）有能力感觉（competence）：在完成课题和解决问题的过程中，了解并认可自己所具备的能力，形成内在的积极因素。

（3）完成（achievement）：按照本人及周围人的期望，能够发挥本人所必需的作用，并完成需要进行的课题。

（4）工作与娱乐的连续性（work play continuum）：儿童可以通过娱乐游戏获得各种技能，娱乐游戏有助于适应环境及适应社会，并且有可能与未来的休闲活动及工作联系起来。

Reilly的作业行为理论充分反映在作业治疗师对服务对象的治疗过程中。在治疗实践活动中，作业治疗师首先通过了解服务对象的兴趣，诱导服务对象进行适当的作业活动，使服务对象通过作业活动不断积累点滴的成功经验，从而增加服务对象的自信心，由此使服务对象逐渐向更大的项目挑战。

2. 凯尔霍夫纳（Kielhofner）的人类作业模式　Kielhofner于1980年9月在美国的作业治疗杂志上发表了有关人类作业模式的论文。这是Kielhofner在Reilly等人提出的作业行为理论及系统论的基础上所提出的更进一步的实践性模式。在这个模式中，Kielhofner将人类视为在开放系统与环境的相互作用下进行作业活动，并且这一开放系统是由意志亚系统、习惯亚系统、完成亚系统所构成的。随后又补充了有关动态系统的理论进一步充实自己的模式学说。这是在由三个亚系统构成的人的系统上，进一步将人作为复杂的动态系统。这一模式从意志亚系统能够说明作业者的动机形成；由意志亚系统的确定定向能够预测、经历、解释及选择自己的作业活动；习惯亚系统负责维持日常生活的模式；精神、脑及躯体的完成亚系统则有完成作业基本能力的各种技能。这三个亚系统构成了影响日常作业活动的人类系统的一部分，并且形成互相协调、互相补充的关系。

作业活动是在人文环境下进行的，人类从环境中不断获取信息和能量，再用于与环境的交流以及维持自身生存，从而形成人与环境的相互作用。环境又分为物质环境和社会环境。

人类作业模式着重于理解人对作业是如何形成动机，如何组织，如何进行，如何受环境影响。将人类作业模式运用于临床实际时，首先要通过评定等手段去掌握服务对象的作业活动障碍情况，然后通过作业活动的有效介入来改善服务对象的作业活动障碍。所选择的作业活动要让服务对象感到有价值、有兴趣、有成功的希望，才能有助于成功完成作业活动。在为服务对象选择作业活动时，尤其需要服务对象和作业治疗师之间的互相协作，以便取得最好的结果。

3. 作业完成理论　从 20 世纪 70 年代起，美国作业治疗协会为了进行作业治疗的临床实践与教育而逐渐构筑了作业完成理论的概念。

1994 年，美国作业治疗协会提出了作业完成理论的结构模式，见图 1－1。从以往认为的完成因素包含运动、感觉整合、认知、心理、社会，改变为包含感觉运动、认知、心理社会这三个因素，从以往认为的对时空的影响也改变为作业的情况，以此来说明作业治疗的范围及其过程。作业完成理论的具体内容可参照第三版的美国作业治疗协会统一用词汇。从作业完成理论明确了作业完成范围（performance area）的三个方面的内容：日常生活活动（activity of daily living，ADL）、工作与生产性活动（work productive activities）、娱乐与休闲活动（play leisure activities）。以下简单介绍有关部分的内容。

（1）作业完成（occupational performance）的实施范围（performance area）

1）日常生活活动（ADL）：美容、口腔卫生、入浴、排泄、使用自助具、更衣、摄食、服药、健康保持、人际交往、使用交流器械、身体移动、外出移动、适应辅助性器具、性活动等。

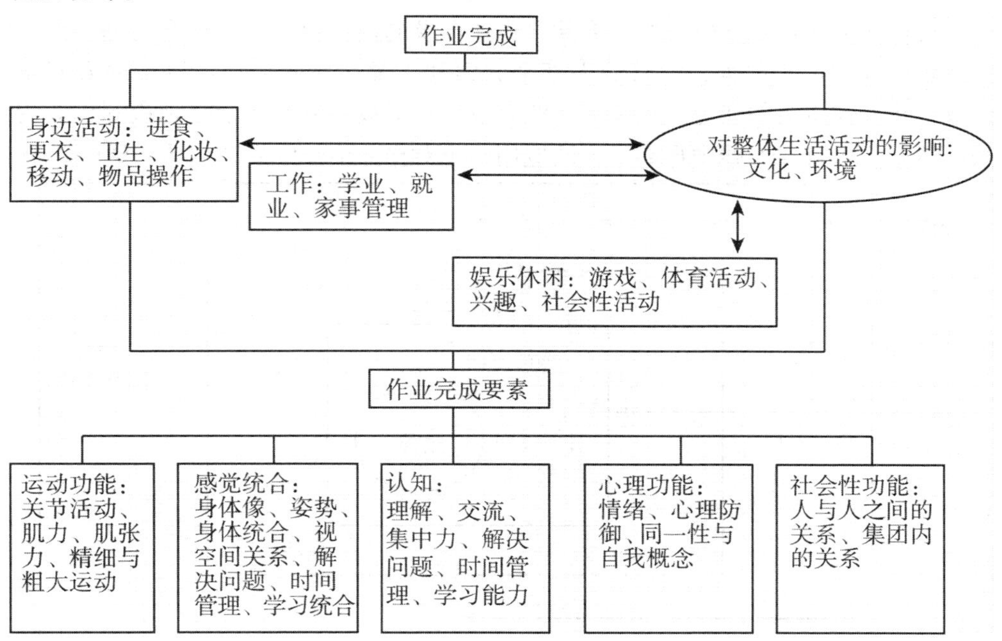


**图 1－1　作业完成理论的结构模式**

2）工作与生产性活动：家务、抚育、学习活动、职业活动等。

3）娱乐与休闲活动：寻求娱乐与休闲活动，以及完成娱乐与休闲活动等。

（2）使作业能够完成的因素（performance components）：可以分为以下 3 个方面：

1）感觉运动因素（sensorimotor components）：可以分为三个方面的活动内容：①感

觉：感觉意识、感觉处理、知觉处理。②神经肌肉骨骼：反射、运动范围、肌张力、肌力、耐力、姿势调节、姿势保持、软组织维持。③运动：粗大的运动、正中线交叉的运动、单侧的运动、双侧的整合运动、运动的调节、行为习惯、精细协调与灵活性、视运动的整合、口腔运动的调节。

2）认知因素（cognitive integration and cognitive components）：可以分为以下 14 个方面的内容：清醒水平、定向力、再认识、注意的持续、活动开始、活动结束、记忆力、顺序编制、范畴化、概念构成、空间操作、解决问题、学习、泛化。

3）心理社会技能与心理因素（psychosocial skills and psychosocial components）：可以分为 3 个方面的内容：①心理因素：价值观念、兴趣、自我的概念。②社会因素：作用完成、与人交往、交往技巧、自我表现。③自我管理：处理应激的技能、时间管理、自我控制。

（3）作业完成情况的背景（performance contexts）：可以分为如下的时间背景与环境因素：①时间背景：年龄与发育阶段、生活周期、障碍的过程。②环境因素：物理环境、社会环境、文化环境。

4. 加拿大作业完成模式　1994 年加拿大的作业治疗学界在劳尔（M. Low）主持下对 1991 年提出的作业完成模式（CAOT）予以了较大幅度的改订，重新提出了作业完成模式，即加拿大作业完成模式（Canadian model occupational performance，CMOP），见图1－2。与以往的作业完成模式最大的不同之处在于，新的作业完成模式中放入了“精神”（spirituality）的内容。加拿大作业完成模式是以人类具有从事作业需求的作业存在这一信念为基础的，作业活动是决定健康的重要因素，能够给人带来健康和幸福。作业活动可以帮助人们恢复健康，恢复自我调控生活的能力。加拿大作业完成模式形成了从作业治疗理论到作业治疗实践的系统体系，并且在实践中得到了广泛应用，也对作业治疗学界产生了广泛的影响。

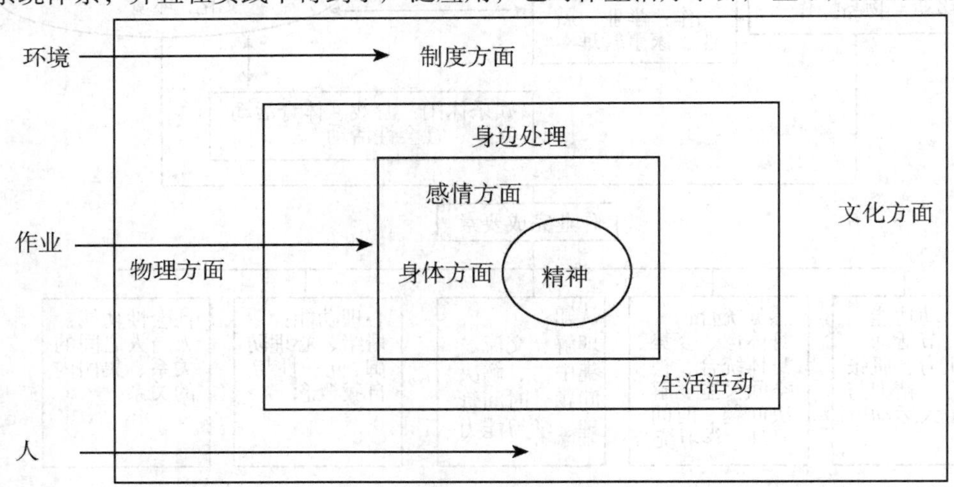


**图 1－2　加拿大作业完成模式**

加拿大作业完成模式对作业的定义为：作业是日常生活所进行的系列活动或课题，因个体及文化而使作业形成了价值和意义。作业活动包括自己进行的照顾自身的自我维持活动、享受生活的休闲活动及有助于经济的生产活动等，即人所进行的一切活动。

作业完成（occupational performance）的定义为：作业完成是指选择、形成有意义的作业项目并使之进行下去。有意义的作业是个体进行的照顾自身的活动、享受生活的活动、对社会及经济有贡献的活动，均与个体的文化及年龄相符合。

在加拿大作业完成模式中提出了作业完成与人、环境、作业活动这三个因素有关系，是三者互动而形成的结果。

（1）人的因素：要使作业完成能够顺利，首先需要处于作业治疗服务中心地位的服务对象基于自身的文化背景、年龄等，来选择自己感到有意义并且愿意完成的作业活动。在作业完成中人是最重要的因素，人类具有情感、认知能力及完成作业的身体条件。其核心内容是人类的精神（参照图1－2）。

精神（spirituality）在人、环境和作业这三者之间的关系中处于核心的地位，是人的本质的体现。精神是一个抽象的概念。精神赋予人的生活以活力，体现出人的价值，表现人对作业活动的本能、动力（drive）与意志（volition）。精神是在环境中形成的，并且使得作业活动变得更有意义，是人存在的精髓（CAOT，1997）。

（2）环境因素：人生存在具体的环境中，在作业完成的过程中，环境因素动态地参与其中并产生重要影响。环境因素由以下4个方面的内容构成：

1）物理方面：人类居住的客观自然环境及人造的环境。

2）社会方面：在人类居住的社区中人与人之间需要友好相处，保持适度的人际关系。

3）文化方面：由共同生活的人们所拥有的共同的价值观及伦理观，或者某一群体的伦理观和宗教信仰，或某一社团的价值观而形成的环境因素。人们会受到这种文化环境方面的影响。

4）制度方面：环境因素中含有社会制度、组织、价值等看不见的要素。

（3）作业活动：作业活动是作业完成中的第三个主要因素。人类通过作业活动与环境形成相互协作的关系。人的一生就是在不断的作业活动中度过的。作业活动构成了人类的每日生活，形成了所谓的人生。根据文化背景及服务对象本身形成作业活动的所谓意义与价值。

作业可能化（enabling occupation）是与CMOP有关的另一个概念。作业可能化的目的在于使服务对象在其所处环境中选择自认为有意义、有作用的作业，使作业能够完成。在作业治疗师的实际工作中体现了这样一种过程，即通过促进、引导、教育、激励、倾听、鼓励服务对象（个体、集体、政府机关或组织等），去掌握生活的手段和机会，并能与人们协同作业活动。

基于加拿大作业完成模式提出了以服务对象为中心的加拿大作业完成评定（Canadian occupational performance measure，COPM）。这一评定方式在作业治疗实践中得到较为广泛的应用。

按照加拿大作业完成模式，在作业治疗的实践中则是应用以服务对象为中心的实践（client-centered practice）方式。

加拿大作业完成模式理论明确了作业活动是日常生活所进行的系列活动或课题，由个体及文化因素而使作业活动形成了价值和意义。作业活动包括照顾自身的自我维持活动、享受生活的休闲活动及有助于经济的生产活动等。其与以往的作业完成模式最大的不同之处在于在新的作业完成模式中放入了“精神”。在研究生命意义、生活意义、人生意义时，不能忽视精神健康（spirituality health）的意义。要使作业完成能够顺利进行，首先需要处于作业治疗服务中心地位的服务对象基于自身的文化背景、年龄等选择自己感到有意义并愿意完成的作业。

### （三）日本的作业学

日本于1963年开办了最早的培养作业治疗师的专科学校，在作业治疗的具体发展过程中，与美国等作业治疗领先国家一样经历了两次危机。为了克服危机，使作业治疗得以顺利发展，日本作业治疗学界的同仁一直致力于确立作业治疗学科的地位，为此在20世纪80年代成立了作业治疗学的研究委员会，由该委员会牵头组织多次有关研讨活动，对有关作业学的构成情况进行了分类方面的探讨。其中，由一些学者先后提出了作业治疗学的一些理论模式。其中比较成熟和出名的有：1995年鹫田提出了理解人类的作业学，1996年山根提出了疾病、障碍的构造模式，1997年宫前等提出了应用自我发育的三维模式的理论。以下简单介绍这三个影响较大的学说的具体内容。

1. 理解人类的作业学　鹫田从系统论出发，提出了理解人类的作业学模式。这个模式是将人类放在生物、心理、社会、文化系统的中心，将人理解为是由生活环境系统、生物有机体系统、心理系统、社会系统和文化系统所构成的。生物有机体系统是由神经系统、感觉系统、运动系统、循环系统等组成的；这些系统又是由器官组成的；器官又是由组织组成的；组织又是由细胞组成的。

2. 疾病、障碍的结构模式　山根从针对精神病患者的作业治疗临床实践中提出了疾病、障碍的结构模式的理论。疾病、障碍的结构模式表明了对人的理解，见图1－3。在这个模式中，将障碍的相互影响、与环境的相互作用、相对的独立性予以了模式化。

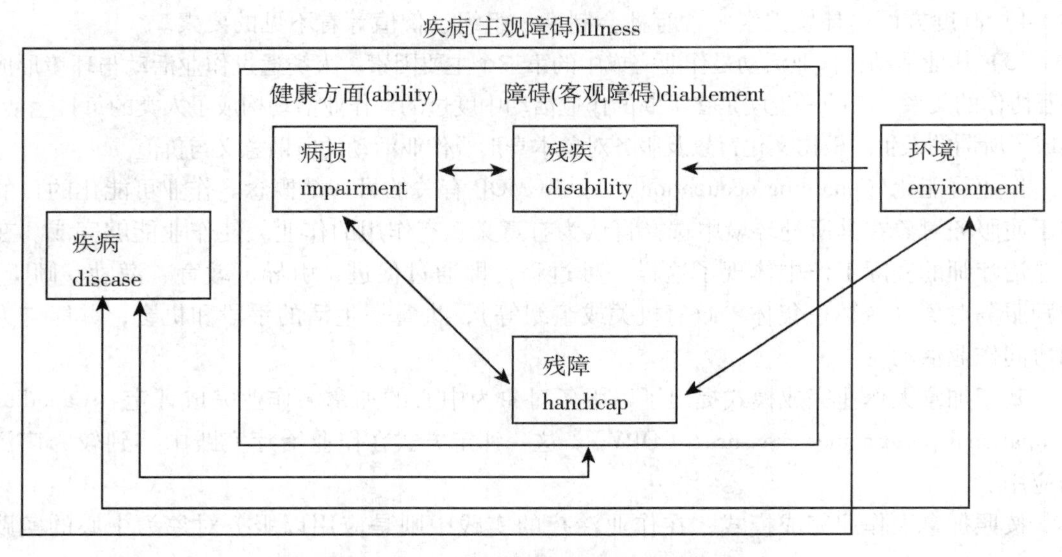


图1－3　山根的疾病、障碍的结构模式

3. 自我发育的三维模式的应用　宫前等人将自我发育的三维模式应用到作业治疗实践中，根据自我发育的三维模式而从生物学方面、社会方面及时间方面来理解人类。通过自我发育的三维模式分析作业及其作用，并理解作业治疗的服务对象。从自我发育的三维模式的观点看，生物学方面的自我在于希望自己的心身处于衣食住行满意的健康状态，社会方面的自我在于希望自己与他人保持良好的亲密关系，时间方面的自我在于希望自己生存下去。为达到满意的理想状态，正常人完成的自身照料活动只不过是生物学方面的自我所要求达到的基本需求，而残疾人的自身照料活动则是通过与家属、工作人员共同努力来完成的。在自我发育的三维模式中，人类要进行各种各样的作业活动，也只有通过作业活动，才能够使自我的三个方面都得到满足。当作业活动发挥出具体的作用时，就会使人类在自我方面形成稳定而充实的内容。

## 三、作业学的组成

相对于临床医学，康复医学的发展历史并不算长，特别是作业治疗作为一门专业还没有发展到成熟阶段。为了使作业治疗学在医疗和福祉领域更进一步发挥作用，有必要确认作业治疗学的价值。作业学组成包括三大部分：作业治疗学、作业障碍学和基础作业学。

### （一）关于作业治疗学

作业治疗学与作业适应程度相关联的内容如下：

1. 与作业治疗和教育的原理相关的知识　作业治疗与教育理论的相关知识包括作业治疗学的历史、各种作业治疗理论的形态以及作业治疗适用范围等。特别是现代作业治疗学的发展速度在加快，有高度分化的趋势，各种作业治疗理论和范围也在不断完善，但作为作业治疗学基础的核心作业活动永远都不会发生本质性的改变。

2. 维持和改善基础性作业能力的技术或方法　确认患者存在的最基本的活动能力是作业治疗最重要的开始，其中需要确认的有：与运动器官疾患相关的内容、与中枢神经系统疾患相关的内容、与循环系统疾患相关的内容、与呼吸系统疾患相关的内容、与精神疾患相关的内容、与发育障碍相关的内容以及与老化相关的内容等。

3. 功能障碍代偿的技术与方法　功能障碍的代偿除了利用、开发患者自身残存功能以外，还包括开发假肢、配戴装具、开发利用各种各样的支具或是自助具、进行住宅改造以及无障碍公共设施的利用，等等。

4. 综合作业能力的改善与提高　综合作业能力实际就是指日常生活活动能力，也是作业治疗行为的手段与终极治疗目标，包括与身边活动相关的内容、与家庭内活动相关的内容、与社会性活动参与相关的内容、与职业活动相关的内容以及与娱乐活动相关的内容等。

5. 作业治疗计划的制定和管理　与临床医学一样，对于刚刚开始进行作业治疗的患者来说，首先要对患者进行评定，并制定相应的作业治疗计划，经过一系列有计划的治疗，最后使患者回归家庭或者是社会。这中间包含了作业治疗师观察、测定以及制定评定计划的能力，通过总结评定结果制定作业治疗计划的能力，治疗计划的实施能力以及实施过程中修改不当治疗内容的能力。还要具备对于评定与治疗过程中评定的结果以及治疗情况进行记录和报告的能力。

6. 对作业的适用性及效果的判断能力　每一个患者在疾病和障碍以及行为上都有各自的特殊性，所以根据他们各自在各个方面的差异，作业治疗为患者提供的作业治疗内容各不相同，这就需要治疗人员具备在作业治疗环境、患者障碍程度以及各种作业的适用性上具有充分的判断能力。

### （二）关于作业障碍学

所谓作业障碍指的是对完成作业活动产生影响的各种因素，也就是要明确造成作业能力障碍的相关原因。包括以下内容：

1. 相关评定原则　与患者的作业能力相关的评定相当多，每一项评定内容不同，要求的评定环境以及原则也不同。治疗者在对患者进行评定之前，必须掌握每一项评定和治疗原则以及注意事项，以求得评定结果的客观性。

2. 基础作业能力的评定技术　与基础性作业能力相关的评定有生命体征、情绪、性格、思考能力、认知能力、行为、体力、耐力、交流能力以及人格等的评定。

3. 综合性作业能力的评定技术　综合性作业能力的评定内容包括身边处理能力（维持自身的生命能力）的评定、在家活动能力的评定、社会性活动能力的评定、与就业相关的活动能力的评定以及对于余暇活动能力的评定。

4. 作业能力发育的评定技术　作业能力是随着年龄的增长和环境的变化而不断变化的，也随着人的老化渐渐丧失。所以作业能力的评定要根据年龄和环境以及障碍的不同而不同，要求评定实施者综合性地进行作业能力发育的评定。

### （三）关于基础作业学

基础作业学是与作业直接相关的内容。包括以下内容：

1. 与作业概念相关的知识　要明确作业概念及作业对于人的意义，了解文化与作业的关系，了解工作、职业、游戏以及余暇的相关知识。

2. 与作业种类相关的知识　明确作为作业的工作种类、游戏种类、职业种类以及余暇活动的种类。

3. 与各个作业要素相关的知识　完成某项作业需要掌握与作业相关的各种要素，如所用用具或者道具、材料、作业工程、物理性活动以及人员、环境等。

4. 与作业学习过程相关的知识　在整体的作业过程中，影响作业进行和质量的因素会出现许多，如对于作业的兴趣、学习动机、学习者的疲劳程度、对于作业的适应程度、学习技艺等。另外，作业的学习可能会与将来的职业相关，必要的情况下可进行职业前训练。

## 四、作业学与作业治疗的关系

### （一）作业治疗（occupational therapy）的定义

作业治疗起源于18世纪的美国，当时只被用于精神病人的治疗，但一度衰落。

第一次世界大战以后，在美国，作业治疗再度被社会重新认识，但是一直到现在，世界各国也没有一致的作业治疗定义。

1986年的全美作业治疗师协会制定的作业治疗定义为：作业治疗是通过进行自我照顾、工作及游戏等活动，来增强独立活动的能力，促进发育，防止残疾。也包括改变任务和环境，以实现最大限度的自理和提高生活质量。世界作业治疗师联合会于1989年5月通过的作业治疗的定义为：作业治疗是通过特殊的作业活动来治疗躯体和精神方面的疾病，目的是帮助人们在日常生活各方面的功能和自理能力均达到最高的水平。而日本法律规定，作业治疗是利用各种各样的作业，使身体或是精神上存在障碍的人在应用动作能力或是社会适应能力上得到恢复的治疗方法。

但由于各个国家文化背景以及习惯的不同，到目前为止，各国还没有一个准确的统一的作业治疗定义。随着作业治疗实践活动的不断拓展，有关学者在不断尝试恰当而准确的作业治疗定义。

从众多学者对作业治疗进行的诠释中不难看出，作业治疗也需要从实践经验出发，逐渐形成自己的学科体系，并确认在科学界的定位。为了建立起更加完整的作业治疗的科学体系，诸多专家多年来一直在奋斗着，不断地提出更加理性的观点，致力于完善作业治疗。

**（二）作业学与作业治疗的关系**

作业学作为基础学科，是在作业治疗中得到应用。作业治疗本身作为一门实践科学，作业学是其中的一部分。与其他的科学一样，实践是作业治疗学的本质。在实践中，作业治疗以改善人类的作业活动障碍作为目的。但是人类的作业活动本身是由多种要素组成，因此，作业治疗必然会存在多个基础性学科的支持。

美国作业治疗学界将作业治疗定位在应用科学（applied discipline）的位置上，将作业学定位在基础科学（basic science）的位置上，使得两者形成临床与基础的关系。目前，有关作业治疗的科学根据尚未得到广泛的认同，对此仍有不同的意见。在作业治疗有关的范围内，目前的趋势是将基础研究和临床应用作为一个体系来对待。日本作业治疗学界在看待作业治疗学的框架时，将作业治疗定位在实践科学的位置上，并认为作业治疗应该包括作业学在内。

（陈立嘉　吴葵）

# 第二节　作业与人类的关系

作业是人类存在的根本。每一个人每一天都在从事着许许多多不同性质的作业活动。古代人类就已经开始利用作业活动进行养生和治疗疾病，直到 18 和 19 世纪开始出现在作业治疗中，作业也就成为了作业治疗的核心，也成为了作业治疗的基础性学科——作业学的研究对象。

## 一、作业概论

作业的英文名称“occupation”是由英文单词“occupy”变化而来的。“occupy”一词是指占有时间，占有地点，占有物品，捕捉心灵等意思，也就是用时间、空间、物品来填满时空及人们的身心。“occupation”一词所表达的意思是指人们为了生存所要进行的诸多方面的活动。

**（一）定义**

在作业治疗领域，虽然作业是核心专业词汇之一，但是作业的定义并没有得到统一。比较有名的作业定义有：

埃文斯（Evans）认为所谓作业是有目标指向的内在性的满足，是在一定的文化背景下从事能动性的适当的活动行为。

莫西（Mosey）认为作业是人类为了得到相应的生活费用而进行的最基本的日常性的所有的劳动与工作。

凯尔霍夫纳（Kielhofner）认为，作业是在个人背景和社会环境的背景下，在连续的时间内，人类在一定的文化基础上真诚地从事有意义的工作、娱乐以及日常活动的活动。Kielhofner的定义相对比较严格，完整地阐述了作业的性质与范围。事实上，人类的发展过程就是人类通过生产性、娱乐性以及创造性的作业过程，也是为了满足在生物方面、心理方面以及社会方面需要的过程。

所以作业是比较复杂的行为过程，涉及个人或是集体的综合素质、能力、技能、道具以及作业环境等。在作业完成过程中，作业活动者要消耗时间与精力，还需要企划、执行、判断、修订能力。

**（二）作业与人类文化和健康的关系**

人类具有作业的本能（occupational nature），通过作业活动可以增进自己的健康。人类能够用双手进行作业活动，表现出了人性积极的方面。如果作业本能不能够得到满足，人类自身就会在精神方面及肉体方面出现问题，有损于健康，也会使生活缺乏色彩和意义。

随着社会的不断进步，社会的文化水平也在不断地发生变化。社会文化水平表明了生活方式及其附带的意义、观念。作业活动者的文化背景及社会文化背景也会影响到其作业活动的内容与水平。文化水平提高往往也要求作业活动者进行更高层次的作业活动。人类自身也需要通过作业活动获得精神生活方面的享受，提高自己的生活质量，并推动社会在经济和文化上不断地改善与发展。

1. 文化的定义　文化一词源于拉丁语的动词“Colere”，意思是耕作土地（故园艺学在英语为Horticulture），后引申为培养一个人的兴趣、精神和智能。而英国人类学家爱德华·泰勒将文化定义为“包括知识、信仰、艺术、法律、道德、风俗以及作为一个社会成员所获得的能力与习惯的复杂整体”。

文化在汉语中是“人文教化”的简称。前提是有“人”才有文化，意即文化是讨论人类社会的专属语；“文”是基础和工具，包括语言和（或）文字；“教化”是这个词的真正重心所在：作为名词的“教化”是人群精神活动和物质活动的共同规范（同时这一规范在精神活动和物质活动的对象化成果中得到体现），作为动词的“教化”是共同规范产生、传承、传播及得到认同的过程和手段。

（1）文化的要素：主要包括：

①精神要素：即精神文化。它主要指哲学和其他具体科学、宗教、艺术、伦理道德以及价值观念等，其中尤以价值观念最为重要，是精神文化的核心。精神文化是文化要素中最有活力的部分，是人类创造活动的动力。

②语言和符号：两者具有相同的性质即表意性。在人类的交往活动中，二者都起着沟通的作用。语言和符号还是文化积淀和贮存的手段。人类只有借助语言和符号才能沟通，只有沟通和互动才能创造文化。而文化的各个方面也只有通过语言和符号才能反映和传

授。能够使用语言和符号从事生产和社会活动，创造出丰富多彩的文化，是人类特有的属性。

③规范体系：规范是人们行为的准则，有约定俗成的如风俗等，也有明文规定的如法律条文、群体组织的规章制度等。

④社会关系和社会组织：社会关系是上述各文化要素产生的基础。生产关系是各种社会关系的基础。在生产关系的基础上，又发生各种各样的社会关系。这些社会关系既是文化的一部分，又是创造文化的基础。社会关系的确定，要有组织保障。

⑤物质产品：经过人类改造的自然环境和由人创造出来的一切物品，如工具、器皿、服饰、建筑物、水坝、公园等，都是文化的有形部分。

（2）文化的一般特征：主要有：

①文化是由人类进化过程中衍生出来或创造出来的。自然存在物不是文化，只有经过人类有意无意加工制作出来的东西才是文化。

②文化是后天习得的。文化不是先天的遗传本能，而是后天习得的经验和知识。

③文化是共有的。文化是人类共同创造的社会性产物，它必须为一个社会或群体的全体成员共同接受和遵循，才能成为文化。

④文化是一个连续不断的动态过程。文化既是一定社会、一定时代的产物，是一份社会遗产，又是一个连续不断的积累过程。

⑤文化具有民族性和特定的阶级性。文化具有时代性、地区性、民族性和阶级性。文化往往是以民族的形式出现。

2. 作业与文化的关系　作业与文化都是人类社会的专属名词，两者相辅相成。随着人类文化的丰富与发展，人类的作业也是从简单到复杂，从低级到高级。同时，由于人类生活的地理环境和人文环境的不同，产生了各种各样的文化，也就是我们经常所说的文化背景。人类的作业是随着文化背景的不同产生差别，这种差别表现在思维方式和生活样式上的不同，随之而来的是作业理念、作业种类以及作业行为方法的不同，如在国际上各个国家或地区，由于文化背景的差异造成的对于同一问题或是现象理解不同所带来的处理方法的差异。就是在同一地区或是同一种群的人，由于个体的差异，也会形成作业内容以及作业行为能力等的不同。如性别的不同带来的男女作业兴趣的不同；由于受教育内容及程度不同，带来的作业种类与深度的不同，等等。所以当作业作为方法和手段应用于治疗时，必须要考虑到不同人种、不同文化和社会环境的差异，选择的作业内容要考虑患者的文化背景，才能使患者理解治疗的目的和方法，达到预定的治疗效果。

3. 健康的定义　根据世界卫生组织的定义，所谓的健康是指身体上、精神上和社会适应上的完好状态，而不仅仅是没有疾病或者不虚弱。从定义内容可以认识到人既有自然属性又有社会属性，在预防诊断治疗疾病时，我们既要考虑到身体的状况，还要考虑到社会、精神心理、环境以及情绪等因素对人的影响。健康的定义对于作业治疗学的影响比较深远。特别是在20世纪80年代以后，在作业治疗领域已经将作业治疗的目的从注重障碍程度发展到以自立能力和生活质量为治疗目标。作业治疗在以原来基本日常生活活动能力的基础上，更加注重关联性的日常生活活动能力，也就是说作业的领域也随之扩展，增加了文化背景、物理环境及社会环境范畴，使作业治疗更加符合生活需求的规律。

4. 作业与健康的关系

（1）作业欲求与食欲一样，是人类的最基本欲求之一，是否能够得到满足对于人类的身心健康具有深远的影响。作业的欲求如果能够得到适当的满足，人类的身心功能就能够相互调整，保持良好的健康状态，同时能够促使疾病出现转机，也能使障碍得到改善。例如，精神障碍患者由于具有异常的社会行为，往往会被限制进行正常的作业活动，很有可能带来攻击行为、不洁行为等一系列继发性的异常行为。但是根据患者的要求，给这些具有精神障碍的患者适当安排一些作业活动，适当满足患者的要求，他们的身心状态就会得到调整，继发性的异常行为就会减轻。

（2）如果作业各个方面适度，可以促进身体各个部分功能的活动，防止因为没有作业而造成的身体功能的下降。人体各个部分只有不断地使用才能够得到充分的发育，否则就意味着退化或者萎缩。比如，长期卧床患者的痴呆的形成就是这个原因。

（3）作业可以促进人类的新陈代谢，调整食欲、通便以及调整睡眠等，也能愉快地维系自己周围的气氛。通过适当的作业活动，会使人体的新陈代谢旺盛，增进食欲和睡眠，促进排泄，改善睡眠，使人心情愉快。所有这些现象在作业治疗现场经常可以见到。

（4）作业可以使生活规律化。在生活中，人类的活动每一天都是周而复始，具有一定规律。在这些平凡的作业活动中，人类能够维持自己的身心健康。环境的变化以及生活内容的改变都会使人类花费体力与心力去应对。如果生活长时间得不到安定，人们很有可能会产生不同程度的焦虑。因此，在作业治疗中，也是利用作业使患者的生活规律化，使患者的身心健康处于平衡状态。

（5）作业可以使人减轻妄想的程度，正确地看待自己所具有的能力，形成正常的生活观念，创造安逸的生活。对于活动能力低下的慢性病患者，给予适当的作业也能使这些患者恢复活动的兴趣，提高活动能力。同时看到最后作业的效果，患者会有相当程度的满足感，发现与承认自己的能力，从而提高自信。

（6）通过作业整体程序以及相关知识和环境等，很容易营造与他人之间的关系。作业活动中，只有人与人之间形成良好的人际关系，才能得到别人的关心、帮助或是协作。也就是说，作业可以培养良好的社会责任感，使人们形成共同生存的概念。

作业活动无时无刻不在人类的身边，决定着人类的思想和行为。通过作业能够表现出个人的能力与兴趣。作业治疗也正是应用了作业与健康的关系，维持和提高了患者的生活能力和生活质量，减轻了家庭和社会的负担。

## 二、活 动

活动是在日常生活中使用频度比较高的词语，是指个人或是集体为了达到共同目的联合起来并完成一定社会职能动作的总和，是利用身心功能与能力，花费时间、金钱以及精力，根据自己的兴趣和需要进行的行为过程。在国际功能、残疾和健康分类（ICF）的理论模式中，将活动（activity）置于中心的位置，如图 1－4 所示。在这个理论模式中，对身体功能与结构、活动及活动受限、参与及参与受限、环境因素等的具体含义做出如下的有关解释：

身体功能：指身体器官系统的生理功能，其中也包括心理功能。

身体结构：器官、肢体及其组成部分等的解剖组成部分。
活动：由个人或群体进行的项目与行为。
活动受限：个人进行活动时所遇到的困难情况。
参与：个人参与生活的情况。
参与受限：个人参与生活时遇到的困难情况。
环境因素：人们在生活及人生中所处的客观物质环境、社会环境及主观环境。

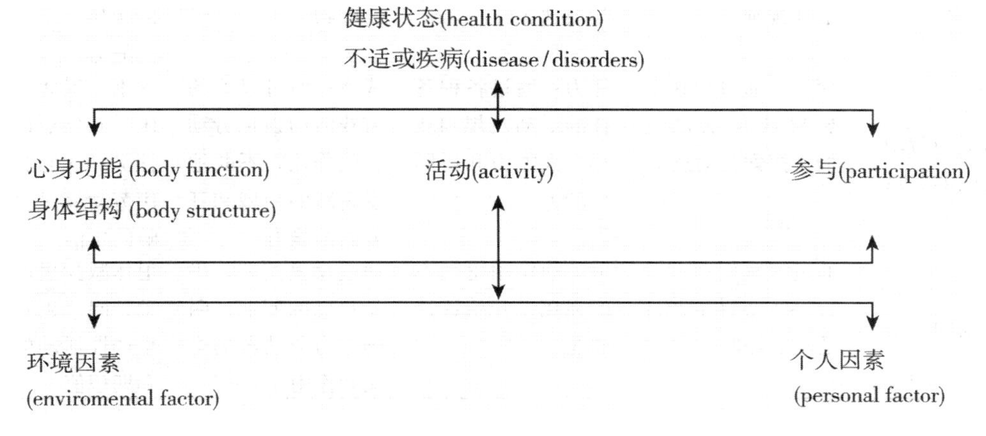


**图 1－4　ICF 构成要素的相互关系**

活动是以实现预定目标为特征的，受一种完整的目的和动机系统的制约，是由一系列动作要素构成的系统。

活动首先要有一定的对象，离开对象的活动是不存在的。对象有两种：①制约着活动的客观事物；②调节活动的客观事物的心理映象。活动受个人或是集体的需要来推动。人总是通过活动改变客体使其满足自身的需要。人类对客观现实的积极反映、主体与客体的关系都是通过活动而实现和改变的。

活动的含义比较广泛，在具体性与抽象性并存的同时，需要参与活动的人具有主动性与积极性。人的心理、意识是在实践活动中形成和发展起来的。通过活动，认识周围世界，形成人的各种个性、品质；反过来，活动本身又受心理、意识的调节，这种调节具有不同的水平。肌肉的强度、运动的节律是感觉和知觉水平上进行的调节，而解决思维课题的活动则是在概念水平上进行的调节。

活动又可以分为外部活动和内部活动。从发生的观点来看，外部活动相对原始，内部活动起源于外部活动，是外部活动内化的结果。它们具有共同的结构，又可以相互过渡。

人的活动的基本形式有 3 种：游戏、学习和劳动。这 3 种形式的活动在人们不同发展阶段起着不同的作用，其中有一种起着主导作用。例如在学龄前，儿童的主导活动是游戏；到了学龄期，游戏活动便逐步为学习活动所取代；到了成人期，劳动便成为人的主导活动。表 1－1 是人类从出生到成年活动能力获得的过程及游戏与劳动的相互平衡的关系。

表 1-1 人类的娱乐与劳动

| | 儿童期 | 青年期 | 成年期 | 老年期 |
|---|---|---|---|---|
| 觉醒状态游戏与劳动的时间 | 绝大部分时间用于游戏 | 从游戏向劳动过渡，后期以劳动为主 | 绝大部分时间用于劳动 | 从劳动向休闲娱乐过渡 |
| 游戏的产物 | 好奇心带来探索行动，获得有用性的活动规则 | 从游戏、兴趣以及社会上发生的事情学习到经验 | 通过娱乐与修养完善自己，不断探索新事物 | 追求自我兴趣，探索过去没有涉及过的领域，维持自己的能力 |
| 游戏与劳动之间的关系 | 探索：通过模仿和想象获得活动功能，探索劳动意义 | 能力：通过各种各样的活动及规则获得个人能力和协同性能力 | 成就：通过以前的游戏活动强化劳动者的作用，不断地发现新的领域和开发新的能力 | 探索：退休后的空闲时间仍然以社会性义务为目标，利用劳动满足自己闲暇的生活 |
| 劳动的产物 | 通过家庭生活和社会生活获得生产性活动的经验 | 劳动的作用得到不断强化，开始选择职业 | 通过反复实践，确立自己的职业，明确作为劳动者的意义和作用 | 退休减少生产性活动，同时也减少了生产性活动的能力和期望值 |

## 三、作业活动

作业活动是有目的的活动，指以一定目地为中心的个人或集体行为，也是个人或者集体自主性的参与行为。活动的目的体现在作业行为和作业环境之中。而就个人或是集体而言，由于生活背景和文化背景不同，在作业活动中的收益也会不同。有目的性的作业活动会促使人类产生生产性和创造性，也会使人类在身心和经济上获益，得到作为人的尊严，最终会获得人生的幸福和生活质量的提高。

作为人类的行为，有目的的作业活动会受到人类各种各样的自身内因和外因条件的影响，也受到作业活动范畴、作业活动成分以及作业活动背景的影响。

美国作业治疗协会（AOTA）在 1994 年发表的“作业治疗统一术语”中，将作业活动行为分成了作业活动行为范畴、作业活动行为要素以及作业活动行为背景三大部分。其中着重强调了这三者之间的相互联系和影响，如图 1-5 所示。

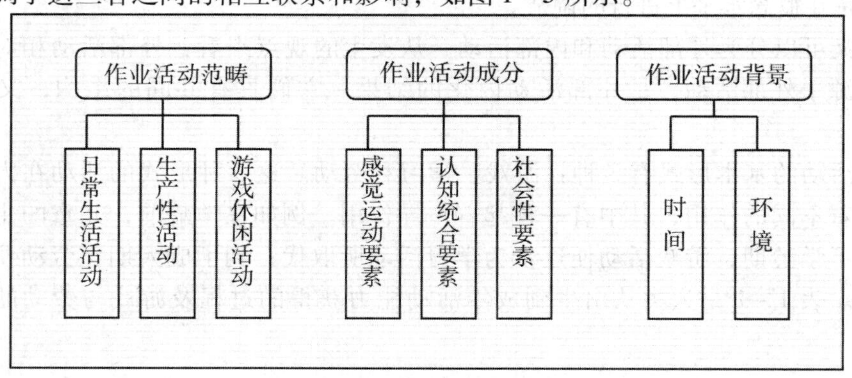


图 1-5 作业活动概念图

## 四、作业活动的分类

目前，有关作业活动的分类尚未能建立起一致公认的框架结构，诸多学者以自己的研究为出发点完成分类方法，由于出发点不同而使作业活动表现的内容特点有所不同。哪一种划分方法更适合于作业活动的治疗实践活动，尚待今后进一步统一，并进而建立更合理、更全面的作业活动分类结构。在此，主要针对作业治疗中应用的作业活动，选择一些有代表性的分类观点予以概括性的介绍。

### （一）韦斯特的作业活动分类

这是一个比较早的作业活动分类，是由美国的韦斯特（West）于1944年提出的。West为了进行具体的作业分析，特别将作业活动做了如下的分类：

1. 智力过程（mental process）。
2. 体力过程（physical process）。
3. 活动实用性（practicability of activity）。
4. 心理评定（psychological evaluation）。
5. 适应与改变（adaptability and variability）。
6. 禁忌（contraindication）。

做出这样的作业活动分类也是为了满足当时所进行的作业分析的需要，所以到了今天，已明显缺乏实用性的意义。

### （二）霍普金斯、史密斯、特凡内等的作业活动分类

霍普金斯（Hopkins）、史密斯（Smith）、特凡内（Tiffany）等人根据作业活动的性质，按照作业活动所适用的作业治疗范围，针对作业活动进行了有关的分类。霍普金斯等具体将作业活动的种类划分如下：

1. 躯体功能的恢复范围。
2. 精神功能的恢复范围。
3. 儿童范围。
4. 职业前范围。
5. 感觉整合功能的范围。

这种作业活动分类较好地反映出作业治疗的应用范围，实用性好，对于临床实践有较好的指导作用。

### （三）凯尔霍夫纳的作业活动分类

美国的凯尔霍夫纳（Kielhofner）将作业活动（occupation）解释为工作（work）、日常生活活动（daily living tasks）及娱乐游戏（play）这三种活动，而且认为这三者之间是连续的。另外，Kielhofner也进一步阐明了作业活动具有进化的特点（evolutionary trait）以及生物学方面（biological dimension）、心理方面（psychological dimension）及社会方面（social dimension）的特征性表现。这是目前在作业治疗实践中经常应用的分类方法。要注意到，即使是进行同样的作业活动，也可以根据行为主体的意志及进行这些作业活动的情况而归属于不同的类型中。如：吃饭通常归类于日常生活活动的项目中，但是在约会时的吃饭活动，则同约会一样，归类于娱乐与休闲活动中的交际活动项中；同样是进行篮球活

动，对于职业球员来说是属于工作与生产性活动的工作，而对于普通人在休息日进行的篮球游戏，则是娱乐与休闲活动的运动项目。基于凯尔霍夫纳（Kielhofner）的观点，将其具体所包括的作业活动内容予以进一步完善后，可以形成如下的具体解释：

1. 日常生活活动　这是人类的个体为了生存而必须进行的作业活动，一般称为日常生活活动（ADL）。具体有以下的活动种类：

（1）睡眠活动：即平时的夜间睡眠、午睡等活动内容。

（2）摄食活动：早餐、午餐、晚餐等进食活动内容。

（3）自我照料的活动：具体有洗脸、刷牙、剃须、化妆、梳头、如厕、洗浴、更衣、基本的起居移动等活动内容。

（4）诊疗养生活动：有看病就医、入院治疗、养生健体等活动内容。

2. 工作与生产性活动　工作与生产性活动是个体作为社会成员的一分子，为了社会发展所必须进行的作业活动。具体包括以下几方面的活动内容：

（1）工作活动：人类为了生活需要而进行的、目的在于获得经济收入的活动，如正式的工作、业余打工、自己做老板或其他特殊形式工作等活动内容。也包括开始从事工作的准备活动、工作中的整理活动、工作中的移动活动等具体内容。

（2）学业活动：可以分成学校内活动和学校外活动两大类。学校内的活动具体有上课、有关礼仪、打扫卫生、运动会及学校活动等活动内容。学校外的活动具体有完成家庭作业、自学、去补习班补习等活动内容。

（3）家务活动：家务活动的内容比较多，也是人们在日常生活中经常要进行的活动。具体可以划分为以下几类活动内容：

①烹调、洗涤与清洁方面的活动：烹饪的准备、烹饪后的清洁打扫、扫除活动、洗涤、熨衣、晾晒等活动内容。

②购物类的活动：有关食品、衣料、生活用品等基本需求的购买活动内容，为满足更高层次的需求购买艺术品等活动内容。

③照看子女类的活动：哺乳、换尿布、照看幼儿、辅导类活动、一同进行游戏活动等有关活动内容。

④其他：活动整理、清洁家具、家庭财政、理财行为、去银行打理有关的事项、照看老人及患者、照顾宠物等活动内容。

（4）交通方面的活动：往返学校及工作单位或工作地点的有关交通方面的活动内容。

（5）社会活动：参加社区集会、婚礼、丧礼、公益活动等活动内容。

3. 娱乐与休闲活动　娱乐与休闲活动是人们在自己的自由时间段内所进行的娱乐类的作业活动。具体包含以下几个方面的活动内容：

（1）交际活动：与家人、朋友、熟人、亲属等的交际活动内容，也有约会、闲聊、打电话、聚会等具体的活动内容。

（2）休闲活动：有体操、球类、跑步、游泳等运动活动内容，也可以有逛街、散步、钓鱼类等放松活动的内容，以及观赏、游戏、比赛等兴趣、娱乐类的活动内容。

（3）媒体娱乐活动：有看电视、听广播、读书和报刊物的活动内容，也可以有听 CD、MP3、录音机等音乐活动，也可以有看录像及影碟等欣赏活动；也包括小憩、用茶点、放松身心状态等休闲活动的内容。

### （四）麦克唐纳德的作业活动分类

目前，麦克唐纳德（MacDonald）的作业活动分类也是很有影响力的一种分类方法。麦克唐纳德将作业活动种类具体划分为：

1. 日常生活中的个人活动内容　饮食、穿衣、排泄、洗浴等基本生活活动，购物、烹饪等广义的生活活动。

2. 表现性及创造性的活动内容　编织、陶艺、绘画、科学实验等创造性活动。

3. 智能及教育性的活动内容　听课、听讲座等活动。

4. 生产性及职业性的作业活动内容　工厂、公司、医院等单位中的各式各样生产性或职业性活动。

5. 娱乐活动　听音乐、看电视、欣赏歌舞等活动。

### （五）关于国际功能、残疾和健康分类（ICF）中的活动与参与

在国际功能、残疾和健康分类（ICF）中，将人类的活动与参与分成了9类内容。活动指的是个人或是集体的作业行为，参与指的是与个人生活质量相关的内容。活动与参与的范畴就是广义的日常生活活动，体现了人类的生活质量。分类如下：

1. 学习与知识的应用　指学习能力以及对于学习过的知识与经验的应用。

2. 一般作业与要求　指单一或者是多种作业活动行为，一天内活动内容的调整以及对于紧张场面或情绪的处理等。

3. 交流活动　指信息的获取与传出、会话、交流器具的使用，也包括通过言语、符号以及手势等的交流方式。

4. 活动与移动　指姿势或位置的变化、大小场所的变换、物体的搬运、步行、跑步、登梯以及利用各种交通工具的移动，等等。

5. 自我性的管理　指自己照顾自己的身体、自己洗浴并擦拭身体、更衣、进食等涉及自我管理健康的内容。

6. 家庭生活　指在家庭内每一天的活动行为，包括居住、食材、衣物等必需品的准备，还包括扫除、修缮活动和对于家庭其他成员的支援性活动。

7. 对人的关系　根据具体情况，为了使用适当方法和每一个人保持最基本的相对又复杂的相互关系而具有的行为活动。

8. 主要生活领域　接受教育，参加工作，为了得到一定的报酬维持生活而进行的必要的作业行为活动。

9. 社区社会生活及市民生活　指参加家庭以外的有组织的社会性活动。

（陈立嘉　吴葵　颜如秀）

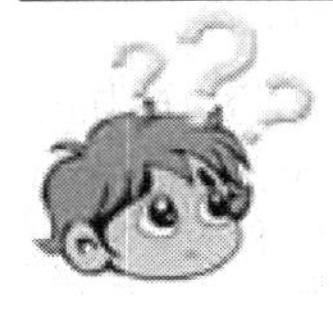

**思考题**

1. 如何理解作业学？
2. 解释作业、活动、作业活动。
3. 作业活动有哪些？

# 第二章　作业分析

**学习目标**

1. 熟悉人体工程学的作业分析。
2. 掌握整体性作业分析。
3. 熟悉部分性作业分析。

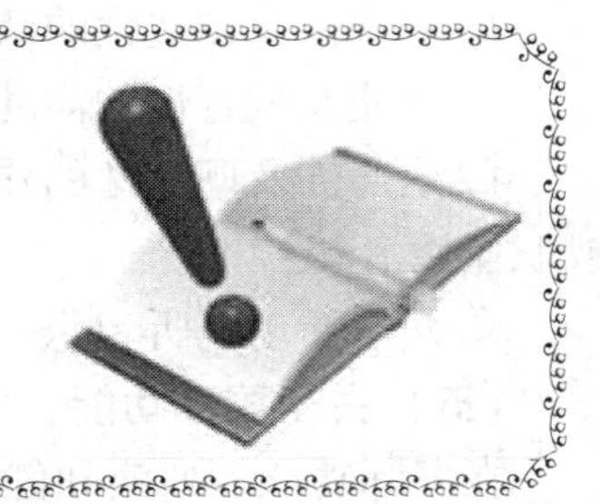

所谓分析是为了便于理解而将构成事物的要素进行分解，也被称为还原主义分析。这种分析方法兴起于欧洲，之后被广泛应用于近代，作为方法论与科学技术紧密相连。关于还原主义分析，培根（Bacon）在他的著作中确认了通过还原事物的构成要素有助于理解复杂性事物。

还原主义分析的方法作为治疗手段应用于作业治疗，开始于菲迪尔（Fidier）夫妇。他们最先将还原主义分析方法应用于精神障碍学的作业治疗上。也是Fidier夫妇利用还原主义的分析原理证实了作业治疗是包括运动学、神经学、精神分析学、社会学等在内的具有内在性的系统结构和专门学科，奠定了还原主义作业分析的实用性基础。

还原主义的作业分析是指为了使评定和治疗能够介入到患者的作业活动中，根据作业治疗理论概念的构成，将构成作业的要素进行分解的过程。

在作业分析中，为了对作业进行分析与统合，概念的组成与分类非常重要。如果没有概念的组成与分配，作业分析也只是设想罢了。但是在作业治疗的发展过程中，由于观察与理解问题的角度不同，形成的概念和范围多种多样，不能完全统一，作业分析也就没有统一的定义。

为了使作业适应患者的能力和需要，就要对作业进行一定程度上的修订和分析，这在作业治疗中被称为适应性。比如对某项作业使用的道具、材料、方法、环境以及参加人数的修订，目的是使作业构成因素更适合患者。如果没有作业分析，使作业适合于患者而进行的作业修订也就不能进行。作业治疗师根据治疗目的和患者的能力会选择利用阶段性的作业对患者进行作业治疗，选择这种作业形式的基础是将患者的活动由简单转化成复杂性的多层次的活动分析；也可以让患者从具体性的简单的活动开始形成抽象性的概念。这种在作业分析情况下形成的作业形式符合人类发育成长的规律，但必须有作业分析作为前提。所以，适应性和阶段性与作业分析是相辅相成的，还原主义的作业分析在作业治疗中对患者的治疗以及作业治疗专业的发展具有重要的意义。

还原主义的作业分析包括人体工程学的作业分析和作业治疗作业分析。其中作业治疗作业分析包括全面性作业分析和部分性作业分析。

# 第一节　人体工程学的作业分析

## 一、人体工程学的概念

人体工程学（human engineering），也称人类工程学、人体工学、人间工学或施工效学等，是研究在人－机－环境系统中的人、机、环境三大要素之间的关系，是为了解决复杂系统中人的效能和健康问题提供理论与方法的科学。人体工程学跨越了医学、心理学、工学、设计学以及运行管理学等多门学科，也是介于基础知识与工程技术学之间的综合性学科。

在人－机－环境三个要素中，“人”是指作业的作业活动者或是使用者，人的心理特征、生理特征以及人适应机械和环境的能力都是重要的研究课题。“机”是指机械，但是较一般技术术语的意义更广泛，包括人操作并使用的所有产品和工程系统。怎样才能使机械满足人的要求，符合人的特点，是人体工程学探讨的重要课题。“环境”是指人工作和生活的环境，噪声、照明、气温以及空间等外界因素对于人的工作和生活产生的影响是研究的主要对象。人体工程学不是孤立地研究人、机、环境这三个要素，而是一个相互作用、相互依存的“系统”。而“系统”是人体工程学最重要的理念和思想，“系统”本身属于整体的一部分，通过显示仪、控制器以及人的感知系统和运动系统相互作用，完成某一个特定的作业过程。

总之，人体工程学在解决系统中与人相关的问题上，主要的目的是使机器、环境更适合于人，也会通过最佳的训练方法使人适应于机械和环境。

## 二、作业环境系统分析

作业环境系统研究的是物理环境同人类和人类活动之间的相互作用。具体研究的内容是通过声、光、热、加速度、振动、电磁场和放射线等对人类和人类活动产生影响。研究目的是创造一个适宜人们生活和工作的舒适的场所。其作业环境的具体分类包括环境声学、环境光学、环境热学、环境电磁学、环境放射学和环境空气动力学等分支。现代物理环境学研究认为物理环境会影响人的立场、观点和态度。物理环境可以提高人的兴奋，使人精神愉悦和注意力集中，提高作业效率；相反，也会使人心情烦躁、精神疲惫，造成极大的心理压力。

具体到日常生活的物理环境中，影响到人类活动的因素包括气温、湿度、气流、辐射热、气压、噪声、震动、粉尘、电磁波（放射线、紫外线、红外线等）、味道等等都属于作业环境系统。作业材料的分析包括材料的性质、形态、重量、硬度、弹性、耐性、安全性、色彩等，同样属于作业环境的一部分。根据作业者的能力和需要、心理状态、作业的目的、作业空间的大小等条件，参与作业的人数与人员的匹配也会影响作业的完成。具体作业环境的评定和分析内容见表2－1。作业所需要的材料、工具以及工序的分析见表2－2。

表2-1 作业环境系统分析

| 作业环境内容 | 程度 | 说明 |
| --- | --- | --- |
| 作业场所 | 户外 户内<br>狭窄 普通 开阔<br>水中 地下 地面 高空 | |
| 照明 | 昏暗 一般 明亮 | |
| 换气 | 不良 一般 良好 | |
| 清洁 | 脏乱 一般 洁净 | |
| 音响 | 噪声 一般 安静 | |
| 震动 | 剧烈 一般 静止 | |
| 尘埃 | 多 一般 没有 | |
| 臭味 | 恶臭 一般 没有 | |
| 湿气 | 潮湿 一般 干爽 | |
| 温度 | 冷 温暖 热 | |
| 温度的变化 | 急剧 一般 没有 | |
| 机械的危险 | 有 没有 | |
| 烧伤的危险 | 有 没有 | |
| 触电的危险 | 有 没有 | |
| 爆炸的危险 | 有 没有 | |
| 放射能源 | 有 没有 | |
| 毒性 | 有 没有 | |
| 和他人共同的活动 | 是 不是 | |
| 在人员较多的场合下活动 | 是 不是 | |
| 独自活动 | 是 不是 | |

表2-2 作业材料、工具、工序等的分析内容

| 分析项目 | 分析内容 |
| --- | --- |
| 材料 | 形态、质地、规格、用量 |
| 工具 | 使用方法、要求、注意事项 |
| 设备 | 对环境的要求、使用方法等 |
| 作品 | 对使用工具制作作品过程的分析 |
| 物品制作 | 作品外观 |
| 质量 | 作品的意义以及象征性意义 |

作业环境系统首先要对作业形态和作业工程进行分析，作业形态分析是指所需要场地和空间的大小，如何组织运作作业活动，作业设备或作业工具的摆放位置以及工程分析等。工程分析实际是指作业流程、加工、搬运以及停放等细节的考虑，如果有必要，需要对部分或是全部的作业流程进一步细致化分析。通过对作业需要的时间、移动距离、发生位置、作业的作业活动者、作业内容的概要以及移动手段等进行详细的分析和记录，描述事物所有活动变化的过程称为分析方法。

在作业环境中，作为作业的主体，人的动作、占用空间、操作范围等也决定了作业的质量和效率。动作分析的目的是使人在进行各种活动操作时消除多余的动作，减轻劳动强度，使操作简便而有效，从而制定出最佳的动作程序。

动作分析方法：所谓动作分析是指对构成作业的动作进行分析记录。一般通过以下的方法进行分析：

（1）目视动作观察法：分析者直接通过眼睛观测实际的作业过程，并将观察到的情况直接记录到专用表格上的一种分析方法。

（2）影像动作观察法：通过录像和摄影，用胶卷和录音带记录作业的实施过程，再通过反复回放的方式进行分析。

作业环境系统分析还包括对人的分析，主要是作业姿势以及操作的空间范围。作业姿势的分析和人的身体测量一样，是在进行作业操作时作业活动者应该采用的姿势，为了取得某个姿势，桌子、椅子以及操作用具如何调节，以及有必要时需要进行的特殊的研究设计。但是人在进行作业操作时总是在不停地运动着，标准操作是以平衡反应和保护性反应为基础，在操作过程中不停调整自己的姿势。在没有肢体器质性障碍的基础上，每一个人根据自己的身高和综合性运动能力会有一定的操作空间。一般人标准的操作空间见图2－1。

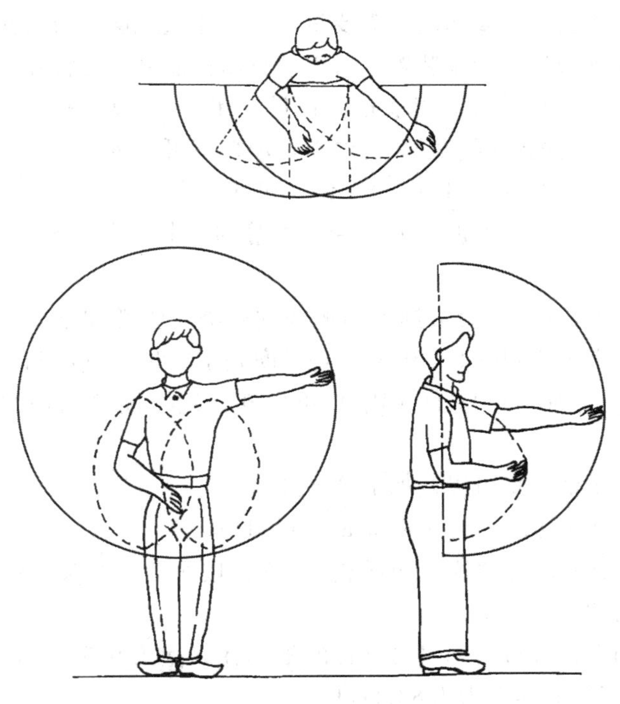

---- 正常作业范围　　—— 最大作业范围

**图2－1　标准作业操作空间**

## 三、生物有机体的系统分析

和作业环境系统密切相关的是生物有机体系统分析。所谓生物有机体系统分析，一般是指利用生理学和运动学的方法对人本身各个功能在作业过程中的适应情况进行分析的方法。根据作业学的研究历史，作业环境系统和生理有机体系统之间存在着紧密的关系，主要表现在作业活动对人体生理功能的影响。但是在作业治疗领域，由于研究者进行作业分析的目的和方法不同，研究的结果也可能出现不同的变化，所以在进行生物有机体的系统分析时，明确分析目的是非常重要的。以下是在作业活动中比较重要的生理学系统和运动学分析项目。

### （一）呼吸系统的测定和分析

呼吸系统的作用是从外界吸入足够的氧气，以供机体代谢活动使用，并且将机体产生的二氧化碳排出体外。机体消耗氧气的多少可以通过测定呼吸次数进行测定，推算出机体在作业活动中的能量消耗。

1. 呼吸次数的测定　通过呼吸测量仪测定胸廓周径的变化及鼻腔等的温度，可以测量到呼吸次数、节律、幅度及模式等。市面上呼吸测量仪的种类和型号比较多，可以根据作业活动的需要选择适当的型号。但是大多数呼吸测量仪的使用要求被测量者处于安静休息状态或是在比较安静的作业活动时才能测定出比较客观的数据。如果进行剧烈的作业活动，通过测定呼吸周期，换算出规定时间内的呼吸次数，就能换算出每分钟的呼吸次数。

2. 计算耗氧量和能量消耗　机体通过消耗能量维持生命活动，机体运动初始为无氧运动，不需要氧气，之后是有氧运动，需要氧气参与能量代谢，维持运动。在临床上，通过心肺功能测量仪的呼吸代谢测量装置，可以计算出耗氧量，再将耗氧量乘以燃烧值（消耗 1L 氧气产生的热量），就能计算出能量消耗量。在作业活动中，通过了解能量的消耗，可以准确地掌握作业活动的情况。安静时的能量消耗率可以按如下的公式进行计算：

$$Q\ rest\ (kcal/min) = VO_2\ rest(L/min) \cdot K(kcal/L)$$

Q rest：安静时的能量消耗量；$VO_2$ rest：安静时的耗氧量；K：燃烧 1L 氧气产生的热量。

每消耗 1L 氧气产生的热量会根据参与燃烧的糖类、脂类和蛋白质的比例不同而有所变化，一般的变化范围为 4.69 ~ 5.05kcal。呼吸商表示的是耗氧量和二氧化碳排出量的比值（$RQ = VO_2/VCO_2$）。通过呼吸商（RQ）可以知道用于能量消耗的糖类和脂类的燃烧比例。

某一活动的总能量消耗量可以按如下公式计算：

$$Q\ ex\ (kcal) = VO_2\ ex(L/min) \cdot K(kcal/L) \cdot T(min)$$

$VO_2$ ex：活动完成前每分钟的平均耗氧量；K：按照活动结束前的呼吸商计算得出消耗 1L 氧产生的热量；T：活动时间。

试举一例计算如下：进行活动时每分钟的平均耗氧量为 0.55L/min，此时的呼吸商为 0.87，消耗 1L 氧所产生的热量为 4.887kcal。

根据以上所得到的数据，计算活动进行 5min 后所消耗的总能量为：

$$0.55L/min \times 4.887kcal/L \times 5min = 13.439kcal$$

3. 利用相对代谢率来推算能量消耗量　相对代谢率（relative metabolic ratio，RMR）是将活动中需要的耗氧量除以基础代谢率后所得到的数值。

RMR =（活动时的耗氧量 - 安静时的耗氧量）/基础代谢率

基础代谢率（basal metabolic rate，BMR）是维持生命活动需要的最小耗氧量。测定基础代谢率的条件如下：一般在晨起后进行测定，要求测定对象的进食时间应当在测定时间的 12～14h 以前，测定时的室温应保持在 20～25℃，体温要处于正常状态，体位取仰卧位，并且要使被测定者保持身心放松、清醒的状态。

主要活动的基础代谢率值可参照有关的标准表得到。根据活动的种类与活动持续的时间，可以大致判断活动中所用的能量消耗量。

能量消耗量的计算公式如下：

Q（kcal）= RMR · T（min）· W（kg）· A

Q：能量消耗量；T：持续时间；W：体重；A：修正系数。

通过代谢活动率，使耗氧量的计算更加简便，也可以通过预测，大致了解作业活动者在作业活动中的能量消耗，有益于为作业活动者选择适合的作业活动。

4. 根据梅脱值预测能量消耗量　梅脱（metabolic equivalents，MET）值是将活动时的能量消耗换算成相当于安静坐位时的能量消耗的几倍，由这种换算而得出的数值。其具体的计算公式如下面所示：

MET = 活动时的耗氧量/安静时的耗氧量

1 梅脱是指安静坐位时每公斤体重每分钟消耗的氧气量〔1MET = 3.5ml/（kg · min）〕，具体活动的 MET 值如表 2-3 所示。但脑卒中等残疾人的基础数据同样需要进一步研究后才能确立起来，所以在具体使用时要加以注意，避免因应用不正确而产生错误。

**表 2-3　具体作业活动的 MET 值**　〔ml/（kg · min）〕

| 活动项目 | 平均 | 范围 |
|---|---|---|
| 射箭 | 3.9 | 3～4 |
| 背包旅行 | ～ | 5～11 |
| 羽毛球运动 | 5.8 | 4～9 |
| 篮球比赛 | 8.3 | 7～12 |
| 篮球活动 | ～ | 3～9 |
| 台球活动 | 2.5 | ～ |
| 保龄球运动 | ～ | 2～4 |
| 拳击运动 | 8.3 | ～ |
| 拳击比赛 | 13.3 | ～ |
| 划船运动 | ～ | 3～8 |
| 体操运动 | ～ | 3～8 |
| 登山运动 | 7.2 | 5～10 |
| 舞蹈活动 | ～ | 3～8 |

（续表）

| 活动项目 | 平均 | 范围 |
| --- | --- | --- |
| 击剑运动 | ~ | 6~10 |
| 钓鱼活动 | 3.7 | 2~4 |
| 美式足球 | 7.9 | 6~10 |
| 步行高尔夫 | 5.1 | 4~7 |
| 手球运动 | ~ | 8~12 |
| 散步活动 | ~ | 4~5 |
| 快步行走（100m/min） | ~ | 6~7 |
| 骑马 | 8.8 | ~ |
| 障碍骑马 | 6.6 | ~ |
| 柔道运动 | 13.5 | |
| 演奏活动 | ~ | 2~3 |
| 壁球运动 | 9 | 8~12 |
| 跳绳运动 | 11 | 8~12 |
| 跑步 | ~ | |
| 划水运动 | ~ | 5~7 |
| 雪地步行 | 9.9 | 7~14 |
| 足球运动 | ~ | 4~8 |
| 登梯 | ~ | 4~8 |
| 乒乓球运动 | 4.1 | 3~5 |
| 网球运动 | 6.5 | 4~9 |
| 排球运动 | ~ | 3~6 |
| 游泳运动 | ~ | 4~8 |
| 安静休息 | ~ | 1 |

5. 根据心率推算耗氧量　耗氧量和心率之间存在着一定的关系，也就是说，心率对耗氧量有较大的影响。运动学中通过运动负荷试验检测的动静脉氧压差、每搏输出量以及心率可以计算耗氧量。在作业治疗中，对作业活动者在作业活动中的以上各值进行检测也能够计算出耗氧量。计算的公式如下：

耗氧量=动静脉氧压差·每搏输出量·心率

根据结果进行分析，如果是心率在100~110次/分以下的低强度运动，动静脉的氧压差并不恒定，心率很容易受到诸如精神、环境温度、体温等因素的影响，这会影响到所得到的结果。耗氧量和心率的线性关系是以固定运动为基础的，作业中所进行的活动与运动负荷试验的运动方式不同。如果作业活动复杂，作业环境和作业活动者本身的各种因素不恒定，利用心率推算耗氧量的方法有可能出现较大的误差，所以要据具体情况，对作业活动的性质以及各种情况的变化进行具体分析，尽量避免产生误差。

### （二）循环系统的测定和分析

1. 心率测定　心率是心脏每分钟的跳动次数。由交感神经及副交感神经来支配控制窦房结，再通过窦房结的兴奋引起心脏跳动，从而形成心率，再由心脏向全身输送血液。在正常情况下，心率相当于脉率。心律不规则称为心律失常。在测量心率之前，首先要了解许多因素会影响到心率。

（1）影响心率的因素：

体温：当体温高于37℃时，身体体温每增加1℃，心率就会增加8次。

自主神经：交感神经兴奋会加快心率，副交感神经兴奋会减慢心率。

精神兴奋：可使心率增加。

药物作用：阿托品、肾上腺素可以加快心率，乙酰胆碱可以减慢心率。

血液中的电解质：钠离子减少可以减慢心率，钙离子减少可以加快心率。钾离子增多可以加快心率，但高钾血症有可能引起心室纤维性颤动，导致心脏骤然停跳。

（2）心率的测量：测量心率的方法比较多，可以采用直接数脉搏测定脉率的方法，或者心脏听诊数心率的方法，或者心电图测量心率的方法，或者脉率测量计测量等方法。在阶梯试验等体力评定中，一般运用所测到的心率来观测循环系统的功能状况。

脉搏测量部位：

腕关节部与肘关节的内侧：可以触及桡动脉的搏动。

甲状软骨高度的颈两侧：可以触及颈总动脉的搏动。

耳前方与眼睛同一高度处：可以触及颞浅动脉的搏动。

下颌角平口角高度处：可以触及面动脉的搏动。

肱二头肌的内侧：可以触及肱动脉的搏动。

腹股沟：可以触及股动脉的搏动。

足背部：可以触及足背动脉的搏动。

2. 血压测定　血压测定分为直接测定法和间接测定法。直接测定法是将血管内压力直接传递给血压计的方法，可用于动物实验等；间接测定法用于人体的血压测定，一般都是利用血压计进行测定。影响血流的因素有心脏的收缩力、心脏搏出量、循环血液量、血管容积及循环阻力等。心脏收缩期的血压最高，称为收缩压；舒张期的血压最低，称为舒张压。

3. 心电图　心电图（electrocardiogram，ECG）是通过紧接于体表的电极，将心肌兴奋时所产生的生物电的变化加以引出、放大，并且进行记录后所形成的图形。心电图测量的具体方式有肢体导联和胸部导联这两种测量方式。通过对所测得的心电图加以分析，可以确认以下有关事项：

（1）心肌兴奋传导状态：通过心电图，可以确认有无窦房传导阻滞、房室传导阻滞、束支传导阻滞等异常情况；也可以确认有无心律不齐，如室性早搏、房性早搏、房性纤维颤动、室性纤维颤动等异常心律。

（2）心脏的位置：通过分析心电图，可以确认心脏的位置情况。

（3）心脏形态：通过分析心电图，可以确认有无心房肥大、心室肥大等异常情况。

### （三）自主神经系统的测定和分析

评测自主神经功能有许多方法，以下介绍两种无创性自主神经的检查方法。

1. 测定交感神经性皮肤反应(sympathetic skin response,SSR) 这是通过对周围神经施加电刺激后，记录手掌与手背间的电压变化来测定的方法。这个反应属于躯体与交感神经多突触反射的一种，是非创伤性测定血管运动神经活动的办法。

2. 测定交感神经性血流反应(sympathetic flow response,SFR) 对周围神经施加电刺激后用激光多普勒血流计来记录皮肤血流减少的反应。这属于躯体与交感神经的多突触反射，是非创伤性测定血管运动神经活动的办法。

**（四）运动系统的测定和分析**

运动学是生物力学的一个分支，主要对生物体运动的时间和空间进行记述。生物力学本身是围绕着物理学利用力学的原理，对于生物体的运动进行探讨。身体的运动由身体自身内在的力量和外部力量以及重力引起，通过肌肉收缩产生的肌力被传递到骨骼、关节等运动器官，战胜惯性和抵抗使身体产生运动。力学的分析内容为：生物力学通过对运动的记述，根据力学法则，探讨运动的原理。运动学的分析方法有：①利用视觉观察和触诊的方法进行分析。② 使用机械装置进行分析，如：肌电图记录检查、电子关节测量器、录像等。以下是关于运动系统检测的内容。

1. 肌电图 肌电图(electromyogram,EMG)是将肌肉收缩时产生的活动电位引出来，并且加以放大，再记录成图示的方法。按引导肌电的方式分为表面肌电图和深部肌电图。表面肌电图是将表面肌电图用电极放在所要测定的肌肉上方的皮肤上，而深部肌电图是将针电极直接刺到肌肉中，分别测定肌肉的活动电位。

一般利用表面肌电图进行检查测定较为简便，并且肌电图机带有附机软件，可以对所测到的数据予以处理。表面肌电图可记录测定对象的肌肉的整体状态。即表面肌电图表明的是接近电极的众多肌纤维输出运动单位的活动电位的总和，包括起作用的运动单位及其工作的程度。

2. 诱发电位 诱发电位的检查是通过刺激周围神经，记录周围神经支配的肌肉活动电位的活动方式，并转换为图形而完成的。具体方法是经皮施加矩形电刺激，根据潜伏时间的不同，可以引出短潜时和长潜时两种点位。短潜时的电位是刺激 α 运动神经纤维后产生的，这个活动电位可以直接到达肌肉，形成肌肉的兴奋，这种短潜时的电位被称为 M 波。长潜时的电位是刺激肌肉的感觉神经纤维的Ⅰa 纤维后产生的，这个活动电位可以兴奋脊髓的 α 运动神经元，从而反射性地引起肌肉的兴奋，这种长潜时的电位被称为 H 波。利用 H 波有助于解释运动的中枢机制方面的问题。也可以利用诱发电位检查进行多种有关的分析。目前所应用的肌电图机都附带分析软件，所以在进行数据分析、处理时较为方便。

3. 脑电图 脑电图是对大脑神经细胞集体电生理活动电位测量和结果的记录。是解除电极直接接触头皮无创伤性检查。脑电图记录下的波形可以准确地反映出大脑的功能状态。

脑电图中的波形可以按频率分为 δ 波（$f<4Hz$），θ 波（$4Hz\leq f<8Hz$），α 波（$8Hz\leq f\leq 13Hz$），β 波（$f>13Hz$）。δ 波与 θ 波被称为慢波，这是由于意识清醒水平的下降而产生的波形。α 波是在闭目及精神稳定的状态下，在顶枕叶处于优势时表现出来的波形。β 波是快波，是在意识水平高及兴奋状态时出现的波形。有脑部疾病时的脑电图与正常者的脑电图波形会有许多不同，其特征性的表现，可以用于疾病的诊断及治疗效果的判定等方面。

4. 眼球运动的测定　1只眼球的运动是由6块眼外肌相互协作完成。其中，内直肌与外直肌负责眼球水平方向的运动，上直肌与下斜肌负责眼球垂直方向中的向上运动，下直肌和上斜肌负责眼球向下方向的运动。另外，眼球运动也分为快速眼球运动（saccadic movement）和追视运动（pursuit movement）。快速眼球运动是眼睛注视着活动对象从一点快速移至另一点的运动，追踪运动是缓慢注视活动物体的运动。眼球电图（electrooculogram，EOG）是客观评定眼球运动的方法，测定时，利用贴在固定位置的电极，记录下电极间电位的变化，从而测定眼球运动的性质、振幅、速度、频率、持续时间等。

**（五）感知觉系统的测定**

感觉是感受器受到声、光、机械等刺激后产生的信息。知觉是通过感觉感受器传递的信息，感知区别外界对象的性质、形态、关系以及识别体内各内脏、器官的状态的功能。感知觉检查容易受到被检查者的主观状态、疲劳程度和精神状态的影响，所以在检查过程中要尽量使被检查者放松，从而取得检查对象的配合以得到客观、准确的检查结果。

1. 浅感觉、深感觉和复合感觉的测定

（1）浅感觉的测定：浅感觉包括触觉、痛觉、温觉等，一般是指皮肤和黏膜的感觉。在检查表浅感觉时，可以利用常用的检查工具予以被检查者触、痛、冷、热等的刺激，由不同的刺激引导出具体的反应，然后根据其反应情况判定被检查者的感觉。

（2）深感觉的测定：深感觉即为本体感觉，包括有振动觉、位置觉及运动觉，由骨、肌肉及关节等处传递来的感觉。对位置觉及运动觉，可以通过被动活动四肢关节判断被检查者的这些感觉是否正常。可以向上或向下活动被检查者肢体的关节，如屈伸腕关节，根据被检查者在遮住视觉情况下对运动状态的感知情况来判断并完成检查。但是在检查被检查者的手指及足趾时，为了避开压迫感，要从侧方抓住被检查者的手指或足趾来屈伸手指或足趾。在检查振动觉时，可以将振动的音叉放在胸骨、手指及足趾的末端、胫骨及尺骨的茎突、脊椎的棘突、髌骨等骨的突出部位，具体看被检查者感知振动的程度。

（3）复合感觉的测定：复合感觉是指大脑皮质的综合感觉，具体包括两点识别觉、图形觉等。

两点识别觉是对皮肤上相隔的两点同时予以一定的触压觉刺激，测定被检查者自己能够感知的最小距离。人的身体各部分的两点识别觉是不同的。手指和口唇处的两点识别距离最短，躯干背部两点识别距离相对较大。

2. 嗅觉的测定　嗅觉一般不在作业分析中应用。1982年法伯（Farber）曾经在多重感觉治疗法中应用嗅觉刺激完成有关的治疗。由于嗅觉容易出现适应现象，故判定多不容易。需要进行嗅觉的检查时，可以准备两种相同或是相近颜色的液体，让被检查者辨别液体气味。其具体检查可以参照神经内科的有关检查法。

3. 味觉的测定　在作业治疗的实践中，进食等活动中需要掌握治疗对象的味觉状态。味觉检查中有定性、定量的检查。一般主要是检查酸、甜、苦、辣、咸的味道，可以制成不同浓度的各种味觉溶液来完成检查。

4. 平衡觉的测定　平衡觉的作用是维持人体正常姿势，是人体通过多个感觉器官的感受器传导来的信息予以整合的中枢神经系统和运动系统进行保持的。检查方法有许多种，如站立检查、重心摇晃程度检查、自发眼震检查等。重心摇晃仪是将负重感受器置于摇晃仪的站立台中，被检查者站在站立台上，其重心摇晃程度可由各个方向的负重感受器感受的负重变化反映出来。利用记录仪将重心的位置改变，主要是前后、左右方向的摇晃程度随时随地记录下来。再利用检测机器的附机应用软件予以具体分析，从而评定出身体平衡能力如何。

**（六）精神和神经系统的测定和分析**

1. 反应时间与注意力的测定　刺激输入后到形成反应的时间称为反应时间（reaction time）。仅仅有一个刺激时称为单纯反应时间（reaction time），有多个刺激存在而对某个刺激起反应时称为选择性反应时间（choice reaction time）。选择性反应时间根据具体条件会有所不同。

富利卡值（critical flicker fusion frequence，CFF）是表现联合区或知觉皮质的兴奋性或活动水平的代表值。可以用于测定反应时间、注意力、中枢性的疲劳。在具体测量时，令被检查者在一定条件下注视闪灭光源，在被检查者将其视成一条光线或光时的闪灭频率即为富利卡值。

通过测定富利卡值，可以反映出作业活动对个人的影响。通过对同一活动团体成员的分析，可以反映出作业活动的特点。作业的影响与生物有机体系统整体相关，与心理系统和生活环境系统也相关。

2. 感觉整合　感觉整合的内容可见于爱尔丝（Ayres）的感觉整合发育模式理论。其模式理论可以参照图2－2。

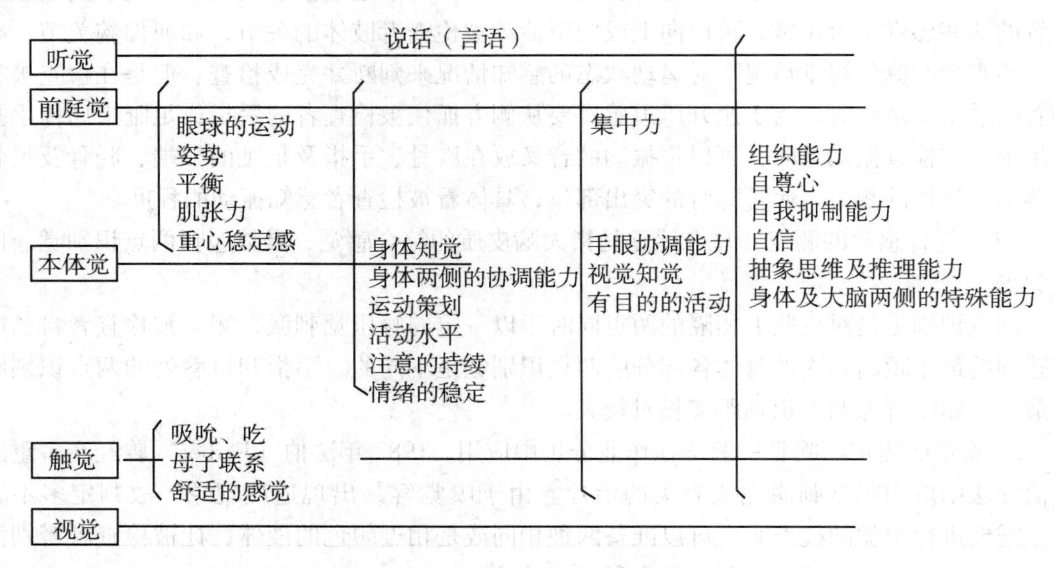


**图2－2　Ayres的感觉整合发育模式**

表2－4是包括以上内容在内的全面的生物有机体的分析内容，这些内容是刚刚开始学习作业治疗学的学生进行作业分析的基础，掌握这些内容才能充分而准确地完成生物有机体系统分析。

表 2-4　生理学分析范围

| 测定目的 | 内　容 |
| --- | --- |
| 内部环境 | 血液（成分）、体温、尿（量、代谢物）、其他 |
| 肌肉功能 | 肌力（握力、背肌肌力等）、肌电图（强度、频度）、腱反射、体力、其他 |
| 呼吸功能 | 呼吸数、呼吸量、呼吸速度、瞬间吸气量、呼吸模式、呼吸停止时间、呼吸中氧气和二氧化碳的浓度、能量代谢情况 |
| 循环功能 | 脉搏、血压及压差等 |
| 感觉功能 | 视力、争闭眼功能、深浅知觉、听力、皮肤感觉、二点识别觉域值平衡功能等 |
| 精　神 | 神经功能 |
| 反应时间 | 颜色认知、体温、光亮度、脑电图、眼球运动、Kraepelin（精神作业检查）、双重课题应答能力（注意、集中）等 |
| 综合功能 | 自觉疲劳状态、身体摇摆程度、集中维持功能能力、手指的震颤程度、四肢周径、体重、作业感情等 |
| 其他功能 | 最大单位时间作业量、作业的频度与强度、休养效果判定、一般调查、作业周期、作业之外的兴趣、动作轨迹、表情、态度、姿势、作业质量（出色的部分、错误率、不能够完成的部分）、其他作业活动等 |

## 四、心理系统分析

作业行为中的心理学分析方法属于感官检查和情绪工程学的研究范畴。感官检查（sensory inspection）又称“官能检验”，是依靠人的感觉器官来对事物的质量进行评定和判断。如对产品的形状、颜色、气味、伤痕、老化程度等，通常是依靠人的视觉、听觉、触觉和嗅觉等感觉器官进行检查，并判断质量的好坏或是否合格。

感官检验又可以分为兴趣性感官检验和分析性感官检验。兴趣性感官检验是利用人的知觉系统本身进行判断的检验，如美不美、香不香、刺激不刺激，等等。这种检验方法因人而异，每个人的兴趣不同，审美观不同，对于同一事物的判断结果也就存在差异。也就是说，这类检验有很强的主观判断成分。分析性感官检验是通过人体的感觉器官进行分析和判断，例如检测某个设备运转时的发热程度，通过检验人员手的触摸，使用以往的经验判断大致的温度，并与以往的经验作比较进行判断。

总之，心理学系统的分析主要通过视觉、听觉、触觉、嗅觉以及味觉等人体最基本的感官系统判断完成。这对于经验丰富的人来说具有很高的可靠性。心理学系统的分析随着医学、生理学、心理学以及作业学等方面的不断进步，经过统计学的客观性的评定，越来越趋于成熟，一般使用比较法、大小规模等的推测法以及多变量的分析方法对心理学系统进行分析。

情绪工学（emotion technology）也称情感工程学，是物理性要因与人感情和情绪综合而成的新兴研究领域。目前在作业治疗领域，情绪对于作业活动的影响正在日益被作业治疗师和心理学研究者重视。和感官检验一样，情绪也同样影响着对作业活动各个方面的判断，评定的标准与感官检验相同。

（陈立嘉　吴葵）

## 第二节 整体性作业分析

整体性作业活动分析方法是在作业治疗的职业教育活动中发展起来的作业分析方法，目的是让学生能够分析并理解作业活动的固有特征，是将来作为作业治疗师进行有关评定和开始临床实践时应具备的基本技能。但是，全面性的作业分析是以分析作业活动具有的全部特点为目的，分析项目繁多。临床上虽然具有分析全面的特点，但一般没有特别的治疗目的和相对应的分析对象，只用于对学生的教学实习，在患者的治疗上并没有实用性。但是，作业治疗专业的学生必须掌握整体性作业分析方法。

进行整体性作业分析时，首先要熟悉分析的作业。作业使用的材料、用具以及完成作业需要的空间一定要有计划性。第二，对被分析的作业活动应具有一定的作业经验，即使没有实际操作过，也要做到熟知作业的重要细节。第三，如果对整体作业过程进行全面的分析比较困难，可以限定对作业的某一部分进行全面性的分析，比如对陶艺的作业分析，可以就黏土的擀压制成模型的过程进行全面性的分析。第四，分析内容应考虑人际关系的形成。比如小组作业时考虑作业成员之间的位置顺序，单独作业时考虑与作业指导者之间形成的关系。第五，根据患者的条件和需要，应具备设定特殊作业环境并进行分析的能力。

如果以上条件不能够满足，作业分析会比较困难，不能建立起有效的作业分析体系。作业治疗专业的学生刚刚开始进行作业分析的学习时，在整体性作业分析上往往会花费过多的时间和精力，经过数次的练习和反复的强化才能掌握具体的分析方法。这样的过程即使过于花费时间，也是作业治疗专业学生的必经过程。全面性作业分析的内容见表2－5。

**表2－5 整体性作业分析内容**

| | |
|---|---|
| 1. 感觉整合<br>A. 感觉输入<br>前庭感觉、浅感觉、固有感觉、特殊感觉<br>B. 统合机会<br>反射、复数感觉刺激、必要的感觉识别、必要的适应、必要的新适应、期待的皮质功能<br>2. 运动功能<br>A. 必要的功能<br>粗大运动、精细运动、肌力、耐力、关节活动度、协调性、必要的基础姿势与姿势变化<br>B. 运动类型<br>被动运动、自主运动、攻击性运动、节律性运动、重复性运动<br>3. 认知功能<br>A. 注意 | B. 记忆<br>表象：运动征象、印象、感情征象、概念<br>持续时间<br>C. 定向<br>D. 思考能力<br>认知发育水平、可能的创造性<br>E. 抽象性思维、具体性思维的必要性<br>F. 智能<br>复杂性、顺序等级<br>指示：说明、图解、口语表达、书面语言<br>学习新知识、学习速度、分析作业构成的能力<br>G. 实际情报与信息<br>必要性的知识、从作业中获得的知识<br>H. 必要的解决问题能力<br>I. 象征能力<br>普遍性、文化性、特异性的表达 |

（续表）

象征性物体类似性、对表现和满足的欲求

4. 心理功能

A. 能动性状态

各种欲求：表现、满足

情动表现、价值体现、满足带来的兴趣

动机：内在性报酬、外在性报酬

B. 精神能动性

精神力学表现、防御机构——允可的范围内

C. 现实性检讨

外在性限制、对熟知道具的使用、共同分担思考与情感的可能性的反馈

D. 洞察性

环境影响到的效果、动机和行为思考时间

E. 对象关系

攻击行为的程度

满足欲望的对象（人或物）

F. 自我概念

同一性的认可、男女及性的意义、同性异性交流、自身印象的感知、自己优缺点、自我评定

G. 自我修养

意志、自我控制、责任和方向感

处理问题：失败和成功、欲求不满、不安感

H. 其他人的概念

必要的信任、与同事和兄弟姐妹间的关系

5. 社会性关系

A. 对状况的判断

B. 社会性技能

意志的疏通

必要的量：言语和非言语量的程度

两者关系：与相关者形成的关系及变化

小组成员间关系：平行型、投影型、自我中心型、协同型、成熟型

C. 形成的社会关系的构造

协同性、竞争性、妥协性、交涉性、独断性

6. 作业执行

A. 与社会作用的关系

家庭成员之间的关系、日常生活活动中的关系

学校/工作：工作习惯、特殊职业关系

娱乐：形式、复杂性、担当、兴趣、友情

B. 时间性的适应

现在、过去、未来的关系

特定活动、事件排序、程序、人员等安排、个人及2人以上社会性意义的协调

7. 年龄

A. 特别的年龄范围

B. 针对特别年龄的发育课题和关系、自身的能力、促进自身发展的课题

C. 丧失的适应：适应悲伤、解决实际问题、重新建立兴趣与人际关系

8. 文化意义

A. 人类种群

意义、关系

B. 社会关系性群体

意义、关系、社区生活充裕、教育水平

9. 社会意义

A. 以个人的名义参加社会活动

B. 作为成员参加家庭活动

了解患者功能水平的机会

探讨交流与相互作用的方法

C. 疾病的意义与相关活动的意义

依赖性和独立性、消极性和积极性

活动对疾病和障碍的作用

D. 社会资源——鼓励利用社会资源

实际参加、必要的技能

E. 物理性环境

活动需要的环境、活动与环境的匹配程度

10. 其他的考虑

A. 场所

B. 时间

活动的总时间、各段时间、各阶段的顺序和时间

C. 活动被分割成的部分

D. 活动必要的器材和材料

E. 活动必要的空间

F. 噪声

G. 活动带来的尘埃和垃圾物

H. 活动所需要的经费

器具与材料、整体治疗时间的费用

在长期的作业治疗实践活动中，众多学者先后提出了多种多样的全面性作业分析的方法。按照所提出的时间顺序来看，全面性作业分析的方法主要有：费德尔（Filder）的作业分析（1963 年）、希恩克因（Cynkin）的作业分析（1979 年）、皮德里克（Pedretti）的作业分析（1981、1985、1990、1996 年）、霍普金斯（Hopkins）的作业分析（1983 年）、凯尔霍夫纳（Kielhofner）的作业分析（1985 年）、莫西（Mosey）的作业分析（1986 年）、兰姆玻特（Lamport）的作业分析（1993 年）、清水的作业分析（1998 年）、山根的作业分析（1999 年）等。以下仅就几个具有代表意义的全面性作业分析的方法做一概括性的介绍。

## 一、Filder 的作业分析方法

在长期的作业治疗实践活动中，虽然作业活动对有精神残疾的患者可以产生治疗的作用，人们却一直无法说明作业活动治疗发挥作用的原理是什么。为了明确治疗原理，Filder 将动力精神医学的知识与技术应用于作业治疗，在针对精神障碍的作业治疗实践中，通过对作业活动的分析，致力于建立作业治疗的作业分析方法，通过作业分析来验证作业活动的构成因素，从而更有效地选择作业活动，并通过作业活动展开有效的作业治疗，由此建立起了有关的作业活动分析方法。

Filder 的理念为：有目的、有计划的活动是作业治疗的核心。在作业活动中，Filder 更加注意对个人身体性、行为性、认知性、社会文化性等个各活动的方面分析。同时还以有目的的活动和人以及作业环境作为分析研究对象，分析探讨什么是人最需要的。Filder 认为活动所具有的意义不可能是一两个因子就能体现出来的，是许多层面因子相互作用的结果。他研究的中心课题是职业作业活动的要素分析，调查这些要素与患者的需求、兴趣以及能力之间的相关性。提供获得能力的必要条件，为患者提供定向性的学习环境与动力。这些活动分析最初被作业治疗师应用于精神障碍的治疗与评定中，主要分析精神障碍者的身体活动、作业顺序、作业材料、创造性、象征性、敌意与攻击性、统管能力、预测性、自爱的认知、同一性的认知、依赖性、现实中自我检讨能力、人际关系等。在此基础上，Filder 又将运动、感觉统合、心理、社会文化、认知能力以及人际关系作为作业活动分析的内容。Filder 认为活动是个人的学习与性格、兴趣、接受信息的能力以及个人的综合能力、社会文化背景、价值观和范围等的统一体。

具体分析方法如下。

### （一）活动分析

1. 攻击性　作业过程中如果有碰撞、击打、投掷、压迫、刃具的操作等使用力量和危险用具的活动，就可以判断作业活动具有攻击性质。需要分析的是，作业活动者在已规定的力量的输出、操作空间的大小以及环境匹配的条件下，可能出现的最大的攻击性行为的程度和范围。其包括分析作业活动者内在的原因和环境变化两方面的原因。

2. 破坏性　作业活动中如果使作业材料发生量或者质的改变，如作业材料出现大小、形状、多少、性质等的变化时被称为具有破坏性的作业。破坏性的活动在日常生活中比较常见，如木工作业中木板的切割活动、缝纫活动等。

3. 被动性　被动性是指活动的受阻程度，如果作业材料容易按压、拉扯、切割、搅拌，容易变形，说明阻力相对较小，可以认为作业活动是被动性活动。例如陶瓷作业活动中处理黏土的作业活动阻力较小，很大程度上属于被动性作业活动。

4. 节律性　所谓节律是指具有一定重复性及均匀速度的活动。如音乐是人们生活中比较常见的，具有节奏性的娱乐性活动也是在作业治疗中常见的治疗手段；但所有具有节奏感的作业活动都不是一成不变的，可根据作业活动者以及环境等因素进行速度、时间、活动频度上的调整与变动。

5. 轻重与精细　作业装置和道具使用的精细程度以及作业材料重量的判断是作业操作的基础。作业活动开始之前首先确认的是作业活动者自身的粗大和精细型活动能力，因为许多作业活动同时并存粗大活动与精细活动。比如木工作业，开始于选择搬运合适的木板材料，中间既有粗大的切割性作业又有精细的测量性作业活动。粗大的具有一定重量的作业活动涉及的肢体部位较多，操作范围广，而精细的作业活动只是肢体的远端在运动，其他部位处于相对固定的位置。

### （二）活动与精神的关系

1. 活动与精神的关系　人在进行任何活动时，既需要一定的运动功能，也需要正常的精神功能的支持。在进行作业活动之前，必须掌握作业活动者的意识状态，保障作业活动者在整体作业活动过程中的意识水平处于正常状态，具有正常的判断能力、解决能力以及活动的修正能力等。在作业治疗中，意识状态是选择作业内容的标准之一。运动能力和意识状态同样重要，在作业开始之前必须具体把握。

2. 技能知识　作业活动无论是简单还是复杂，都需要一定的操作技能和相关的知识，如作业材料的处理、使用作业工具、作业顺序、操作中的注意事项、作业活动正确与否的判断等，都要运用相关的技能知识与经验进行判断。

3. 灵活性　灵活性是手指所具备的灵活程度，与躯干的稳定和精细活动有着密切的关系，直接关系到作业完成的程度与作业的质量。选择作业活动时，作业活动者的手指要具备一定的精细活动能力，根据手指功能水平选择相匹配的作业种类。灵活性受整体姿势影响。根据发育学原理，身体的中枢部位稳定，手指的灵活性就能充分发挥出来，相反则会受到比较大的影响。

4. 重复性　任何作业活动都具有一定的重复性活动，重复性是作业治疗学中常用的控制性治疗方法，需要在一定时间内完成一定活动的次数与频度。整体作业过程中，作业程序与作业重复性出现的频度在作业开始之前要明确。

5. 新内容　完成某项作业活动需要利用熟悉的知识或经验，作业指导者要掌握的是作业活动带给作业活动者多少新的知识、有多少知识需要重新学习和使用，新旧知识的比例对于作业活动者的作业活动和能力的发挥具有至关重要的作用。

6. 工期　工期是指完成作业活动需要的全部时间。作业标准时间的确定是作业治疗中重要的一步。进行某一项作业活动时，作业活动者的耐力要与选择作业的标准完成时间相匹配。应用于治疗时，作业活动者是否能够按标准时间完成作业活动、是否需要延长工时，比较耗费工时的部分需要注明。

### （三）材料和装置分析

1. 阻力性　根据作业活动者的能力分析作业材料和装置对作业活动者是否构成了障

碍，形成了阻力。如材料的硬度、弹性、黏性以及重量，都有可能使作业活动者的作业活动出现困难。相对于作业活动者的认知水平和操作能力，作业用具的使用方法和操作顺序也会为作业活动者带来一定的身体上或心理上的负担，形成无形的阻力。同样，作业活动内容与作业活动者的能力不匹配，也是一种阻力。

2. 柔软性　与阻力性相反，作业材料和工具对于作业活动者不构成阻力或是阻力极小，作业材料和工具有极高的被动性，容易操作，整体作业活动对于作业活动者来说比较容易完成，这时认为作业的柔软性较高。

3. 控制力　作业活动在标准时间内很顺利地就能够完成说明作业易于控制，如果材料易于变形，表面比较滑润，抓握困难，说明作业材料不易控制。作业用具或装置比较精细，操作复杂，作业活动时就需要比较高的控制水平。所以，从作业的材料和用具或者装置的角度进行分析，明确作业活动者在进行作业活动时具备的控制能力。

### （四）创造性分析

1. 情感和构思的创造性　作业的选择以作业活动者的身心功能水平为依据。在决定作业活动时，除了考虑作业材料和作业用具的作业活动特性以外，还要分析作业对于作业活动者的情绪和在构思能力方面的影响。发散性作业活动要注意对作业活动者情绪的疏导、对作业活动者思考创造能力的开发以及在作业活动过程是否能够建立好的人际关系，达到疏导情绪的作用。

2. 思维与计划性　当作业以改善作业活动者的内环境、开发创造性思维为目的时，要使作业活动者形成有计划完成作业活动的习惯，所以要提供给作业活动者独立思考、建立实施计划的机会，以及对作业完成程度与质量判断的机会，使作业活动者掌握实际的生活和工作技能。通过作业活动情况可以观察分析作业活动者的发明、创造、独创、计划以及计划实施的能力。作业活动中，作业活动者的行为活动对于将来的实际生活具有一定的象征性。

3. 外部限制　任何活动都会受到时间长短、空间、温度、湿度、亮度等因素的影响与限制。让作业活动者掌握来自于外界的限制因素对作业活动的影响，有助于作业活动者开发自身的创造力，克服来自于外界的限制。比如皮革工艺作业的过程中，如果中途停止，需要在一定湿度的环境下保存皮革，不能直接暴露在空气中，以免皮革由于失去水分变得干燥。如果不进行保湿处理而继续完成皮革作业就变得比较困难，所以中途皮革的保存就成了作业活动者需要解决的问题。

### （五）象征性分析

1. 象征意义　作业活动从结构、材料性质、作业步骤、作业工具以及作业材料的使用、作业过程以及最后完成都有具体的目的与作用。一般会与作业活动者的能力水平、职业或者是兴趣有着密切的关系。比如拼图类的作业活动，既可以在拼图作业中观察到作业活动者的观察能力、思维判断能力、计划能力、执行能力，也可以通过拼图活动对以上的各种能力进行反复的训练。所以，提供具有象征性作用的作业活动也就是提供了有目的的作业活动，重点是明确分析作业活动的每个细节对作业活动者的作用。

2. 感情、欲望与冲动　作业活动的内容很多来自于日常生活，日常生活中易于激发出人们的情绪、情感、欲望及冲动的活动也可以应用于作业活动中。如小组交流活动中对于某一课题的讨论就容易形成从众效应，可以调动起小组成员的情绪、欲望，容易达成某种共识，形成统一行动，诱发某种冲动。这些感情、欲望和冲动对于不同的作业活动者具有不同的作用，所以作业活动者与作业的相互之间的选择是作业是否适合作业活动者的条件。

### （六）敌意和攻击性分析

作业活动者由于习惯、性格、性别、心理和精神状态等原因在进行作业活动时，可能会出现一些抵触性情绪，甚至有时可能会导致攻击行为的出现。无论是从作业活动者一方的运动和行为，还是作业的材料、活动的顺序以及作业工具，甚至指导者的言行都有可能会直接或间接给作业活动者带来不安、抵触以及攻击性的行为，其中可能会是象征性地表现出了抵触或攻击行为。明确掌握这些现象出现的原因，是预防情绪低落和攻击行为出现的基础。

### （七）破坏性行为分析

1. 破坏性行为的存在及其程度　破坏性行为是指作业活动者在作业过程中具有一定的破坏性活动，脱抑制性地对于周围的环境、人、作业材料、作业用具实施的异常行为。有些人是在一定的条件下或是见到象征性的人或物时才会出现异常的破坏性行为。如果出现破坏性行为，要明确掌握原因和性质以及破坏的程度。

2. 破坏性行为能否被控制　如果破坏性行为能够得到控制，那么明确能够控制的原因和控制方法是改善作业活动者，对作业活动者进行行为再教育的基础。

### （八）控制能力分析

1. 控制能力　自我控制力是自我行为判断后的理性行为，理性的判断力和执行力构成自我控制力。自我控制能力的确认和分析属于在作业活动开始之前确认的范畴，一般通过对作业活动者日常生活活动的观察、对判断能力以及执行能力的检查可以得到比较客观的结果。

2. 学习控制及寻求帮助　一般具有一定控制能力的作业活动者在作业活动中遇到困难或者障碍会有请求帮助的行为。具体到每一位作业活动者，要掌握它们请求帮助的方式、程度以及接受他人帮助时的态度都是不同的。而在接受他人帮助的同时，学习和提高控制能力是最直接的目的，在接受帮助的同时分析作业活动者的学习能力也是掌握作业活动者控制能力的一个方面。

3. 工程、装置、材料的控制　为了作业活动能够持续地进行，要使作业活动者了解作业程序、作业用材料的性质应用、作业用具的操作方法与顺序以及对作业成果的判断与修改能力。所以作业活动者的学习、执行、控制能力是否适合作业活动，有无对作业活动的兴趣，利用自己本身的学习和控制能力能否控制作业的全过程等都需要确认。

4. 控制能力的象征性　作业过程中控制能力直接影响到日后作业活动者的生活、学习以及工作，比如在运动方面的控制、精细活动的控制、自己情绪的控制以及时间的控制等。作业活动的控制包括作业活动者对自己能力的控制、通过自己的能力对作业材料进行控制、作业活动中对于作业速度和作业质量的控制等。如果作业活动者通过自己的能力在标准的范围内能够完成作业活动，意味着作业活动者将来可通过自己的能力独立生活和工作。

### （九）预测能力分析

1. 预测出作业活动的结果　向作业活动者提供的作业活动，作业活动者首先要有一定的兴趣，这样才可以发挥自身各种能力，对作业的最终结果抱以期待并充分发挥自己对于作业结果的预测能力。但是预测能力属于认知能力的范畴，是综合性认知能力的体现，可以诱导作业活动者利用自己以往的知识和经验进行判断和导入新的知识，帮助作业活动者进行理解和预测。

2. 减少失败，节约材料和工具　要通过作业活动使作业活动者具有预测全部作业活动使用的时间、作业结果、作业材料以及作业工具等。根据作业活动者的综合能力，分析判断在作业活动中可能出现失败的次数。减少失败的次数、节约作业材料和用具、提高作业活动的效率是作业指导者在进行作业分析时常见的课题之一。

3. 在作业活动中的指导与援助　通过作业活动者对作业的操作情况的判断，可以分析作业活动者对于整体作业活动难度的认识程度以及需要帮助的可能性。有时作业活动者对于自己的能力估计不足，遇到困难不能解决问题，需要指导者给予适当的援助。所以，只有对作业活动的内容和作业活动者的能力掌握得比较清楚，才能够充分分析，准确掌握援助与指导的原则。所谓的援助和指导原则就是根据作业活动者的能力水平给予作业活动者最小的援助或帮助。

### （十）自爱能力

1. 作业活动者能否按照规定原则进行作业活动、是否有放纵自己的行为和言语、有没有异常的活动行为等体现了作业活动者维护自己人格和尊严的能力和意识。在作业活动中，如有这些现象，需要详细分析和记录。对于有些作业活动者需要进行安全分析。

2. 不仅要求作业活动者完成作业活动，还要作业活动者在完成作业的基础上发挥自己的创造能力，使作业活动者通过作业活动增加自信，发现自己的能力并有机会学习到新的知识。

3. 对于已经完成的作业成果或是作品进行分析，说明作品的制作过程和自己在制作过程中的考虑，综合评定自己的收获和不足，说明作业活动是否达到了预测结果，作品本身对自己和他人具有什么样的意义，是否具有实用性和经济价值等。

### （十一）性别及特性分析

1. 作业活动的选择是双向性的，既要看作业活动的特性，如作业的难度、精细程度、复杂性等，也要考虑作业活动者的性别、兴趣、能力等。最常见的性别考虑，如木工作业就适合男性进行操作，而编织适合女性操作，麻将游戏机适合男性也适合女性。另外每一个人的属性都会受到年龄、文化素养、兴趣等的影响，属性不同，选择的作业活动就有可能出现较大的差异。

2. 作业活动者是否具有攻击性，攻击行为出现的程度、方式以及是否具有象征性，另外，是否有预防攻击行为出现的方法，需要详细分析说明。

3. 对作业材料的被动性、攻击性等需要进行分析和具体描述，对作业活动者的能力是否能够控制作业材料进行分析，确保作业活动能够顺利进行，达到治疗目的。

4. 分析作业行为充分发挥作业活动的象征性作用，明确具体的作业行为对于以后的作业活动者日常生活的影响，使作业活动起到实用性的作用，用以提高今后的生活质量。

### （十二）依赖性分析

1. 依赖性是指作业活动者依赖他人的行为或是心理状态。这种依赖行为在作业活动中出现的次数、位置以及特殊性的行为需要明确。依赖性在作业治疗中是常见的现象。作业活动者经常会在依赖行为出现之前有礼貌性的表达，如说“劳驾”、“请帮我”等。有的作业活动者会出现针对某一个指导者的依赖行为，所以，既要观察有人帮助时的作业活动者的依赖性，也要观察在没有周围人帮助的情况下分析作业活动者的反应以及情绪和言语等的变化。

2. 通过整个作业活动，作业活动者应能够学习到新的知识和经验。通过新的知识和指导者的诱导，使作业活动者的依赖性能够得到改善。分析针对作业活动者的依赖性的作业内容以及指导者在作业过程中的姿态，促使作业活动者出现主动的自立性活动。

3. 作业活动者在作业活动中若表现出了退化性特征，这主要是大脑的中枢神经受伤造成的。比如出现幼儿性依赖行为、幼儿性言语等。这种行为和言语具有什么特征、何时出现，要具体进行记录和描写，并进行详细分析。

### （十三）幼儿性分析

1. 口欲性活动。在作业活动中是否具有实际的或者是具有象征性的口欲性活动，明确这些口欲性活动对于作业活动者具有什么样的意义，在作业活动中是否能够得到强化或是实际应用。比如咀嚼性活动和吸吮性活动等。

2. 在作业活动中是否涉及与清洁肛门的活动相关的动作，具体什么活动以及具有什么样的象征性意义。比如清洗、擦拭、控制以及排泄性的动作等。具体描述和分析象征性的活动与实际动作之间的相互关系，预测今后实际应用状态。应该注意作业活动者本身对于这些活动的理解与配合性，是否具有不配合性或是拒绝此类作业活动的倾向。

3. 对于具有严重依赖倾向的作业活动者，作业活动中出现的依赖行为次数，具体的受援助内容，包括言语的提示，这些在进行作业活动分析时要明确说明，客观分析作业活动对减轻作业活动者依赖性的作用。

### （十四）结合现实的分析

1. 感觉性接触　作业活动中具有多少接触性的活动、什么部位接触什么样的材料和物体、需要什么样的感觉、整体作业活动过程中出现的频度等需要明确的分析和记录。

2. 创造性与实用性　明确在作业活动中具有什么样的创造性、出现的频度和重复性。结合实际，对在日常生活中能够应用的范围及频度以及具体的活动内容进行分析、说明，并且明确这种创造性对于作业活动者的创造性是否能够重复利用进行分析。

3. 标准和技术　任何作业活动都有一定的要求与规则，在进行作业活动时，首先要明确作业材料和作业用具的位置、规定与使用标准。另外，作业材料的尺寸、作业活动的顺序、最后的作品的规格等都有比较清楚的要求。所以提供作业活动的同时，作业活动的规格、顺序、尺寸以及最后对作业结果的要求等都要予以分析，明确掌握。

另外，在作业活动开始之前，关于作业活动者对提供的作业活动的目的、作业材料的特性、作业顺序、作业用具的操作、作业过程中的注意事项等是否能够理解，对于最后作业结果是否有一定的预测能力需要充分了解，这样有利于为作业活动者提供比较适当的作业活动。

### （十五）自我特性分析

1. 分析作业活动者在作业活动中的注意力、耐力以及与他人之间形成协调性关系的能力，是否能够与众人一起完成某一项活动，从中能够进行客观的判断。

2. 分析掌握作业活动者在作业活动过程中表现出的自身特点。比如性格、运动、注意力、耐力、思考、言语、人际关系上的特点等都会影响到作业活动者的作业活动。

3. 对已完成的作业活动的结果进行客观的评定，分析作业结果是否符合作业活动者在运动、思维、性格以及行为方式等方面的特征，并分析作业活动是否与作业活动者的各个方面相匹配和如何使作业活动者的特性与作业活动相适应。

4. 分析作业活动者在作业活动中能够感知到的刺激强度，明确感知到的刺激内容，在治疗计划中但没有被感知到的刺激有多少，属于什么样的刺激，没有被感知到的原因。

5. 在作业活动中作业活动者如何处理自身的形象问题，如不修边幅、夸张性化妆等。观察作业活动者对于自己肢体活动不自由的处理方式，分析如何使作业活动者在作业过程中肢体姿势包括心理处于最佳状态。

6. 从（四）、（五）、（八）、（九）、（十）、（十一）、（十四）的分析内容中分析、总结作业活动者作业活动的自我特性。

### （十六）独立性

1. 分析在作业活动中作业活动者有多少独立的行为和独立性的计划。主要是指在作业活动中作业活动者在解决问题时的独立性，以及解决问题的效果，对于作业活动者本身和作业活动具有什么样的意义。

2. 作业活动中作业活动者的独立创造性活动是否有反复的修改性行为，以及发生的次数。分析是什么样的创造性活动会产生反复性的修改行为，阐明出现的原因。

3. 作业活动是否为作业活动者提供了与他人竞争的机会，作业活动者是否能够竞争成功。分析竞争成功后作业活动者的姿态以及是否有满足感，掌握竞争成功的原因与不足，这种竞争的方式对于作业活动者本人今后的生活具有什么样的作用。

4. 就作业活动中作业活动者所担当的角色进行分析，根据作业活动者自己担当的角色，观察作业活动者是否能够承担所充当角色的责任。明确担当责任的条件以及作业活动者本人是否具有承担责任的能力。

### （十七）协作能力分析

1. 作业活动者是否能与其他人一起分担全部的作业活动，分担作业的程度。作业活动者是否能与其他人一起合作，相互协调，服从整体利益，以及对于作业活动统治性的能力。这些能力对于作业活动者今后的生活具有什么样的意义和作用。

2. 分析作业活动中作业活动者与他人协作的内容、时间，对他人是否能够提供帮助，帮助的内容和实施帮助时的交流情况，以及最后帮助造成的结果。

3. 如果作业活动始于他人并行的作业活动，分析作业活动者是否能够与他人一起共享作业材料、作业工具以及作业场所。在作业过程中是否能够与他人一起进行深入的交流，并相互借鉴。再观察分析在与他人并行的作业活动中，作业活动者自己是否能够克制自己的情绪，适应整体气氛。

4. 通过对作业活动者作业活动的成果的评定判断是否能够得到他人的赞赏，具有什么样的实用性价值和社会性价值。作业结果对于作业活动者今后的就业具有什么样的作用。

## 二、Pedretti 的作业分析方法

皮德里克（L. W. Pedretti）在他的著作《身体残疾的作业治疗》中介绍了作业分析的方法。在此著作多次再版后，有关作业分析方法与理论得到不断完善，尤其是1996年的第4版《身体残疾的作业治疗》中，受到作业完成理论及作业科学理论的影响，作业分析方法和理论得到了补充和完善。利用Pedretti的作业分析的方法可以全面系统地对具体的作业活动进行分析。目前Pedretti的作业分析方法是临床作业治疗中比较容易理解和应用的方法，以下介绍其作业活动分析方法的具体内容。

Pedretti作业活动分析过程是首先从整体结构上分析作业活动的各个步骤和组成，其次是分析必要的工具、作业材料、作业活动者的肢体位置及姿势。作业活动分析中Pedretti比较重视作业活动者的姿势和肢体的位置，认为这两个是作业活动非常重要的因素。

### （一）作业活动治疗指标分析

作业活动指标是指与机体活动直接相关的神经肌肉、关节活动范围、作业活动中动作重复的频度以及活动量的变化等。

1. 作业活动中作业活动者的肌肉、关节及产生的运动

（1）掌握作业活动者在作业活动中出现哪些关节的运动受限，明确关节的位置及名称，对在活动中受限程度及活动状态进行描述和分析。

（2）对在作业活动中发挥固定与支持作用的身体部位进行分析和描述。作业的种类不同，姿势的固定和重心的移动以及肢体的支撑部位也就不同，分析与描述姿势的变化相对比较困难。

（3）分析作业活动带来的关节运动、关节运动的方向、引起关节运动的肌肉或肌肉群以及肌肉收缩的种类。

（4）检测在作业活动中使用的肌肉肌力，预测作业活动中需要肌力的大小。

（5）测量作业活动中使用关节的正常活动范围，记录作业活动所需要的最小到最大的关节活动范围。

2. 运动重复性的分析

（1）确认在作业活动中重复进行的运动或运动模式。充分分析运动模式的构成，明确运动模式对作业活动者的作业活动和实际生活具有的作用和意义。

（2）确认可以重复进行调整的部分作业活动，也就是指作业活动是否可以随时停止，被停止后再继续而又不改变作业活动的目的、不破坏最终的作业活动的结果。

（3）明确重复性作业活动的数量和活动的性质，分析、确认重复活动的数量能否满足作业活动的治疗目的和要求。

3. 步骤分级分析

（1）分析是否能将作业活动进行步骤分级，并说明步骤分级的方法和根据。

（2）分析在关节活动范围需要增减时如何对作业活动进行步骤分级，说明方法和根据。

（3）分析当肢体肌力发生变化时对作业活动进行步骤分级，说明方法和根据。

（4）分析当需要提高运动协调能力时对作业活动进行步骤分级，说明步骤分级的方法。

（5）对其他需要进行步骤分级的分析。

**（二）感觉、知觉与认知能力分析**

1. 分析材料和活动完成中的感觉输入　无论是作业材料还是作业工程或者是不进行操作只限于作业活动的讨论，都会涉及作业活动者全身所有的感知觉，如触觉、本体觉、前庭觉、视觉、听觉、嗅觉、味觉、痛觉、温度觉、压觉、内脏感觉等。在作业活动时，人体需要利用这些感觉对于外界环境以及自己所从事的活动进行客观的、准确的以及快速的判断，然后根据判断结果做出正确的反应和应对措施。所以要对作业过程中作业活动者各种感知觉使用程度进行分析。

2. 感觉整合的过程分析

（1）触觉－本体觉－前庭觉功能分析

①平衡反应及保护伸展反应：作业活动常用的基本姿势是坐位，所以维持坐位平衡，保持坐位动态平衡和静态平衡是完成作业活动最基本的条件。所以有必要分析作业活动者的平衡反应能力和上肢的保护性伸展能力。

②姿势和两侧的整合能力：作业活动除了双上肢的操作能力以外，还需要身体的协调能力用以保持身体的平衡和调整身体重心，保持姿势适应作业活动。其中在姿势调整充分、比较稳定的情况下，分析双侧上肢和双手的活动能否在最大范围进行灵活性的操作。

③触觉辨别能力：触觉是日常生活中最常使用的感知觉之一。通过触觉可以感知物体的材料、形状、粗糙及细腻等。观察分析作业活动者在作业过程中触摸物体的反应，是否能够辨别物体的材质和形状等，能否正确地使用作业工具以及通过触摸对作品表面进行评定。

④作业活动需要肢体在一定活动范围内进行协调性的重复性活动：分析观察作业活动者的各个关节活动的位置。如果关节活动位置有异常，必要的情况下可以进行关节的位置觉和运动觉以及振动觉的检查，确定影响关节活动、肢体活动的因素。

⑤运动策划能力：被提供的作业活动是否需要作业活动者的运动策划能力。运动策划能力需要作业活动者使用综合性的感知觉能力，所以要分析作业活动者的运动策划能力的水平，分析作业活动者是否能够用作业活动将运动策划能力实用化。

（2）视觉功能

①追视与注视：追视与注视主要是指视觉的注意能力，在作业活动中主要表现在作业是否能够持续性进行，对于变化的作业过程是否能够注意到，也就是注意的转移能力。所以，如果作业过程不能继续，容易中断，需要分析作业活动者的追视与注视能力。

②认知能力：作业活动需要最基本的认知能力，比如作业过程对作业材料材质、颜色的辨认，对物体大小、重量、长短、形状的辨别，对于速度的判断，对于作业内容和程序的记忆等。所以，在作业活动开始之前要确认作业活动者的认知水平。

③位置与空间关系：进行作业活动需要作业活动者记住和判断作业材料和作业工具以及自己的相对位置，以便在作业活动中能够顺利识别和调配作业材料和工具，所以作业活

动者的作业操作能力首先要分析的是作业活动者在操作现场的位置和空间辨别能力。

④地形、地标的判断：对于一些外出性的作业活动，需要作业活动者对于自己所处的位置通过地形、地标等进行判断，明确自己的位置，甚至有时需要作业活动者利用地图结合地形进行判断。一般情况下，在进行作业操作范围相对比较广，需要进行作业空间切换的情况下，需要提前对作业活动者进行地图的读取和地形认知能力的分析、判断。比如外出购物性的作业活动。

⑤手眼协调性：复杂的作业活动往往会出现粗大性活动与精细性活动交替反复进行的情况。无论是精细活动还是粗大运动，都需要作业活动者具有一定的手眼协调性的变化。手眼协调性决定了作业的质量，也决定了作业的速度，所以在作业活动开始之前有必要分析、掌握作业活动者的手眼协调能力。

⑥连续与排列能力：从开始到结束按一定顺序完成作业活动的过程称为连续性，也可以将作业材料和作业作品由大到小、前到后、左到右、深到浅等顺序进行排列，这也称为视觉的分类与排列能力。分析、掌握视觉的分类、判断和排列能力可以为作业活动者提供更适合的作业活动。

（3）听觉功能分析

①分析进行作业活动是否必须使用听力以及作业活动者在作业过程中对声音是否具有依赖感，如果有听觉障碍，作业活动者会使用什么样的代偿性方法完成作业活动，具体描述代偿性方法的使用范围和效果。

②分析作业活动中必须利用声音进行辨别，为什么需要声音识别、声音识别在作业活动中发挥作用的范围、是什么性质的声音等。

（4）认知功能分析

①确认作业活动是否需要长期记忆能力。如果提供的作业活动需要长时间、持续性地进行才能够按顺序和步骤完成，需要作业活动者具备较好的长期记忆能力，记住作业的要求、步骤、作业顺序、作业完成时间以及最后对于成品的判断标准等。一般情况下需要作业活动者具有 2 天以上的记忆。

②在短时间内能够完成的作业活动需要短期记忆或是近期记忆。短期记忆力一般指 1 小时以上 2 天以内的记忆力。短时间能够完成的作业一般是一次性的，不需要长时间持续进行，短时间内能够见到作品并进行判断、评定的作业活动。

③分析作业活动是否需要划分步骤和顺序，是否必须严格地按照作业步骤或是顺序进行作业活动，明确掌握作业活动者是否理解作业步骤与步骤之间的关系。

④掌握在作业活动中作业活动者应具备的分析问题和解决问题的能力，分析作业活动者自身的分析问题和解决问题的能力是否适合作业活动。如作业活动者自己是否能够解决所有的问题，还是只能解决简单性的问题，是否希望得到别人的提醒或是直接的帮助等。

⑤对在作业活动中常使用的能力进行分析，包括阅读能力、书写能力、言语表达能力、理解口头命令的能力、理解书面命令的能力、理解实际操作命令的能力、理解与绘图的能力、学习其他符号或是其他知识的能力。

⑥如果作业活动需要作业活动者具有高度的注意集中力，分析注意力持续的时间，在作业过程中的哪个阶段需要高度的注意集中力以及出现的次数等。

⑦作业活动是否需要利用作业活动者已经掌握的经验和知识，分析作业活动者是否能够在作业活动中广泛地活用这些知识和经验。

### （三）安全因素分析

1. 作业危险性　明确分析提供给作业活动者的作业活动中的作业材料、作业工具以及最后的作品对于作业活动者是否具有割伤、刺伤、烫伤等的危险性。同时分析掌握作业活动者是否有能力在作业过程中保护自己，维持安全。

2. 控制能力　分析在作业活动中作业活动者对于作业活动本身、作业用具和机械等的使用。根据作业活动者的能力，观察、分析作业活动者能否控制作业速度、作业材料、作业用具等。同样，要分析作业活动者在作业活动中是否会出现操作性失控。

### （四）人际关系分析

1. 明确作业活动是小组性作业活动还是独立性的作业活动。小组活动需要明确参加作业活动的人数，观察、分析作业活动者与小组成员之间形成的关系。在单独性作业活动中可以观察作业活动者与指导者之间形成的关系，并确认作业活动者在小组活动中担当的部分作业活动内容。

2. 分析、确认在作业活动中作业活动者与他人形成的新的人际关系，如与他人形成了相互依赖的关系、相互之间比较独立的关系、相互之间相互协作的关系，有时还有可能是相互竞争的关系。建立良好的人际关系对于作业活动者的身心健康以及社会参与能力均有非常重要的意义。

### （五）社会文化特征分析

1. 分析提供的作业活动具有什么样的社会与文化特征，是否与作业活动者的文化水平和兴趣相融合。

2. 考虑作业活动者的各个方面的能力水平，作业活动对于作业活动者将来的生活、学习与工作要有一定的象征性意义。

3. 分析作业活动是否具有性别特征，是否能够使所有的人联想到性别作用。比如编织类作业和木工作业等。

### （六）心理与情绪反应分析

1. 作业活动中作业活动者可能会产生各种心理情绪性的变化，比如出现攻击性情感、稳定性情感或者产生懈怠情绪等。分析作业活动中什么因素使作业活动者产生的心理情绪上的变化，这些变化出现的次数，是否重复性出现。

2. 观察作业活动者在作业过程中是否有满足感，分析为作业活动者提供的作业活动是否适合作业活动者的兴趣和爱好以及身心功能水平。只有当作业活动者能够驾驭作业活动，对作业活动又有兴趣时，才能够持续地完成作业，享受作业活动的过程，关心作业活动的结果，在作业活动过程中产生满足感。

### （七）作业治疗分析

作业活动的使用和治疗作用可以通过作业治疗的目的以及预测的治疗目标两方面进行考虑和分析。

列举全部作业活动目的。作业治疗师在向作业活动者提供作业活动之前，首先要掌握作业活动的全部内容，并要有实际操作的经验，通过对作业活动的分析，掌握并分析作业活动每一个环节和在每一个环节中使用的身体部位和认知能力的水平。所以作为作业活动的指导者和使用者，通过自己的实践和体验，应熟练掌握作业活动所能达到的所有治疗目的。对于经验丰富的作业治疗师，使用作业活动时会更加重视作业活动的一些特殊治疗效果。如木工对于早期帕金森病或是帕金森综合征的治疗等。

**（八）实际作业活动分析例**

下面以手工制作陶艺中黏土制作活动为例，按照 Pedretti 的作业分析方法来进行简单的作业活动分析。

1. 活动过程

（1）作业活动者先用拇指在黏土团块上打开一个直径 7.5 ~ 10cm 的孔，参见图 2 – 3。再用双手的拇指、中指、食指，按照图中方法抓住黏土，逐渐扩大孔的周径，逐渐形成所希望的小型饭碗形状。

（2）分析并记录进行黏土活动中所需要的黏土坯、工作桌、木板的情况。桌子的高度为 75 ~ 80cm，或者是治疗对象在桌前坐成 90°时感觉较为轻松的高度。

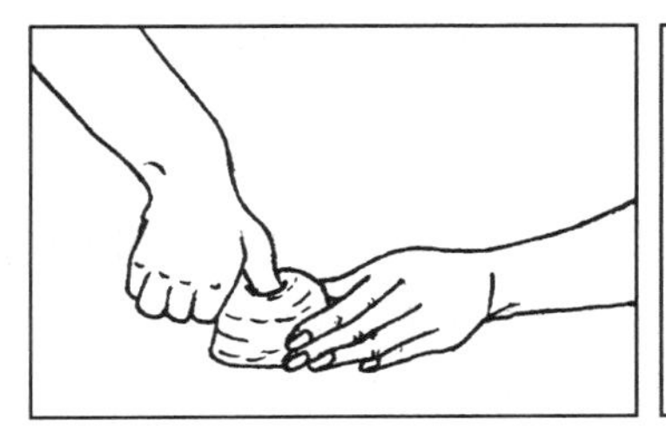

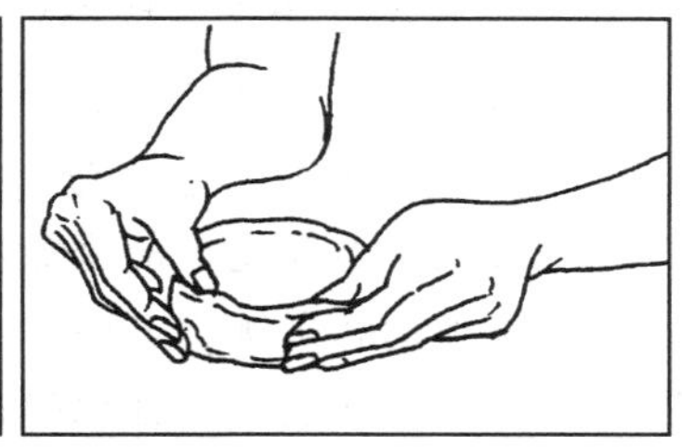

①用拇指在黏土坯上方开一孔　②用手指逐渐扩大孔壁　③捏成所希望大小的饭碗状

**图 2 – 3　黏土制作**

2. 作业活动分析

（1）运动分析

①此项活动包括食指与中指的掌指关节及指间关节的屈曲、伸展运动，拇指的腕掌关节的外展运动，拇指的掌指关节及指间关节的屈曲、伸展运动。

②揉捏黏土的活动，需要腕关节保持固定。随着手指在黏土坯的周围活动和上下移动，需要有腕关节的桡侧偏、尺侧偏及掌屈、背伸的运动。作业活动者的背部和颈部保持固定的同时需要有肩、肘关节的少许运动来调整手的位置。

③上述活动中，拇指对掌肌、拇指长屈肌、拇指短屈肌、指深屈肌、指浅屈肌均要进行向心性收缩。为了维持手指在内收状态，掌侧骨间肌要进行等长性收缩。在揉捏黏土的过程中，为了屈曲掌指关节，维持指间关节的伸展，要由蚓状肌进行向心性收缩。指总伸肌、食指伸肌、腕长伸肌、腕短伸肌、拇指外展肌都要进行离心性收缩，这是因为在揉捏黏土的活动过程中需要控制伸展运动。这些肌肉在手指离开黏土坯时，需要进行向心性收缩。

④活动中，需要屈肌群与拇指对掌肌克服黏土的阻力，所以至少需要Ⅳ级以上的肌力，才能够完成这项活动。伸肌群与拇指外展肌则是在松开手指时发挥作用，松手时一般没有阻力，是单纯的指间关节和掌指关节的集体伸展运动，只要满足Ⅲ级的肌力就可以完成活动。在耐力方面，要求至少能围绕黏土坯进行重复运动模式一次，才能实现活动的

完成。

⑤捏黏土的活动需要的最小运动范围如下：掌指关节屈曲60°与90°，指间关节活动接近伸展位。

（2）重复运动分析

①揉捏黏土，需要食指、中指与拇指不断重复进行对掌运动，直到黏土坯达到所要求的高度与厚度为止。

②揉捏黏土重要的是保持黏土的潮湿状态，需要反复用手掌蘸水保持黏土表面的湿滑状态，重复进行揉捏黏土的活动。

③重复性的揉捏黏土时间不要过长，以免黏土表面干裂，塑形困难造成作业活动失败。

（3）步骤分级：如果以扩大关节活动范围作为治疗目的，没有必要进行步骤分级。但如果是通过加强黏土的硬度，达到逐渐增加肌力时，可将活动过程进行步骤分级。

3. 感觉、知觉与认知能力分析

（1）感知觉输入：揉捏黏土的活动可以刺激触觉、固有觉、视觉以及少许的嗅觉、温度觉和压力觉等感知觉。

（2）感觉的整合过程分析

①触觉、本体觉、前庭觉功能分析：首先，需要维持良好的坐位平衡，坐位平衡包括静态平衡和动态平衡，其中除了需要一定的肌力，还必须具备充分的调整反应、保护性伸展反应、前庭功能等。如果坐位平衡能力不够充分，就需要双上肢支撑能力的代偿，以保持坐位姿势。

其次，如果具有充分的动静态坐位平衡能力，黏土揉捏具有了稳定的基础。整个活动过程需要躯干和双上肢的各个部分不断进行调整，这种调整可能是非对称性，但是需相互协调，需要对自己身体的各个部位具有充分的感知能力才能完成。如在黏土的揉捏活动中需要一只手固定抓握黏土，而另一只手需要利用手指进行按压、挤捏等活动。其中躯干和双上肢的中枢部主要是起固定作用以及轻微的重心调整作用。在远端，两侧的手和手指相互配合才能完成相对比较精细的揉捏活动。

第三，在活动中可以利用手掌和手指感知黏土的硬度、厚度、重量、湿度，其中包括触觉、压觉、立体觉、两点识别觉、视觉等。其中视觉在判断厚度和湿度方面起到了一定的代偿与决定性的作用。

第四，通过本体感觉的反馈来决定手、手指的位置和捏力的大小。缺乏本体感觉，作业活动者难以利用适当的力量去揉捏黏土，此项作业活动继续进行困难。

第五，通过利用本体感觉和视觉等感知觉，可以反复进行躯干、上肢以及手和手指的运动，掌握一定的运动模式。此动作中的运动模式比较简单，且是日常生活中经常被使用的，但由于是几种简单的活动模式同时使用，作业活动者开始进行此项活动之前，需要进行简单的运动策划。先是坐位情况下的重心移动，再是双上肢和手的活动，最后是在既保持坐位又进行重心移动的情况下，使用双上肢和手进行黏土的揉捏活动，直到黏土成形。

②视觉功能分析：首先，此项活动眼睛的追视范围较小，如果动作熟练，几乎不需要眼睛的持续性注视，只是在揉捏的形状、大小以及薄厚的判别上，需要眼睛配合双手的触

压觉和本体感觉的反馈进行识别和判断。

其次，此作业活动结构简单，作业环境和作业顺序清晰，不需要进行作业部件的组拼，只需要比较简单的质感的判断、空间位置和空间关系的认知能力。

第三，活动中通过视觉、触觉以及本体感觉信息的反馈和控制，调整手和手指上的精细活动。通过手眼协调性的作用，使作业活动动作更加协调，提高作业速度和准确度。

第四，作业活动从开始到结束必要的形状都需要利用眼睛进行判断，也就是需要持续的视觉观察。

③听觉功能分析：如果作业活动者理解能力稍差或是具有轻度的记忆障碍，可能在作业活动中需要多次的语言性调整，这时需要一定的听觉功能。如果听觉功能有障碍，利用视觉观看、模仿而一步一步完成作业也可以达到目的，所以听觉功能在此项活动中并非是必需的。活动过程中不需要对声音进行识别。

4. 认知能力分析

（1）根据作业活动者活动的耐力以及作业活动的阶段性要求，可分阶段进行，这时需要作业活动者对作业要求及作业进程的记忆，也是近期记忆或称为短期记忆。

（2）从黏土揉捏到成形需要几个连续性的步骤，要求作业活动者了解每一个步骤之间的相互关系，按照步骤完成黏土作业活动。

（3）作业过程中，需要判断黏土的形状和厚度变化，根据判断结果来调整黏土的形状和厚度。这个判断和调整的过程需要具备判断能力和解决问题的能力。

（4）为了作品的质量，需要了解黏土的特点和制作方法，在作业活动过程中遇到难以解决的问题时，需要具有寻求帮助的能力。

（5）黏土模型制作需要作业活动者对这个作业活动感兴趣，还需要具有揉捏和处理柔软材料的经验。

5. 人际关系分析　正常情况下单独进行此项活动不需要复杂的人际关系。如果作业活动者存在记忆障碍，需要得到帮助时，可能会出现对于他人的依赖性，容易形成服从性的人际关系。在集体作业活动中，所有作业活动者成员各自完成同样的作品时，存在竞争因素，会形成竞争性人际关系。

6. 社会文化象征性分析

（1）从事此项作业活动者被称为艺术家、社会自由工作者成员或自然主义者的集体成员。

（2）此活动可以作为职业，也可以作为休闲或娱乐活动。儿童可作为兴趣和游戏活动。

（3）老人和保守阶层的人士认为这项活动是倾向于女性化的活动。

7. 心理与情感反应分析

（1）黏土湿润、柔软及可塑性性的特点可使许多人在作业过程中产生稳定、愉快的心情，相反，也有人会认为黏土活动不清洁，不喜欢从事这项作业活动。

（2）作业过程简单，按照步骤比较容易完成。作品直观，作业过程具有一定的创造感，在作品上可以留下作业活动者的印记，作品具有一定的商品价值，使作业活动者容易产生有用感，肯定自己，易满足。

8. 治疗性分析

（1）黏土作业活动源于实际生活中的陶土作业，作品具有使用价值，作为治疗项目仍然可以反映出其原来的价值特点，既可以应用于治疗，也可以作为康复治疗手段和目标。

（2）治疗目的和作用

①对身体的作用：因用于治疗，可以改善作业活动者的耐力和身体的协调性。因重复性的作业动作较多，可以强化上肢和手以及手指的肌力。

②对感知觉的统合性作用：可以强化触觉、压觉、本体觉、温度觉、视觉等，通过这些感知觉的强化，可以提高注意力，形成良好的持续性视觉注意能力，利用视觉注意进行形状、大小以及厚薄等的判断，解决活动中出现的各种各样的问题。

③对心理精神方面的作用：作业过程和结果可使作业活动者减轻不安感，提升自信。为作业活动者提供了表现和表达的机会以及认识自己能力、肯定自己的机会。也使作业活动者能够得到他人的意见，客观地评定自己和作业活动作品。

## 三、山根的作业分析方法

山根的作业分析方法和理论属于全部性作业分析体系。通过对作业基本项目、作业环境、作业工具和材料、作业过程和作业成果、作业工艺、运动功能、感知觉、认知能力、作业过程中的交流以及安全程度等方面进行具体的分析。

通过山根的作业分析方法可以比较全面地分析、掌握作业活动，虽然这一方法目前还没有被广泛使用，但在临床作业治疗学的实习过程中已经开始被学生和老师采用。以下介绍山根的作业分析方法的具体内容。

### （一）基本项目分析

1. 作业活动的名称　明确被分析的作业活动具体名称，如茶杯制作，而不能笼统称为陶土艺术。

2. 作业工具与材料　掌握作业活动使用的作业工具与作业材料的最小需要量，分析作业工具和材料是否适合作业活动者。如果作业活动者具备某些能力，也需要作业活动者去适应作业环境与作业条件。所以充分分析和掌握作业材料和作业工具的使用特点，是选择作业活动的关键。

3. 作业时间与次数　分析、掌握正常状态下作业活动需要的全部时间和作业次数。作业次数根据作业的步骤决定。如果作业内容较多，作业时间比较长，可按照作业的内容将作业分解成相对比较独立而又连续的步骤。

4. 作业活动者条件　从年龄、性别以及特点等分析适合此作业活动的作业活动者的条件，掌握不同年龄段、不同性别的作业活动者完成作业是否存在着差异，分析形成差异的原因是否与作业活动者的社会和文化背景相关联。

5. 费用分析　充分考虑完成作业所需要的工具、材料所需要的费用，费用最好在可控制的范围内，还要考虑作业活动者的经济情况是否能够负担。必要的情况下可以改变作业活动内容。

### （二）环境分析

作业的环境分析包括完成活动必需的物理环境、人文环境、社会环境、文化环境以及作业环境的条件。针对作业活动的环境，首先，必须明确作业活动需要的最小活动空间。作业活动者在正常空间条件下是否能够完成作业活动，是否需要他人的援助。其次，分析、掌握作业活动的内容对周围环境会产生什么样的影响，能否得到周围其他作业活动者的理解、认可和帮助。第三，分析作业活动在多大程度上符合作业活动者的特征。

**（三）工艺分析**

1. 分析作业活动的工艺　工艺存在的种类会因作业活动的复杂程度而定，简单的作业活动工艺比较简单而单一，复杂性的作业活动工艺比较复杂，所以要对作业活动的工艺、种类和工艺顺序进行分析，但是对于作业工艺细致的分级比较困难。

2. 工艺的内容分析　分析作业活动各阶段的工艺特点和不同。着重分析各个工艺的具体内容、活动特点、步骤、操作顺序、操作时间。了解各个工艺之间的相互联系以及在各个工艺制作过程中可能会出现的困难点。

**（四）运动能力分析**

1. 精细程度　作业活动以运动功能为基础，其中包括精细运动和粗大运动。运动能力分析首先分析运动空间的大小。其次分析动作的精细程度。粗大运动使用近端关节比较多，占用活动空间比较大。精细运动远端关节使用率较大，占用空间比较小。精细运动以粗大运动的控制为基础。再有就是分析与运动相关的认知能力水平，如注意的集中、选择以及转移等能力水平。

2. 部位和肢体位置　在作业活动中，无论是全身性活动还是局部性的活动，都要观察肢体位置的变化，这种变化与日常生活中肢体活动时相比较存在的差异。同时，分析作业活动中作业活动者常用的习惯性姿势。

3. 速度　分析作业活动速度是均匀的还是变化的，这种变化是否具有规律性。速度的变化与身体的能量消耗是否有关。明确分析速度与身体能量消耗的变化对于作业活动者的精神方面具有什么样的影响。

4. 作业活动的阻力　作业活动的阻力来自于作业材料，作业活动中使用的材料和工具不同，会带来活动的速度与阻力的变化。所以，分析作业活动中每个步骤的阻力的大小，判断适合作业活动者的作业内容。

5. 活动节奏　作业活动节奏的快与慢可能会影响到作业活动者的适应能力。分析作业活动过程中节奏感的快与慢，在整体的作业活动中是否有节奏的变化，是否有重复性的节奏变化。明确分析这种变化对作业活动者适应能力的要求。

6. 重复性活动　选择作业活动的基本原则之一个就是利用作业活动中的重复性运动模式，用以强化日常生活所需要的各种身心功能，所以要详细分析作业活动中的运动模式和他的重复次数以及能够得到的作用。

7. 运动的对称性　正常情况下，作业活动应该使用双手进行操作，但是作业活动者的身心状态不同，有的可能只能利用一侧的肢体进行操作活动，所以要根据具体情况提供作业活动。分析作业活动是双侧性还是单侧性的，特别是要分析手在作业活动的使用是否协调。无论是使用单侧肢体还是使用双侧肢体进行作业活动，都应该注意对作业活动者双手的精细活动能力进行分析以及对双手在活动过程中的协调能力进行分析。

8. 关节和关节活动范围　作业活动中肢体各个关节的活动范围是作业活动的基础，

所以明确分析在作业活动过程中作业活动者使用的肢体关节的名称和关节活动的最大范围以及最终的位置。

9. 相关肌肉肌力　与关节活动范围一样，作业活动需要肌肉的力量。根据作业活动中产生的运动肢体的活动情况，分析参与活动的主动肌和拮抗肌的名称和作用以及在作业活动中使用肌肉力量的大小，也要分析维持作业活动最基本姿势的肌肉与肌群。

### （五）感觉、知觉与认知能力分析

1. 主要感觉输入和感觉能力分析　感觉输入是由于作业活动者使用作业材料、工具带来的感觉输入，作业的内容不同，得到的感觉刺激就不同，所以对作业材料和工具所带来的感觉刺激要进行详细分析，掌握感觉输入的具体内容。如果作业活动者具有感觉异常，必须使用代偿方法，需要将感觉异常的情况和代偿情况进行详细的分析。

2. 必要的感知觉与认知能力　分析作业活动中必需的认知能力，以及作业活动者本身的认知水平。同时，必须确认完成作业活动所需要的感知觉。必要时进行详细的分析。

3. 注意力和耐力　无论什么样的作业活动都需要相应的注意力和耐力。对于作业活动的每个阶段进行详细分析，保证作业活动者的注意力和耐力适应作业活动，使作业活动能够持续进行直到完成作业成果。如果作业活动者的注意力与耐力与作业活动的要求不匹配，持续性作业活动困难，可能会在作业活动中途就失败了。

4. 理解、判断和新知识的学习　详细分析作业活动需要作业活动者具备的理解能力、判断能力，观察作业活动者能否通过自己的理解和判断去解决问题并维持作业活动，另外，理解和判断作业活动者能否学习到新的知识，并掌握和应用新的知识。这些理解和判断的应用以及新知识的学习机会在整体作业活动出现的次数以不引起作业活动者疲劳为宜。

5. 计划性　分析作业活动内容的复杂程度、正常情况下完成作业活动需要的时间以及作业活动者本人的能力和条件，可将作业活动按照时间、作业内容的复杂程度以及阶段顺序等进行计划性的操作。同时分析作业活动者制订作业活动计划，按照计划完成作业活动的能力。

### （六）工具和材料分析

1. 工具的象征性　明确掌握提供的作业活动中需要使用的作业工具的类型，分析这些作业工具在日常生活中具有什么样的象征性意义和实用性意义。

2. 工具的使用性　明确作业活动必须使用的工具以及工具的种类。分析这些作业工具使用的难易程度，作业活动者是否能够理解操作说明，熟悉操作程序。分析这些操作工具的使用对于作业活动者具有什么样的实际意义。

3. 材料的象征性　明确分析作业材料的特性，使用的材料和过程对作业活动者的日常生活是否具有实用性和象征性。作业材料的触感、质地、颜色等对作业活动者是否能够衍生出更多的象征性意义和实际作用。

4. 材料的可塑性、阻力与控制程度分析　明确掌握作业材料可塑性的程度，是否易于作业活动者操作和使用，分析作业活动者对可塑性低、操作困难的作业材料造成的阻力是否能够克服。分析、掌握无论作业材料的阻力高与低，在作业过程中作业活动者是如何控制作业材料和作业进程的。一般情况下，作业材料和作业工具过软或是过硬，都不容易控制。

### （七）结果和作品分析

1. 自由表现的程度与独创性　分析作业活动过程中的步骤和变化，作业活动变化的过程是否体现了作业活动者自己的愿望和根据自己的考虑而形成的，作业的结果是否体现了作业活动者的独立思考和创造性。

2. 情绪 有时作业活动过程会对作业活动者在心理、情绪方面产生较大的影响。如作业程序比较复杂，对作业活动者的体力和心理产生压力，可能会产生抵触性情绪，甚至诱发出现攻击性行为。如果作业活动者对作业活动具有兴趣，则会产生愉悦的心情，容易促使作业活动者和其他人沟通、交流，在作业活动过程中容易产生愉悦感，并能够集中精力持续地完成作业活动。有的具有破坏性的作业活动对于一些心情急躁和亢奋的作业活动者具有一定的发散、安抚和疏导性作用，作业过程中可使作业活动者的情绪趋于稳定。所以提供的作业活动要与作业活动者的精神、心理特征相匹配。注意作业活动对于作业活动者的心理情绪的影响。

3. 自觉满意度 作业完成后，作业活动者对于自己的作业成果或作品进行评定。通过评定，分析作业活动者对自己作品的满意程度。

4. 难易程度 作业活动的难易程度与作业活动的复杂程度、作业活动步骤的多与少、作业操作过程的长短以及作业活动者自身的理解与判断能力、操作速度与能力、解决问题的能力等相关。所以判断作业活动的难易程度要从作业内容和作业活动者的身心功能水平两方面进行详细的分析。

5. 结果预测 作业活动开始以后，根据作业活动者的操作情况、作业材料、作业工具及时间的使用情况等可以预测作业完成的时间、作业使用材料的多与少、作业的结果以及剩余作业材料和剩余工作量的多少等，作业指导者和作业活动者自己都可以进行这种预测。这需要具有综合性的判断和总结能力。

6. 结果的重复性 作业活动的结果可能不止一个，对作业过程和结果进行系统的分析，综合分析、判断如果给予同样的作业条件，是否还会出现同样的作业结果或是作品。如果出现同样的结果，说明作业活动者对作业活动过程能够理解和应用。通过这个过程，可以检验作业活动者的实际能力和作业治疗效果。

7. 社会意义和价值分析 分析、确认作业活动的成果或是作品是否具有实用价值和社会性的意义。作业活动的内容、过程和作品对于作业活动者的学习、生活和工作具有的实用性意义，如作品的项目、种类、实用性、艺术性等。

### （八）交流能力分析

1. 交流状态 首先，分析作业活动是个人单独完成还是需要两个或两个以上的人共同完成。其次，分析作业活动者在作业活动中处于什么样的位置，发挥了什么样的作用，与其他人形成了什么样的关系，是否与其他人保持着一定的相对客观的距离等。

2. 交流方式 分析作业活动者与他人交流的状态与手段，是语言性的交流还是非语言性的交流（表情、肢体语言、文字书写等），表达是否清楚，是否能够理解他人的表达内容等。

交流能力的分析可以采用录音或是录像进行分析。

### （九）危险程度分析

危险程度分析要从身体方面和精神心理方面进行考虑。

1. 身体方面 分析作业活动中作业工具是否有刀具、刃具等容易造成外伤的作业工具，是否具有高温和低温等异常温度条件下进行的作业操作内容，有无刺激性的味道，有无噪声以及刺激性光源等。必须明确这些危险因素是否容易导致损伤，掌握导致损伤的种类和程度。

2. 心理方面　有时作业材料、作业程序以及作业的难易程度不符合作业活动者的特征，导致作业活动失败，造成作业活动者对自己在作业活动能力、认知能力以及人际关系等方面不能正确评定，导致作业活动者丧失信心和创造力。所以，对作业活动内容的要求是提供与作业活动者的活动能力相匹配的作业活动，让作业活动者在作业活动中能够发挥自己的想象力和创造力，并使作业活动对于将来的生活和工作具有象征性的作用和意义。

（陈立嘉　吴葵）

## 第三节　部分性作业分析方法

部分性作业治疗分析是在临床作业治疗中发展起来的具体性的分析方法，也是针对性比较强的作业分析方法。一般应用于特定的治疗对象或者应用于特定的治疗目的。其中常见的有围绕着作业活动者的身体运动能力、认知能力、社会心理功能等进行的作业分析。

部分性作业活动分析方法需要在特定的环境下，熟悉用于作业活动分析的治疗模式，同时熟悉作业材料、工具、完成过程及相关的范围和程度。应当注意的是，作业指导者要有作业活动的经验，或者熟悉作业活动的所有部分和程序才能较为充分地进行作业分析。

### 一、根据身体运动技能进行的作业分析

身体运动技能是作业活动的基础，围绕着身体运动技能进行的作业分析开始于第一次世界大战期间，直到现在还在被广泛使用。

这种最早的分析方法是以动作或者是运动为中心的分析方法，也可以说是作业分析最早的原形。到了20世纪60年代和70年代，和作业活动分析相关的各种各样的概念、事项以及方法不断出现并被应用，为作业治疗领域带来了广泛且根本性的变化。

#### （一）身体运动技能内容

身体运动技能包括身体结构和身体功能两大部分，其中比较详细的内容如表2－6所示。根据这些内容进行的身体运动能力分析，说明时简明扼要，相对比较容易理解。但是对于作业治疗专业人员需要进行更详细的作业治疗计划，要求必须以分析的观点解决问题，这句决定了需要进行比较详细的作业分析。

**表2－6　身体运动功能包括的内容**

| 身体运动技能 | 项目分类 | 具体内容 |
| --- | --- | --- |
| 身体功能 | 与神经骨骼系统相关功能 | 关节可动性（被动活动范围） |
| | | 关节的安定性（姿势对线） |
| | | 骨骼可动性（肩胛骨的固定性、腕骨的可动性） |
| | | 肌肉的力量 |

（续表）

| 身体运动技能 | 项目分类 | 具体内容 |
| --- | --- | --- |
| | | 肌张力的程度 |
| | | 运动反射［牵张、非对称性紧张性颈反射（ATNR）等］ |
| | | 平衡技能（翻正反应、保护性伸展等） |
| | | 随意性调节（手眼协调、两侧协调等） |
| | | 步态模式 |
| | 心肺及呼吸功能 | 血压（适当的血压机制） |
| | | 呼吸（呼吸次数、呼吸节奏、呼吸深度） |
| | | 耐力（身体姿势的保持能力） |
| 身体构造 | 神经系统构造 | |
| | 与运动相关的构造 | |

**（二）身体运功技能的作业分析**

由于围绕着身体运动技能的作业分析历史比较早，相应的分析方法多种多样，一般将分析的结果利用表格进行记录。分析主要是通过眼睛观察作业活动过程并利用观察者的经验和主观的判断进行的。这种方法在临床中比较多见，也是比较容易使用的方法。但是利用动作分析装置、力量测定装置以及录像进行作业活动分析更为客观、精确。由于在临床治疗中使用这些机械比较花费时间和金钱，没有太大的必要性。相反，如果是要求精细度很高的研究行为，就必须使用客观性比较高的机械性装置而不是仅仅依靠眼睛的观察和根据经验进行主观判断。所以要根据作业分析的目的决定分析的精细度以及分析方法。

无论是用于临床治疗还是用于研究，围绕着身体运动技能的作业分析都要从肌肉的活动，关节的运动，身体使用的部位、姿势以及运动模式，与其他系统的相互关系 4 个方面进行分析。首先分析、掌握普通人利用最普通的方法进行作业活动时的每一个作业工程，和以上 4 个方面在每一个作业阶段被使用的最小限度。之后应注意的是，对作业活动者的身体运动技能和障碍程度同时进行具体分析。掌握作业活动者在身体运动技能上的独特性，在肌肉活动，关节运动，身体部位、姿势以及运动模式 4 个方面的表现，并进行详细的分析。为了能够对作业活动者的分析具体化，对作业活动者进行大量的身体运动技能情报的收集，以及作业指导者在作业治疗临床作业活动上的经验非常必要。

1. 与肌肉活动相关的分析　对与身体运动技能相关肌肉的分析主要围绕着在运动中是什么肌肉或是肌群、何时、进行什么样的运动三个方面进行，主要包括以下 4 个分析要点。

（1）通过观察和触诊了解正在运动的肌肉或肌群。如肘关节屈曲运动时，对肱二头肌进行观察和触诊。

（2）判断每一块参加运动的肌肉的肌力。明确分析在作业活动中必要的最低限度的肌力。

（3）判断肌肉或是肌群收缩的种类。作业活动中对主要肌肉（主动肌或是拮抗肌）

收缩种类的判断可能偶尔不太一致，但是一般利用向心性收缩、远心性收缩、静止性收缩判断关节的运动状态并进行记录是最简单明了的，也有利用等张性收缩和等长性收缩来进行描述分类的，还有利用同时性收缩、弛缓性收缩以及等速性收缩进行分类的。在作业分析中究竟使用哪一种分类方法，决定于作业分析开始时作业活动者身体运动技能介入的方式。

（4）决定需要的最低限度的耐力。在作业治疗中，耐力概念的应用与简单的肌肉运动所需要的耐力有所不同，是指由于反复进行重复性作业活动引起的，所以掌握完成作业活动需要的时间也就是持续性作业活动时间是临床作业治疗中必须掌握的分析指标，也是整合性使用各个肌肉完成作业活动的结果。但是由于作业的内容以及作业活动者的身体运动技能的差异，形成统一的评定标准比较困难。

2. 与关节运动相关的分析　作业活动中身体的活动是在多个关节的运动参与下完成的，其中又分主要运动关节和辅助运动关节。各个关节的活动范围和使用频度不同，所以作业活动是多个关节相互配合运动的结果。其中不是每一个关节都要活动到最大的活动范围。参与各个关节活动的肌肉不同，肌肉活动的力度也不同，关节活动的幅度就会大有不同。对关节活动进行分析时要确认下面的内容：

（1）与作业活动相关的各关节的部位和关节的名称。

（2）确认各个关节活动时的关节运动。

（3）判断各个关节运动的角度。

临床上常用关节测量角度尺进行关节活动范围的测量，但是这种方法一般常用在被动关节活动范围的测量，具有一定姿势和体位的要求，是一种被动的测量方式。作业活动中观察作业活动者的关节活动情况是在作业活动者的操作过程中进行的，使用关节测量角度尺比较困难，但通过眼睛的观察、录像、照片以及动作分析装置等可以进行在作业活动过程中的关节运动分析。最多见的是通过视觉的观察进行关节活动的分析法，将正常关节活动范围分成4份，利用坐标轴式方式，以完成全关节范围四分之几的方法作为记录方法。应该注意的是，在设计记录方法时，同时考虑同一关节的反方向关节活动。如肩关节在某一作业活动中的活动范围是从伸展20°到屈曲120°。这个肩关节活动范围的记录如图2－4所示。

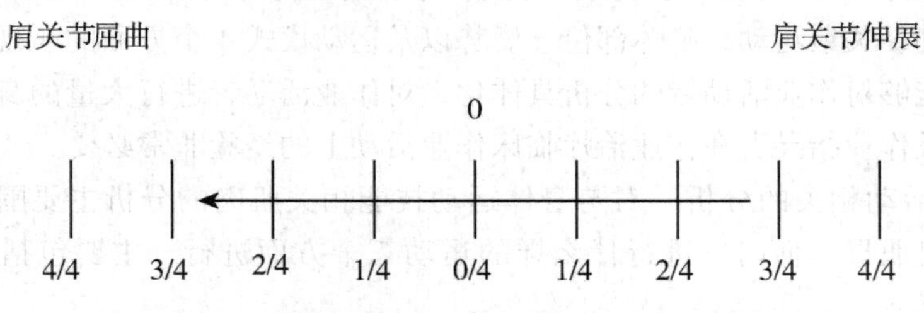


**图2－4　关节活动记录法（以肩关节为例）**

3. 身体部位和姿势以及运动模式的分析　参与作业活动的部位、姿势以及运动模式的分析相对于关节活动范围和肌肉活动的分析比较粗糙。主要是对作业活动过程中身体的参与部位、整体姿势以及运动模式进行判断，不能进行客观性的测量。分析时需要进行仔细的观察。

主要分析内容如下：

（1）确认与作业活动相关的各个身体部位：如头部、肩部、上肢、手、上部躯干、下肢、脚等，将这些部位名称逐一记入检查表。

（2）确认在作业活动中的基本姿势：如立位、坐位、卧位、跪位等。如果在作业活动中有姿势的变化，需要详细描述姿势变化是如何进行的，是否需要借助辅助具等。

（3）分析作业活动中动作的种类：分析时应准确使用动作分析用语，并对活动中动作的特性以及复杂程度进行分析、判断。如一侧性动作、双侧性动作、联合性动作（指同一身体部位进行的两个以上的衔接性的活动，例如拿起铅笔并调整握笔姿势）、同时性动作（两个或以上的动作同时进行，例如右手拿起铅笔的同时左手伸到规定的位置上）以及复合性动作（在同一时间里联合性动作和复合性动作同时进行）。

（4）双手及手指活动方式的分析：作业活动中，比较细致的活动需要作业活动者使用比较精细的动作，如侧腹捏、指腹捏、指尖捏、三指捏及五指捏，如图 2 - 5 所示。相对比较粗大的动作是抓握活动，如钩形握、圆柱形握、球形握以及集体屈曲形握，如图 2 - 6 所示。一般作业活动中手指的精细活动和手的抓握活动会没有规律地交替进行，观察时需要仔细观察并进行详细的记录。

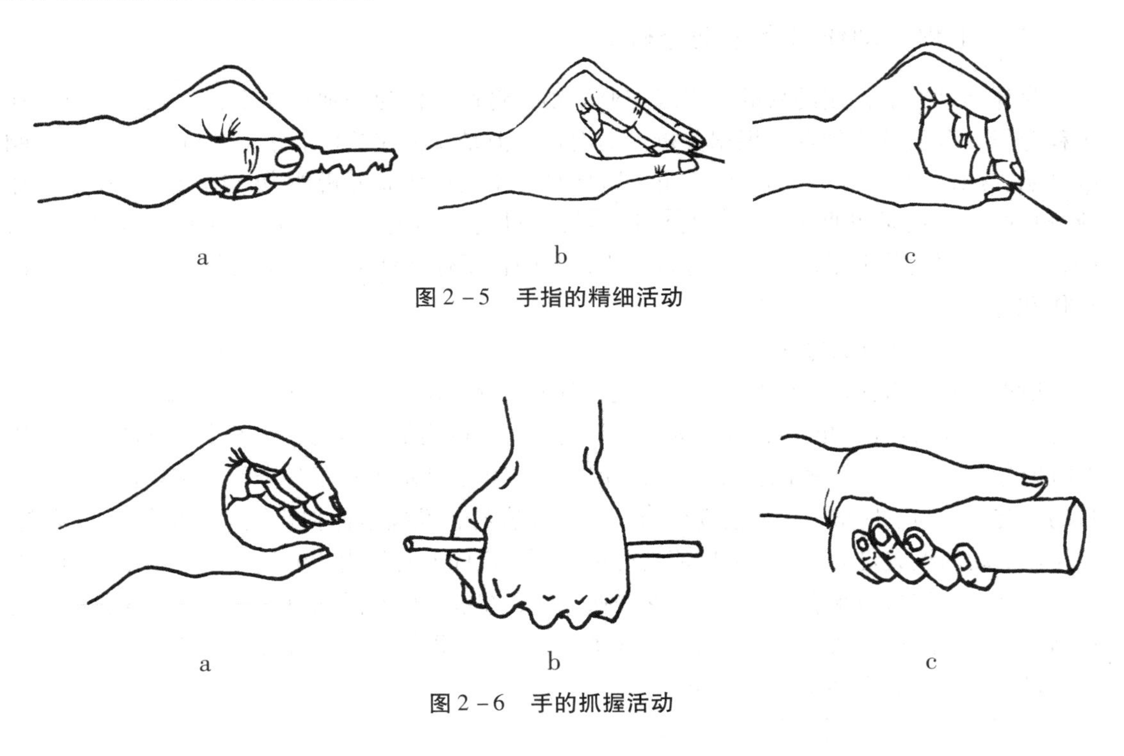


**图 2 - 5　手指的精细活动**

**图 2 - 6　手的抓握活动**

（5）运动能力的分析和确认：运动能力是指作业活动中姿势的变化和身体的运动，比如翻身、起坐、坐位、站起、步行、跑、伸手、按压、拉拽、跳、抓握、捏等。但是在临床作业活动中，作业活动者最常见的基本作业姿势是坐位，许多作业活动都是在坐位的情况下完成的，如穿脱衣服、工艺品的制作等。也有的作业活动需要经常变换体位，或是位置和位移变化比较大，如体育活动、购物等。

4. 其他相关分析　与身体运动技能相关的分析项目除了以上3项内容以外，如果有必要还要对以下内容进行适当的分析。

（1）运动控制：首先是躯干与下肢的运动控制；其次是上肢的运动控制；第三是手和脚与眼之间的协调性；第四是肢体超越身体中线的运动控制（单侧或是双侧）。一般情况下，这些控制能力的分析是根据作业活动和作业活动者具体情况而有选择性地进行的。

（2）运动强度的分析：作业活动中，伴随着身体运动会带来能量的代谢和身体的疲劳性。作业活动不同，身体运动消耗的能量也就不同，所以在作业治疗中，在为作业活动者选择作业活动时，要根据作业活动者的身心功能水平选择适合的作业活动。选择的根据是各个作业活动对于作业活动者心脏负担的大小而定，以梅脱（MET）作为判断根据（具体见表2-3）。

（3）从身体运动发育的角度分析运动功能的最低限度：身体运动功能的掌握是以神经系统、肌肉系统以及学习经验为基础的，而且运动发育具有一定顺序，通常是随着原始反射的消失，正常的反射和反应会依次出现并不断地完善。这首先需要我们掌握正常儿童的运动发育顺序和标志性的活动，比如正常儿童什么时候能够取得坐位并保持平衡，什么时候出现手指的精细性动作，什么时候能够自己会穿衣服，什么时候能够和其他同伴一起玩耍等。需要时可以更细致地进行分析。

## 二、工程、动作以及运动分析

身体运动技能使用的目的是完成作业活动，将作业作为一项作业工程，就要进行作业工程分析。分析的详细程度根据分析目的而定，但是作为在校作业治疗专业的学生以及刚刚开始临床作业治疗的新的工作人员，既要具备粗大性作业分析能力，也要掌握精细性作业分析能力。在对作业活动者的身体运动技能进行分析时，必须考虑使用身体技能的目的，所以也要对作业活动的过程进行分析，其中包括作业活动的整体工程、作业活动者的动作和运动。

### （一）工程分析的方法

所谓工程分析就是将作业作为工程进行分解，分析作业活动组成的方式和方法。所谓工程是为了达到某种目的的一系列行为，也就是说为了达到某个目的，将本来独立的各个要素有机地分阶段地组合起来的结果。一般情况下，在作业活动中对于各个作业工程进行分析的目的，首先是为了使整个作业活动分析变得更加容易，准确地捕捉作业活动的构造与特点，使作业活动的组成要素与活动顺序清晰可见，达到在标准时间内能够按顺序完成全部的作业活动。其次是作为作业治疗的手段，使作业活动者在进行作业活动时容易操作，操作顺序更清晰。第三是能够得到有关作业活动的准备、作业环境以及道具材料的各种特征和信息。

进行作业工程分析的要点如下：

1. 整个工程具有什么样的工程要素。
2. 各个要素在整个工程构成中的顺序。
3. 必要的作业设备、工具以及环境的准备。
4. 对于各种材料的分析。
5. 明确工程数量。
6. 明确工程完成所需要的时间。

作业治疗学中的工程分析没有必要像工学中的工程分析那样详细，主要是将作业活动分解成容易理解和具有一定顺序的要素工程，使作业活动作为治疗手段更容易使用，在临床作业治疗中使作业活动者更容易操作。

### （二）动作分析法

所谓动作分析就是以人的活动动作为目标进行分析，是将作业活动过程中的人的活动分解成若干的运动单位。也就是说，此时作业最后的目的并不重要，重要的是作业过程中人的动作和动作的组合。

动作分析法一般是通过录像或摄影等方法进行的。最常见的方法是运动 - 时间分析法（motion time analysis，MTA）。利用这一动作分析法的结果能够设定作业活动中作业活动者的标准动作时间。表 2 - 7 为动作分析内容。

**表 2 - 7　动作分析内容**

|  | | | | |
|---|---|---|---|---|
| 作业活动名称 | | | | |
| 1. 动态身体活动部位和静态身体活动部位及活动程度 | | | | |
| （H：动作程度 2/3 以上，L：动作、程度 1/3 以下，M：中等程度） | | | | |
| 动态身体活动部位及程度 | | | | |
| 静态身体活动部位及程度 | | | | |
| 2. 运动控制 | | | | |
| 躯干与下肢的运动控制 | | | | |
| 姿势变化的控制——静态平衡 | 低 | 中 | 高 | 无 |
| 姿势变化的控制——动态平衡 | 低 | 中 | 高 | 无 |
| 躯干运动控制 | 低 | 中 | 高 | 无 |
| 头、躯干、下肢的控制 | 低 | 中 | 高 | 无 |
| 上肢的运动控制 | | | | |
| 一侧性粗大运动控制 | 低 | 中 | 高 | 无 |
| 两侧性粗大运动控制 | 低 | 中 | 高 | 无 |
| 一侧性精细运动控制 | 低 | 中 | 高 | 无 |
| 两侧性精细运动控制 | 低 | 中 | 高 | 无 |
| 其他运动控制 | | | | |
| 眼、手、下肢的协调性 | 低 | 中 | 高 | 无 |
| 慢性紧张性运动 | 低 | 中 | 高 | 无 |
| 快速变化的紧张性运动（震颤） | 低 | 中 | 高 | 无 |
| 需越过身体中线的一侧或两侧的动作 | 低 | 中 | 高 | 无 |
| 3. 关于身体耐力的必要性以及具体时间的需要 | | | | |
| 4. 代谢量的说明（参考表 2 - 3） | | | | |
| 5. 需要的最低运动发育水平 | | | | |
| 6. 抓握、捏模式的描述（球形握、指腹捏等） | | | | |
| 7. 作业活动需要的基本姿势的描述（坐位、立位等） | | | | |
| 8. 必要的运动技能的描述（翻身、起坐、跑、按压、拽等） | | | | |
| 9. 动作或是运动分析的要点 | | | | |

### （三）运动分析法

运动分析是身体运动能力分析中最细的分析活动，在作业活动中，运动分析之所以重要，是因为在作业治疗中需要利用作业来治疗和改善运动能力和它的构成要素。

从分析的角度出发，首先有必要确认构成活动的肌肉（肌群）活动的特征以及活动频度。要进一步确认关节的运动特征以及运动频度。通过这样的分析不只能够得到肌肉活动和关节运动的详细情况，还能够从得到的各种各样的情报信息中确认构成活动的基本运动模式，这些都可以作为根据被用于作业治疗中。

由于运动分析非常细致，所以对复杂的作业活动进行分析时，会出现非常多的要素性的动作，还需要花费非常多的时间，不适用于临床。所以运动分析只适用于单纯性重复性的活动。如对瘫痪侧的上肢和手使用勺子反复进行进食训练的活动分析等。

运动分析与工程分析、动作分析等一样，都是将分析对象简单化，进行细致的分类，并且显示出了运动分析的手续与顺序的简单化。一般情况下，如果动作要素能够确定，与动作相关的肌肉和关节也就能够得到确认。一个与动作要素相关的关节通常会涉及全身多个关节。从分析的角度看，以所有的关节作为分析对象是最理想的，但是为了能够明确治疗目的，简化作业治疗的手续，分析过程中价值不大的关节一般可能会被省略。

按照惯例，运动分析的顺序一般是从上到下，从左到右。由于运动与全身性的姿势具有较强的相关性，所以运动与全身姿势关系的分析以及姿势与左右动作关系的分析同样是非常重要的。

对运动相关肌肉（群）的运动特性和程度、关节的名称、运动的方向以及程度的分析要根据作业分析的目的而进行，并将结果详细记录。表 2－8 为运动分析的记录方法。其中关节的运动方向用箭头表示，关于关节活动度可以用箭头的长短表示，关节运动名称可以使用英文的缩写。

**表 2－8　运动分析的记录方法**

| 分析项目 | 记录方法 |
|---|---|
| 关节的运动 | |
| 运动方向 | ——→ |
| 运动范围 | 0°————→180° |
| 肌肉运动 | |
| 屈曲 | F |
| 伸展 | E |
| 外展 | AB |
| 内收 | AD |
| 内旋 | IR |
| 外旋 | ER |

## 三、认知功能与作业分析

所谓认知是指人们认识活动的过程，也就是说，个体对于感觉信号的接收、检测、转换、简约、合成、编码、储存、提取、重建、概念的形成、判断以及问题解决等的信息加工处理的过程。在我们的日常生活和工作中，认知技能是最基本的也是非常必要的能力。

我们无时无刻不在使用我们的认知技能。这些基本的认知技能包括：对于指示或命令能够理解和服从；学习并记住新的知识或经验；能够专心并持续地进行学习和工作；能够将工作分阶段并按顺序完成；能够理解事物的原因与结果；行为处事合乎逻辑；能够理解部分与整体的关系，具有组织与统合性的能力；能够理解记号和表象；具备完整的读解能力；具备计算能力等。以上这些认知技能实际上是人的高级脑功能的应用能力。

从作业活动角度分析，作业活动的过程是在高级脑功能的智慧和整合下完成的。在中枢神经损伤的患者中，经常会见到一些患者存在着认知功能障碍，如意识障碍、记忆能力下降、注意力不集中、活动能力低下、没有执行能力等多种多样的异常现象，这些都是由认知的构成要素障碍带来的，构成认知的基本要素见表2－9。

**表2－9　构成认知的基本要素**

| | |
|---|---|
| 构成能力 | 阶段性处理能力 |
| 解决问题能力（计划、实施、修正） | 创造性 |
| 逻辑性思考 | 形成印象的能力 |
| 注意集中 | 为了实现目标使用相应的手段 |
| 持续注意 | 因果关系的形成和理解 |
| 对文字、命令和手势的理解（简单、复杂） | 专心程度 |
| 读解能力 | 是否能够从他人的角度理解问题 |
| 遵循顺序 | 现时的研讨能力 |
| 符号的解释 | |

### （一）作业治疗实践中的认知能力

根据哲学的定义，人的精神来源于感觉、知觉以及意识的实践、体验和思考。人体本身是一个精神实体，在改造世界的社会实践活动中通过人脑产生观念、思想上的成果。同时精神功能又具有极大的能动性，通过改造世界的社会实践活动，精神性的东西可以转化为物质，所以认知能力的好与坏直接影响着作业活动的质量和作业活动者本身的作业操作能力，最后会影响到生活质量。精神功能包括一般精神功能和特殊精神功能，如表2－10所示内容。一般精神功能是人们能够保持在觉醒状态，而特殊精神功能维持着人们的高级脑功能，保证人们的生活、学习和工作能处于正常状态，并在此基础上使人们勤于思考，充分发挥创造能力，不停地改造着自己和环境。

**表2－10　精神功能与认知**

| |
|---|
| 一般精神功能 |
| 意识：觉醒水平，意识水平 |
| 时空及人的认知：时间、场所、人、自己 |
| 特殊精神功能 |
| 注意：注意的持续、注意的分配 |
| 记忆：前向性记忆、后向性记忆 |
| 知觉：视空间、感知觉（触觉、视觉、听觉、嗅觉、前庭觉） |
| 思考：再认识、范畴、一般化、现实认知、持续性思考、思考内容适当 |
| 高级脑功能：判断、概念形成、时间管理、解决问题、意识的决定 |

（续表）

| |
|---|
| 言语：语言和文字的理解、语言的表达 |
| 计算：加减法 |
| 复杂性活动顺序：运动企图 |
| 精神运动功能：对于内心世界产生的适当的运动与调解 |
| 自我认知：自己身体像、自我概念、自我尊重 |

从作业治疗的实践结构上看，认知功能通过人的精神功能表现出来，正常的精神功能使人能够感知到人体内外环境的变化，并能够形成相应的认识。也就是说感觉、知觉和认知是一个相互联系的完整系统，主宰着人的精神功能，约束着人的行为和认知，使人能够按照一定的规律和顺序完成认识事物的过程。图 2－7 所示为感觉、知觉、认知与运动的关系。明确说明了人通过活动感受自己身体内部与外界带来的各种各样的刺激，通过感知觉系统的不断相互反馈，形成新的认知，又通过感觉、知觉以及认知系统的相互整合产生反应，使人产生新的运动。

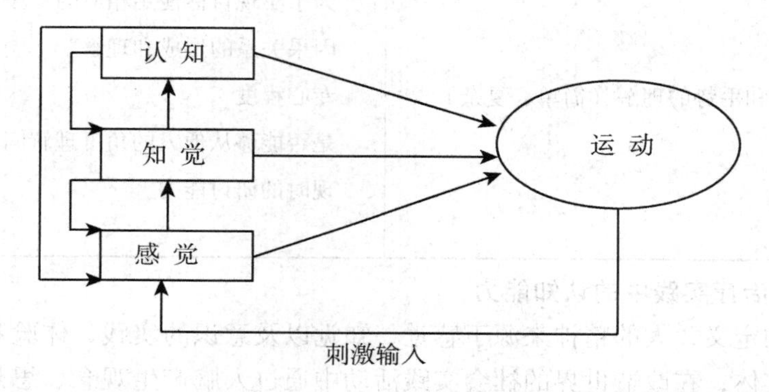


图 2－7 感觉－知觉－认知－运动

**（二）认知能力的分析**

根据认知能力的构造，可以将认知能力分析分成两大部分：一部分是与感知觉相关的分析，另一部分是与各种认知技能相关的分析。

和身体运动技能的分析不同的是，在临床作业治疗中，对于认知能力的评定虽然有各种方法，但是不能像身体运动能力评定那样具有客观性数据的显示。主要原因在于各种认知功能的概念不具有统一性。由于各个认知功能的概念不同，造成构成认知能力的要素的不同，进行认知能力分析的内容出现差异。分析方式是将感知觉和各种认知能力在活动中的必要性分成高、中、低和不需要 4 个阶段。进行分析时，将每一项具体内容需要的程度逐一分析和确认。

对于感知觉的分析主要包括深浅感觉和特殊知觉分析，如表 2－11 所示，而对于认知技能的分析主要内容见表 2－12。

表 2－11　与感知觉相关分析

| | |
|---|---|
| 浅感觉 | 形态认识和判断、质地的认知与判断、触摸知觉、物体的认识、触觉和运动觉以及运动的控制 |
| 深感觉 | 身体的位置关系（包括身体像）、对身体的部位及整体的空间性判断、关节活动的范围和方向、手及手指活动时对于力量的控制、在没有视觉参与的情况下作业操作时保持并固定物体的能力 |
| 前庭觉 | 对身体运动方向的感知、对身体运动加速度的感知、身体的动态平衡和静态平衡（包括前庭觉在内的综合性平衡功能） |
| 视　觉 | 色彩的认识与识别、形态的认识与识别、形态识别的稳定性、被提示物品的视觉识别能力、视觉性图与背景的识别能力、形态的分析与分类、视觉性记忆、视觉化能力、视空间的识别能力（前后、左右、上下、表里等）、追视、视觉性巡视、视觉性模仿、视觉性运动判断、视觉性距离判断、视觉性空间物体和物体之间的相互关系的判断、活动时机和速度以及节律的控制 |
| 听　觉 | 声音的识别与判断、主要声音与背景的判断、声音来源的判断、伴随着声音的变化活动的控制 |
| 味　觉 | 味道的识别与判断 |
| 嗅　觉 | 味道的识别与判断、味道来源的判断 |

表 2－12　认知能力的分析内容

| 具体分析内容 | 相应认知能力 |
|---|---|
| 学习并能够记住的能力 | 学习和记忆能力 |
| 持续性操作课题的能力 | 连续性的执行能力 |
| 针对课题必要部分的集中性能力 | 注意力 |
| 按照从简单到复杂的指示操作课题能力 | 语言的理解力 |
| 阅读文章并能够理解的能力 | 读解能力 |
| 对于记号、符号以及表象的把握能力 | 记号、表象理解力 |
| 着重于事物的某一部分对整体的构成能力 | 整合性能力 |
| 建立理论性的顺序原则及执行能力 | 理论性顺序的构成能力 |
| 按照课题的阶段顺序的执行能力 | 多元性处理能力 |
| 原因和结果的理解能力 | 探究理由和推理能力 |
| 遇到问题的处理能力 | 解决问题能力 |
| 计算能力 | 计算力 |
| 广泛性学习 | |
| 找出具体到抽象的事物的共同性特点 | 抽象思考能力 |

在作业活动中，各种认知能力的基本要素是否需要以及需要的程度，主要根据观察和评定者的主观判断。所以对于认知能力要素的分析，经验丰富的作业指导者与缺乏经验的作业指导者进行分析的依据和结果可能会存在很大的差异，因此，对于作业活动者认知能

力要素的分析，原则上从始至终应由一个人完成。对于刚刚从事作业治疗的新人，完全性作业分析是部分性作业分析的基础，从整体性作业分析开始进行详细观察是从认知技能角度进行作业分析的唯一捷径。由于没有标准的评定标准，分析的内容主观性比较强，所以作为分析者，就要掌握分析要点，反复进行各种认知技能的分析、强化。

## 四、围绕着心理社会技能的作业分析

人的精神功能决定着心理社会性功能。弗洛伊德（Freud）曾经创建了精神分析学，这一精神分析学理论认为，人在婴幼儿阶段的各种各样的体验一直会影响人的一生，且终生不会消失；在人的各个发育阶段都有着固定的精神发育阶段；人生中的无意识感、内心的纠结以及不安感决定着人的行为；认为人是受到生物性（本能）、心理性（感情、自我、无意识）以及社会性（关系、价值）三个方面之间相互关系的制约的。所以心理社会功能的发展也直接受上述诸因素的影响。心理社会功能包括精神功能、行为活动以及集体活动等。

### （一）精神分析学与作业分析

Freud将精神分析学理论应用于作业治疗中，强调无意识与对象关系之间的作用和交流活动的过程，并且重视自我强化、现实性的检讨、人际关系以及象征性的意义，利用作业对自我概念、欲望、依赖性、敌意以及现实予以处理、研讨。而日本学者松井根据动力精神医学的实践，说明了作业活动是作业所具有的心理、社会以及生理方面的意义作用于作业活动者的某一方面时带来的治疗效果，并强调掌握作业活动的特征是作业治疗的中心。松井根据精神分析理论进行的作业分析内容如下：

1. 指导者与作业活动者之间的距离　当作业活动者的依赖性较高，指导者代理行为就会增加，两者之间的距离极为接近。但如果是共同完成的作业，两者之间的距离有4种情况，即作业活动者需要的帮助较多，两者之间的距离就极为接近；两者之间保持一定的距离能够进行的作业；不管指导者与作业活动者之间的距离是远近，都能够完成作业；不用考虑距离的作业活动。

2. 对指导者的依赖性　依赖性指的是无论在精神上还是行动上都要依附于他人的帮助和支持。依赖性有轻有重，如作业活动中有的作业活动者只有通过模仿才能够完成作业活动；有的作业活动者必须通过指导者一步步详细指导才能完成作业活动；有的作业活动者需要在作业的每一个阶段都得到指导者帮助；还有的作业活动者依赖性较小，根据最初的说明或是不用任何说明和帮助就能完成作业活动。

3. 作业活动的复杂程度　整体作业过程中，作业可以根据作业内容的变化、难易程度、重复性等分成几个阶段。每个阶段之间具有一定的联系性或是因果关系。每一个阶段的难易程度和重复性都各不相同。

4. 作业活动的扩张性　作业活动的扩张性是指作业活动需要的空间的大小，在作业过程中通过身体活动、作业操作、作业用具的使用以及位置的变化，都可能是作业空间的大小发生变化。一般作业活动中，身体运动幅度越大，作业活动的扩张性越强。

5. 作业的速度　作业活动有的需要一定的速度才能保证质量地按要求完成，比如烹调的过程。而有的作业活动作业速度的快与慢不影响作业的质量，比如编织活动等。适应作业速度的基本条件是注意力和手眼的协调性以及整体的耐力。

6. 作业的结果 首先作业是否已完成，能够见到作业成果。其次是作业活动者对于作业结果的关心程度，是过于关心还是漠不关心等。再有作业结果具有的实际性意义。

7. 作业的社会性意义和个人意义 社会性意义是指作业活动者通过作业活动获得劳动生产能力，产生服务于社会并获得报酬的过程。个人性意义是指作业活动者选择作业活动的基础是自己的兴起和爱好，所以作业活动者在作业活动中能够获得快乐，通过自己的创造获得美的享受，并且有机会创造价值，获得满足感。

8. 道具与材料 作业活动中使用道具，既能代理身体功能，又能补偿和扩大身体功能，并能够刺激身体的感觉活动和大脑认知思考性的活动。关于作业材料，要分析作业材料是具有一定形状和扩展性，还是既没有形状也没有扩展性，并注意作业材料的硬度和抵抗程度。

9. 作业的方向性和性质 作业的方向性是指作业活动是直接针对人的还是间接针对人的作业活动，是直接对自己的还是针对其他事物的。还需要知道作业活动是单一方向性的还是多向的。作业活动的性质是指作业本身是否具有攻击性、破坏性、统合性等特性。

10. 作业中的言语交流 指作业活动中言语交流部分使用的程度，和判断是否有必要使用言语进行交流。能否使用非语言进行交流或是根本就不需要利用语言进行交流。

根据精神分析学理论，作业分析主要是作业活动者与作业活动在进行操作和操作完成以后的相互影响，更重视作业对于作业活动者的作用以及象征性意义。无论进行什么样的作业活动，精神活动主宰着作业活动者最基本的作业能力，所以作业用于临床治疗时，患者的精神功能决定了作业治疗的成与败，同时精神功能也是作业治疗师提供作业活动的参考依据之一，这一点有时会容易被忽略。

### （二）行为与作业分析

斯金纳（Skinner）等行为主义学者认为学习的行为是人对环境刺激的反应，也就是把环境看成刺激，而把随之带来的有机体的行为看成反应。认为所有的行为都是学习得来的，通过不断的强化形成了行为。美国学者进一步认为人类的行为都是后天学习得到的，环境决定了人的行为模式，无论是正常的行为还是病态的行为都是经过学习而获得的，也可以通过学习而更改、增加或消除。他们认为，明确了环境刺激与行为反应之间的关系，就能根据刺激预知反应，或根据反应判断刺激，达到预测并控制动物和人行为的目的。他们认为，行为就是有机体用以适应环境刺激的各种躯体反应的组合，有的能表现出来，有的却被隐藏起来。

将行为理论应用于作业治疗中，就是重新塑造和校正作业活动者的行为，为他们创造合适的环境，在最大程度上开发和强化适合的正确的行为，抑制或是消除不适当的异常的行为。

根据行为理论进行的作业分析内容如下：

1. 一般性行为 主要是指作业活动者的外表以及姿势、姿态，也就是容貌、神态和气度。其次是活动的表现能力，指对作业是否感兴趣，有兴奋感，还是活动性低下的表现，没有主动参与的意识。再有是在活动中的责任性，能不能自觉、自信、仔细地完成作业活动。最后是否能够遵守时间的约定，在规定时间内完成作业，并能够随时对于自己的作业过程和结果进行思考和检讨以及修正。

2. 相对于他人的行为　在作业活动中，作业活动者所表现出的自立性和自律性，也就是能否不借助他人而依靠自己的能力完成作业。对于在作业活动中出现的问题是否具有有效的协调能力，是否能够适当表现出自己的主张，并说服其他人得到他人的信任，构筑比较亲密的作业活动关系。当作业活动者的行为举动引来他人的注目时，有什么样的异常反应和出现了什么样的异常行为，特别是自己的思想和作业的结果等不能得到他人的认可时，作业活动者是否具有客观的反应。以上这些对于作业活动者的行为的形成与再塑造具有很深的影响力。

3. 作业行为　指在规定时间内完成全部作业活动或是作业活动的某一部分。观察作业活动者能否集中精力持续地进行作业活动，能否听从指示完成复杂性的活动，确认作业的复杂程度和其解决问题的能力以及遇到突发问题时的调整能力。观察如果在作业活动中遇到新的学习机会，能否唤起作业活动者的兴趣和求知欲以及对学习到新知识具有满足感等。

如今，行为理论被广泛应用于各种各样的研究和生活之中，如发育学研究、市场营销学的研究等。也被熟练应用于作业治疗学，如可能性的目标测定、反复强化刺激的应用、生活技能训练，认知能力的再学习、人际关系的形成等。因为与作业治疗学相关的学科专业较多，在今后的作业治疗学的发展趋势上看，行为理论将会成为包括作业治疗在内的康复治疗学效果评定的一个主要因素。

**（三）集体治疗与作业分析**

所谓集体是指为了共同的利益或目的而组织起来的团体。集体治疗是事前经过特殊准备的，利用集体形式的影响力对于人的行为、症状以及反应进行改善和修正的治疗方法。在作业治疗和物理治疗中利用集体治疗相当多见。这种治疗方法不只用于医疗单位的作业治疗，也可用于社区或是保健中心的相关设施内的康复强化性训练，目的在于维持和改善患者的运动、习惯、认知、交流、人际关系等。

根据集体治疗的作业分析有两种：一个是根据集体构造进行的作业分析，另一个是根据集体的治疗要因进行的分析。

1. 根据集体构造进行的作业分析内容

（1）集体成员特征：主要指参加集体活动成员人数、疾病名称、年龄性别、觉醒水平等。一般情况下，作业指导者会根据集体作业治疗的目的和性质不同，将成员分成适当的小组或是集体。而对集体的每个成员，具有相同的治疗目的。

（2）指导者的特征：集体性作业活动根据集体的属性不同配备的指导者的人数以及指导者的年龄和性别也有所不同。比如集体成员是年纪比较大的老年人和儿童时，根据老年人和儿童的特点配备的指导者的人数就会比较多。统合失调配备的指导者人数相对比较少。

（3）时间与次数：集体治疗所需要的时间是根据集体成员整体的耐力和持续性而设定的。在集体治疗的时间内要考虑活动的次数以及活动与活动之间的间隔时间，适当休息，减少疲劳。

（4）集体活动参加标准：集体活动的标准要求成员自觉遵守。对于时间、位置、参加次数等是自由性参加，还是要遵守一定的规定或是完全被限制等，在活动开始前需充分说明、强化。参加标准可根据集体成员的特征不同而有所变化。

（5）集体特征：集体特征除了集体成员的特征以外，更重要的是集体本身的性质以及集体治疗的目的。如集体治疗主要以提高凝聚力，促使集体成员之间相互协作，互相帮助，为了同一个目标一起努力为目的。有的集体活动的主要目的是获得有价值的作业成果。还有的集体治疗目的是为了促进集体成员的发育水平，如自闭症儿童的作业活动。

根据集体的构造进行的作业分析，分析的主体只有一个，就是集体本身，分析结果体现的是集体成员的平均水平。通过集体的治疗因子进行的作业分析则可以在集体治疗中对于每一个集体成员进行分析，作用目标是集体治疗的每一位参加者。

2. 根据集体治疗因素进行作业分析的内容

（1）对于恢复的希望：通过在集体活动中与具有相同障碍的、正在恢复的集体成员进行接触，相互交流，获得经验，发现自己将来恢复的希望，树立生活的信心。

（2）共同分享问题：与集体其他成员形成共感，使自己与集体其他成员在遇到问题时能够共同面对，共同解决，促进集体成员之间的相互交流与相互帮助，共同努力。

（3）信息情报的收集：集体成员之间，通过集体性的作业活动，可以获取相互之间的信息，比如教育水平、趣味爱好等。集体成员之间也可以相互提供各方面的信息。

（4）对他人的意义：在集体活动中，自己对于集体其他成员具有什么样的作用和意义，如是否可以帮助他人，或是需要从他人处得到帮助。而自己对于自己在作业活动中的评定是客观还是过高等需要得到他人确认等。

（5）家庭关系的再体验：集体就像一个大家庭，身在其中可以体验到从幼儿期即有的家庭的气氛，并且在集体气氛中可以进行现实性的检讨。

（6）社会适应能力的学习：集体就是一个小的社会，身在其中，社会适应能力可以得到不断的反馈，由此也提供了交流、合作等各种社会技能的学习的机会。

（7）行为模仿：集体成员之间会相互影响，通过反复的模仿和强化，可以让集体成员之间建立起良好的行为规范。当然也有可能出现不良行为，这时需要指导者的正确引导。

（8）人际关系的学习：通过感情的转移过程中的洞察力，在集体中可以进行新的体验，形成新的人际关系。人际关系的形成也是通过不断的反馈优化而成的，在这个过程中可以得到情感进行修正的体验。

（9）集体的凝聚力：集体活动中，如果能够得到其他集体成员的接受，就可能拉近与其他成员的距离，改善集体成员的亲密性，从而提高集体的凝聚力。

（10）发泄：集体活动成员之间情绪容易受到感染，容易造成感情的抒发和情绪的宣泄，还可以在集体生活中陶冶情操，最后得到感情的净化。

（11）实际存在的因素：在集体活动中如果困难不能解决，可以得到他人的帮助。同时成员也可以帮助其他人。也就是在集体中能够感觉到自己的实际存在，为自己或是他人做一些实际的事情。

利用作业治疗提高作业活动者的心理和社会技能是作业治疗师一项复杂的作业治疗内

容，这种技能我们每一天都在不停使用和重复，从而提高了我们的生活质量。虽然这些心理和社会技能并不神秘，但是对于新的作业治疗师或是不了解作业治疗专业的人来说，理解以上的内容还是比较困难的，所以需要我们共同努力，重视实践，伴随着作业治疗与作业分析，不断完善自己的能力和专业水平。

（吴葵）

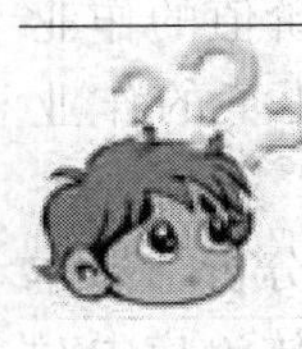

**思考题**

1. 解释人体工程学的作业分析。
2. 整体性作业分析有哪些内容？
3. 部分性作业分析有哪些内容？

# 第三章　作业学习与作业指导

**学习目标**

1. 熟悉行为分析。
2. 熟悉社会学习。
3. 掌握作业指导。

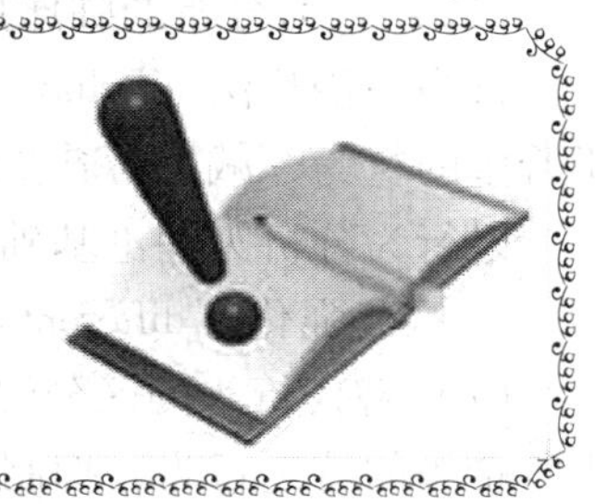

## 第一节　作业学习

### 一、行为分析

行为分析是人类从侧面研究和分析生物体在各种条件的环境下，生物体与环境之间的相互作用，从而分析出生物体的行为规律。行为分析理论既可以用于评定作业学习，也可以用于指导作业活动。

**（一）行为分析的发展历史**

1. 巴甫洛夫的条件反射研究　巴甫洛夫（Pavlov，1849—1936）在做狗的条件反射实验中，发现了当狗听到饲养员的脚步声时，会出现唾液分泌的现象。根据这一现象，巴甫洛夫首先对狗予以摇铃的中性刺激后，再予以喂食肉的条件刺激，这样多次反复后，狗仅仅听到铃声就可以出现分泌唾液的条件反射。基于这样的实验事实，巴甫洛夫于 1928 年提出了条件反射的学说。这是在予以有条件的刺激后，从被动反应至引发主动反应的行为，逐渐形成反应的条件反射。巴甫洛夫从条件反射学说展开了对行为科学的研究，从而开创了行为科学，并且形成了后来的行为疗法（behavior therapy）。时至今日，行为分析与行为治疗仍发挥着巨大的作用。

2. 华生的实验　华生（J. B. Watson，1878—1958）让 11 个月大的健康婴儿阿尔伯特与小白鼠呆在一起，开始，当阿尔伯特看见小白鼠时，并不感到害怕，一旦小白鼠接触到阿尔伯特的手，即由人在阿尔伯特背后发出较大的声音，将阿尔伯特吓哭，这样反复几次后，阿尔伯特仅仅在看见小白鼠时也会哭泣，形成了惊恐情感反应的条件反射。强化后甚至形成了刺激泛化，此时阿尔伯特看见其他的白色皮毛类动物也会哭泣。这种现象存在一定时间后，可以通过脱敏的办法逐渐去除掉，也就是用系统脱敏疗法来消除不利因素的影响。

3. 桑代克的实验　桑代克（E. L. Thorndike，1874—1949）从实验观察中发现，让处在盒内的猫看到外面的食物，当处在盒内的猫偶然碰倒拉杆时就可以从盒中出来吃到食物，这样多次反复后，猫学会了去外面取食的方法。这说明，动物可以主动地作用于客观环境，这种作用也是在不断的学习中完成的。

4. 斯金纳的实验 斯金纳（B. F. Skinner，1904—1990）进行了这样的实验：让小白鼠处在盒内，在按动拉杆后，食物就可以掉下来。反复几次后，小白鼠学会了自己按动拉杆以获得食物。这说明，可以由伴随刺激来控制动物的行为。

**（二）行为分析的临床应用**

行为矫治疗法（behavior modification technique）是利用行为分析学的原理，通过增多所希望的行为，减少不希望的行为，来学习、掌握新的行为，从而改变自己以往的行为。

以行为分析为理论基础的方法多种多样，但常用于作业治疗临床的有以下几种。

1. 区分强化（differential reinforcement）

（1）替代行为的区分强化（differential reinforcement of alternative behavior，DRA）：强化所希望的特定行为，抑制不希望的特定行为的方法。

例如：小孩老想玩游戏机而不愿意学习。于是，家长就规定先把作业做完再学习1个小时后才能玩游戏机。

（2）低频行为的区分强化（differential reinforcement of low rates of behavior，DRL）：让不希望的特定行为的发生率尽可能降低。

例如：有不良嗜好的孩子。几乎每天放学后（每周五六次）都要花上2~3元买一些零食。于是家长就对孩子说：如果你每周只买两三次零食的话，每月带你去两次游乐园。

（3）其他行为区分强化（differential reinforcement of other behavior，DRO）：尽可能避免不希望的特定行为的发生。

例如：给将要哭的孩子所喜欢的玩具或食物等，以防止其啼哭。

2. 前提条件控制（antecedent control procedures） 行为之前，事先对即将行为的周围的物理和社会环境加以操作，以达到强化所希望的特定行为和抑制不希望的特定行为的目的。

（1）强化所希望的特定行为的操作方法

①提示所希望的特定行为。

②为提高所希望的特定行为效果做准备。

③事前为所希望的特定行为做准备（事前准备）。

例如：学生高考前夜。

第一，提示所希望的特定行为。在自己的日记本、挂历或房间最醒目的地方写上“明天高考”等字样。

第二，为提高所希望的特定行为效果做准备。为保持考试时身心进入更好的状态，今晚早睡。

第三，事前为所希望的特定行为做准备（事前准备）。事前准备好明天的考试用品如：笔、表、准考证等。

（2）抑制不希望的特定行为的操作方法

①除去刺激不希望的特定行为产生的条件。

②有意识地避开产生不希望的特定行为的环境。

③为不希望的特定行为事先设置障碍。

例如：要改掉晚饭后吃零食的习惯。

第一，房间、冰箱里不放零食。

第二，晚饭要吃饱吃好，然后做一些轻松愉快的事、自己爱做的事以忘掉吃零食之事。

第三，家里不放零食，要想吃的话必须到外边买。在零食的种类上选择需要花时间才能吃进嘴里的食品，如带皮的松子、核桃等。

3. 促进形成新行为的方法

（1）动作分析：从动作分析角度分析作业项目的作业活动。即按目的动作、基本动作、动作单位这样的步骤进行针对性的动作分析，见表3－1。

**表3－1　对用匙子吃饭这一目的动作进行的分析**

| 基本动作 | 完成情况 | 动作单位（必需的动作因素） | 辅助方法：1. 命令 2. 演示 3. 诱导 4. 自助具 | 分析对象对辅助的反应 | 完成情况 | 分步（可期待的自发动作） |
|---|---|---|---|---|---|---|
| 1. 握匙 | 可 | | | | | 开始学习动作单位C<br>1. 吃饭<br>2. 将饭匙插入饭中，等待向垂直方向的动作<br>无动作：则向垂直方向诱导<br>有动作：则减轻插入饭的程度（等待水平方向的动作）。若有动作则让匙离开饭 |
| 2. 持续握匙 | 不可 | | | | | |
| 3. 盛起 | 不可 | 盛起的动作单位分析： | | | | |
| 4. 送到口中 | 可 | A. 将肘部从桌面抬起 | 吃饭<br>辅助握住腕关节向上活动 | 不注意 | 不可 | |
| | | B. 匙子朝向食物水平运动 | 吃饭<br>辅助握住腕关节向水平方向运动 | 不注意 | 不可 | |
| | | C. 垂直运动 | 辅助握住腕关节向垂直方向运动 | 将饭匙插入饭中后，看着饭匙与饭团 | 可 | |

①目的动作：按目的完成的系列动作，如进食动作、排泄动作等。

②基本动作：构成目的动作的基础动作，这些基础动作也是有意义的动作，如投掷动作、抓住动作等。

③动作单位：是构成基本动作的动作，这是人体动作中最小的动作，没有具体的意义，与运动学中的关节运动的意义相同，如伸肘动作、伸腕动作等。

（2）塑造（shaping）：是随着时间的进程，持续地慢慢接近目标行为的方法，在这一过程中可以利用区分强化（differential reinforcement）的原理。为了达到目标行为，可以通过分阶段的办法来逐渐地达到目的、目标，并且在行为的形成中，采用仅仅强化要达到的第1个目标，同时不强化类似的其他动作的办法，在达到第1个动作目标后，再强化第2个动作目标。区分强化就是这样的强化方式。

（3）链锁（chaining）：是将目的动作认作为基本动作的链锁，具体可以采用从前方向后方依次进行强化的方法。具体操作有顺向链锁（forward chaining）与反向链锁（backward chaining）的方式。

（4）消退（fading）：是将暂时应用的促进方式逐渐消除的过程。

（5）促进（prompt）：为促进正向反应生成而使用附加刺激，诸如语言命令（veral instruction）、演示（demonstration）、身体诱导（body contact）等刺激方法。

4. 使行为持续出现的方法

（1）选择强化日程：将连续强化转变成间断强化而使形成的行为持续出现。

（2）强化刺激的过渡：将外部的强化刺激转变成内部的强化刺激，使形成的行为得以持续出现。

5. 行为分析学的记录方法　这是将行为予以数量化后，再加以记录的方法。具体有以下的方法：

（1）连续记录法：将行为予以连续记录的方法，称为连续记录法（continuous recording）。

（2）事件记录法（event recording）：是对特定的行为、事情的产生予以累积记录的方法。

（3）持续期间记录法（duration recording）：是记录特定的行为、事情的产生时间的方法。

（4）间隔记录法（interval recording）：是将观察时间予以等间隔划分，对在划分好时间内的特定行为、事情予以记录的方法。

（5）时间标本法（time sampling recording）：是事先分别定好要观察的时间，在决定好的时间段去观察已决定的行为，并且将观察到的内容予以具体的记录。

**（三）行为分析中经常使用的记录符号**

1. 反应情况的记录符号

R：a response（反应），多时可用 R1、R2……记录。

nR：n response（n 次反应），可将其记录为 1R、2R……

vnR：a variable number of response，平均 n 次的混乱反应数。

T：a time interval（时间间隔），3 分记为 3′，3 秒记为 3″……

VT：a variable time interval（混乱间隔），平均 5 分钟间隔记为 v5′。

2. 前刺激情况的记录符号

Sn：a stimulus（不同刺激状况），记录为 S1、S2、S3……

$S_D$：a discriminative stimulus（区别刺激）。

Sp：a prompting stimulus（促进刺激）。

3. 伴随刺激情况的记录符号

$S^{R+}$：a positive reinforcing stimulus（阳性强化刺激）。

$S^{R-}$：a negative reinforcing stimulus（阴性强化刺激）。

$pS^R$：a primary reinforcing stimulus（一次强化刺激）。

$sS^R$：a secondary reinforcing stimulus（二次强化刺激）。

$intS^R$：a intrinsic reinforcing stimulus（内部强化刺激）。

$extS^R$：a extrinsic reinforcing stimulus（外部强化刺激）。

4. 强化日程情况的记录符号

CR：continuous reinforcing（连续强化）。

FR：fixed ratio schedule of reinforcement（定率强化）：以固定比率来强化。

VR：variable ratio schedule of reinforcement（乱率强化）：以不固定比率来强化。

FI：fixed interval schedule of reinforcement（定间隔强化）：以固定间隔来强化。

VI：variable interval schedule of reinforcement（乱间隔强化）：以不固定间隔来强化。

S-R chain：a stimulus-response chain（刺激－反应链锁）。

5. 表示关系的符号

横线：表示事情产生的顺序。

竖线：横贯横线。表示阻止事情发生。

大括号：同时产生。

### 二、社会学习

社会学习（social learning）是指通过观察、听讲来获得经验的学习方式。通过观察示范，自己可以完成类似模式的行为。社会学习主要有两种方式：一种是观察学习，仅仅通过观摩别人所做的示范活动即可完成有关的学习；另一种是模仿学习，一边观察别人的示范，一边模仿完成有关的活动。这些都是在不断强化的过程中完成行为的学习。

在作业治疗上经常采用社会学习的方式。尤其是作业治疗师常常会给治疗对象做示范，先让治疗对象看，然后再让治疗对象完成，即采用观察学习的方式；有时也采用一边示范给治疗对象看，一边让治疗对象一同来完成的模仿学习的方式。在集体治疗中，可以随意采用这两种学习方式。

### 三、为解决问题而学习

在不清楚用什么手段、什么方法完成目的、任务时，开始着手尝试向目标接近的过程，即是解决问题（problem solving）的过程。在解决问题的过程中常常需要尝试错误、重建知觉及洞察情况。

在治疗对象开始作业治疗时，要使还处于不安稳状态的治疗对象减少尝试错误。完成活动的不成功，容易导致治疗对象失去信心。在治疗对象顺利完成作业活动，建立起自信心后，可以引入新的作业活动，此时就可以让治疗对象从尝试错误开始，着手解决问题。治疗者要把握治疗对象为了完成作业活动是如何挑选完成的手段及方法的。通过作业活动的进行，治疗对象能够改变观点，重新努力去解决问题。在考虑如何能完成作业活动的过程中，治疗对象能够建立信心，去挑战生活中的问题。让治疗对象自己找到解决问题的方法，比直接教给治疗对象解决问题的方法，所获得的效果要好得多。

作业学习的对象有作业治疗中的日常生活活动、工作与生产性活动及娱乐休闲活动。作业治疗师要熟悉针对这些活动的作业学习指导方法，这样才能够给治疗对象以充分的引导。

## 第二节　作业指导

### 一、形成动机

形成动机（motivation）也是完成作业活动的一个重要因素。动机是驱使机体产生行为的内在驱动力。动机与机体的内部欲望有关。马斯洛（Maslow）对人类的欲望进行了深入的研究，通过长期的研讨提出了欲望的结构学说，见图 3－1。人为了满足自己的欲望，由内在的动机驱使自己去完成具体的作业活动，才能实现其满足自己欲望的目的。在作业治疗方面，需要通过作业分析，弄清满足治疗对象希望的作业活动有哪些，也要确认这些作业活动的内容。

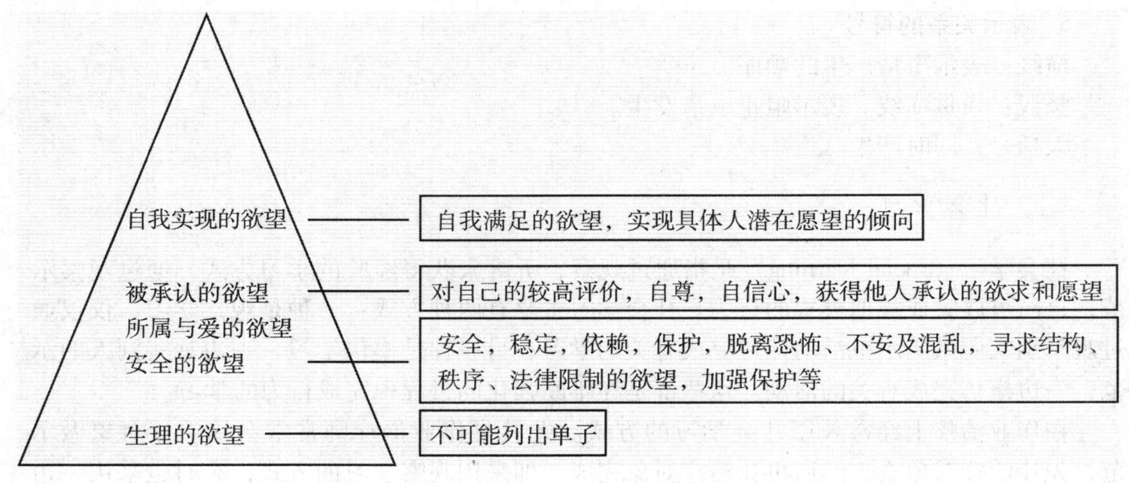


图 3－1　Maslow 的欲望阶梯学说

人类在完成作业活动时，如果作业活动的动机还未能充分形成，则治疗对象就可能缺乏进行作业活动的情绪，出现注意力不集中、消极等负面影响，导致作业活动难以高质量完成。如果治疗对象的作业活动动机太强，就可能慌张、焦虑、紧张、极为努力，这些又有另一方向的负面影响，也同样会导致作业活动难以高质量完成。只有在拥有适度的动机下，治疗对象才能集中注意力，保持一定的紧张度与兴奋性，比较好地完成具体的作业活动。

在治疗对象的作业活动的动机不够充足时，可以采用以下措施以达到有关增强动机形成的目的。

1. 选择能够满足治疗对象欲望的作业活动。
2. 明确展示给治疗对象这样做的目的是什么。
3. 选择有可能完成的作业活动。
4. 明确具体地展示给治疗对象有关的治疗目标是什么。
5. 使治疗对象关心作业活动并对作业活动产生兴趣。
6. 使治疗对象能够拥有更多的成功经验。
7. 使治疗对象能够正确地认识成功和失败的原因。
8. 在适当时机要及时对治疗对象进行反馈。

## 二、设定目标

通过设定作业活动的目标，使治疗对象明白治疗性作业活动所能达到的预期效果，也会明白为什么要进行这样的作业活动。治疗对象了解了治疗性作业活动的意义所在，就能促进其内在动机的形成，更加主动地完成作业活动，有利于取得作业活动的治疗效果。

我们在设定临床目标时，往往只重视身体功能方面目标的设定，从而忽视了其他方面目标的设定。Ford 在他的研究结果中把人类的目标从抽象到具体按阶层地进行了分类。在阶层中又分为：情感目标、认识目标、主观构成目标、自我主张社会关系目标、综合社会关系目标、课题目标。表 3－2 以供参考。

**表 3－2　人类的目标分类**

| 关于个人 |
| --- |
| 情感目标（affective goals） |
| 娱乐（entertainment）：做一些散心，消愁解闷的事。避免无聊和精神紧张等心理状态 |
| 平稳（tranquility）：使身心放松，轻松愉快。避免过度精神压力 |
| 幸福（happiness）：体验幸福、喜乐、满足感。避免不满、痛苦的心情 |
| 身体感觉（bodily sensations）：通过身体的感觉、运动和接触等达到满足感。避免由于心情不好而导致的身体不适 |
| 身体健康（physical well-being）：使自己保持身体健康，精力充沛的感觉 |
| 认识目标（cognitive goals） |
| 探究（exploration）：对自己所关心的事物进行探讨，以满足自己的好奇心。避免空虚感 |
| 理解（understanding）：知识的获取，意思的理解。避免误解和困惑的感觉 |
| 智慧的创造性（intellectual creativity）：从事有独创性、奇特想象力的活动。避免循规蹈矩的思考方式 |
| 肯定自我的价值（positive self-evaluations）：维持自信和自身的价值。避免有失败、罪恶、无能的感觉 |
| 主观性构成目标（subjective organization goals） |
| 和谐（unity）：体验与周围的人和环境的和谐与统一性。避免心理上的不协调和无次序的感觉 |
| 超越（transcendence）：选择那些适合自己，但又超出常规的活动。体验活动时的感觉。避免单调无聊的感觉 |
| **关于个人与环境** |
| 自我主张的社会关系目标（self-assertive social relationship goals） |
| 个性（individuality）：感觉到自己不仅有别于他人，又是一个很有特色的人。避免与他人类似或一致 |
| 自己决定（self-determination）：在自己的行为和选择方面体验自由的感觉。避免有压力、制约性、强制性感觉 |
| 优越感（superiority）：从地位、成功等自己的优势方面与他人比较。与他人比较时避免自己的短处 |
| 资源的获得（resource acquisition）：从他人那里得到对自己的认同、援助或建议等。避免社会性的指责或非难 |
| 综合性的社会关系目标（integrative social relationship goals） |
| 相属关系（belongingness）：维持或新建与他人的友谊和交流。避免与社会的隔离和自我孤立 |
| 社会责任（social responsibility）：遵守社会道德规矩，完成应尽的社会义务。避免反社会的非伦理的举动 |
| 公平（equity）：促进公平、平等、正义、互惠性。避免不公平、不正当行为 |
| 资源的提供（resource provision）：向他人提供自己的援助或建议等。避免被误解的单方行为 |
| 课题目标（task goals） |
| 精通（mastery）：对于想做的事要求达到一定的精通、熟练水准。避免无能和凡庸 |
| 课题的创造性（task creativity）：参加那些有创意性的活动（艺术类、工艺美术类等）。避免无创造行为的产生 |
| 管理（management）：维持日常生活的正常次序和体制。避免做事时无次序、非效率、差不多就行的行为 |
| 物资的获得（material gain）：金钱和财产的增加。避免金钱和财产损失 |
| 安全（safety）：身心的平安。避免身体上和精神上受到侵害 |

## 三、作业完成与清醒水平

作业完成与清醒水平之间形成反U字关系，即清醒水平过高、过低均不利于作业活动完成。只有在适宜的清醒水平下，作业活动才能较好地完成。各种作业活动则根据作业活动种类而有不同的适宜清醒水平。需要使用全身参与的力量性作业活动的适宜清醒水平较高，而灵活性作业活动的适宜清醒水平较低。

根据人的担心程度、特点，其适宜清醒水平也不相同。担心程度高的人在低清醒水平下完成作业活动水平高，其清醒水平范围也狭窄；而担心程度低者，在高清醒水平下作业活动完成水平高，其清醒水平范围也广泛。

在发育障碍的感觉整合疗法中，对于因中枢神经系统障碍而导致不能很好地控制清醒水平的治疗对象，就要予以促进刺激或抑制刺激来保证合适的清醒水平，从而有效地完成作业治疗活动。

## 四、选择作业条件

1. 集中学习作业活动与分开学习作业活动　在作业活动学习中，可以采用集中学习法和分开学习法。集中学习是在进行作业活动时，一次全部学习完毕，集中完成作业活动，一气呵成；而分开学习法则是在作业学习中插入休息的环节，分步骤学习作业活动，最后完成作业活动。当然，这需要根据作业活动的种类、可集中学习的程度、可分开间隔学习的情况，来具体决定采用哪一种学习方法为好。一般来说，分开学习法较集中学习法的学习效果要好。不论是体力性作业活动，还是精神性作业活动，都是采用适当休息的学习方法要比一气呵成式的集中学习法的效果要好。在作业治疗活动中，治疗对象的疲劳程度对作业完成的影响也比较大，所以在作业治疗中及时引入休息的分开作业完成法更容易引出作业治疗的效果。在治疗实践中需要根据治疗对象及作业活动的情况，合理地选择作业活动的完成方法，及时恰当地予以指导性干预，从而达到最好的作业活动治疗的效果。

2. 整体学习法与部分学习法　整体学习方法是将作业活动用一次全面学习的方法；分步学习方法是将作业活动按流程分开来学习的方法。

分步学习法可以根据不同划分的学习方式而划分为完全分步学习法、累积分步学习法及反复分步学习法。完全分步学习法是将分为三部分的作业治疗课题按进行的顺序，先学习第一部分，再学习第二部分，其次学习第三部分，最后将三个部分连续完整地完成。累积分步学习法是先学习第一部分，再学习第二部分，将两部分连续进行，然后再学习第三部分，最后予以连续学习，完成作业活动。反复分步学习法是先学习第一部分，充分练习、熟练后，再与第二部分结合学习，充分练习、熟练后，再与第三部分结合学习，最后完成整个作业活动。

治疗对象在学习比较复杂、比较难的部分时，可以利用分步学习方法，这样比较容易学会并完成作业活动。对于完成作业活动能力弱的治疗对象，也可以应用分步学习方法，这样才能比较容易、比较快地完成目的性作业活动。

当然，需要根据治疗对象及作业活动的情况，合理地选择作业活动的完成方法。

## 五、修订与分级

修订（adaptation）与分级（grading）是作业治疗活动中较早就开始使用、使用历史较长的两个概念。修订是为了完成作业活动，去修订作业活动课题、作业活动完成方法及作业环境。分级是将作业活动划分成不同的阶段，按照作业活动进行的阶段顺序逐步进行，最后达到作业活动的目的。具体分级的方法有按照从简单到复杂的顺序划分、从具体到抽象的顺序划分的不同方法。在各个具体级别水平中，也可以同时应用修订课题、方法及环境的办法，以更有利地完成作业活动。

崔欧布莱（Trombly）将修订的步骤经过总结如下：

1. 首先分析作业活动的项目。
2. 分析为什么治疗对象不能完成作业活动的课题。要明确功能受限制的原因是什么。
3. 分析代偿功能受限的原则，分别列举出来。
4. 分析如何才能对具体治疗对象应用这些代偿原则，选择最贴切、简捷的方法。
5. 分析为实现这些解决方法而必需的资源。如何找到，价格如何，能否自己制作。
6. 检查可信任的程度怎么样、耐用的程度怎么样、安全的程度怎么样。
7. 让治疗对象进行充分的练习，以便较好地完成作业活动。

## 六、作业治疗师的基本态度

当治疗对象处于自己要满足自身欲望的状态时，可以有效地提高自身的作业学习效果，更有效地掌握作业活动的完成情况。积极正向的反馈会给治疗对象的作业学习形成积极影响。故作业治疗师要引导治疗对象从消极、被动的态度转变到积极、主动的态度，形成作业学习中的肯定态度，有利于更好地掌握作业活动的要领。作业治疗师与治疗对象之间应该形成互相信赖的关系。

## 七、引导

引导有多种形式，引导说明（guidance）是主要的应用方式，作业治疗师为了治疗对象更好地完成作业学习，利用录像、图片、照片、文字说明等向治疗对象充分介绍作业活动的学习方法及学习意义。通过充分的介绍说明对治疗对象形成动机，积极参加作业活动，取得较好作业治疗效果均有较大的正面影响。可采用多种方式来进行这样的引导，如可以让治疗对象参观并模仿其他人进行作业活动的情况，或作业治疗师做示范给治疗对象看，供其模仿等。具体引导进行作业活动的方法较多，如行为分析学中的语言性命令、示范、身体诱导，社会学习理论中的观摩学习、模仿学习，解决问题学习中的尝试错误、重建知觉等。

## 八、反馈

反馈（feedback）可以分为内反馈与外反馈两种形式。内反馈是通过肌张力及平衡觉、触觉、运动觉、视觉、听觉等感觉运动反馈，连带产生喜悦、欢快等心理情感。外反馈是从本人之外来的反馈。外反馈是治疗对象在进行作业活动中由作业治疗师予以的语言反馈及完成作业的结果所共同构成的。在进行作业治疗活动中，作业治疗师要根据治疗对象的进行情况及时予以充分的反馈，这需要根据治疗对象的情况及作业活动的目的灵活使用。

## 九、具体指导方法

无论治疗对象参加哪一项作业活动，都不能脱离作业治疗师的指导，因为作业治疗师的每一项安排，都是经过周密考虑的，都具有其相应的治疗意义。这也是作业治疗中的作业活动与一般的手工艺等活动的区别所在。虽然作业活动与普通手工艺活动等看起来没有什么两样，但是经过对作业活动及治疗对象都很熟悉的专业作业治疗师的组织安排，就超越了普通作业活动的意义，而且治疗对象进行作业活动的过程必须有作业治疗师的正确指导，才能够正确完成治疗行为。

随着社会的发展和时代的变迁，人们不断地发明和创造出品种繁多、品质优越、制作简单、容易上手并且极富娱乐性的手工艺活动的品种，甚至有相当一部分是已制成的人们所喜闻乐见的手工艺半成品，方便人们制作完成，并且逐渐成为大众休闲、娱乐的工具。然而，作为一种治疗方法，将这些工艺品种和娱乐活动应用于医院和病房，这在以往的医疗机构并不常见，初次接触它的治疗对象或者家属对其产生新奇、不解甚至怀疑的态度都是能够理解的。正因为如此，作业治疗的工作人员首先面临的就是如何让治疗对象理解和认识这种治疗方法，对其充满信心，并且心安理得地接受和积极地参与作业治疗活动。

首先，介绍和说明工作是必不可少的。在临床上，治疗对象不仅由于疾病产生的临床表现各不相同，而且由于生活经历、文化背景等的不同，其性格特点、对事物的理解能力、生活情趣等也是千差万别的，因此，作业治疗师在进行说明和指导的过程中，始终应该在下面几个方面予以充分的注意。

1. 向治疗对象解释、说明　作业治疗师应该向治疗对象详细说明要进行的活动的目的，不仅仅是因为治疗对象具有了解治疗内容的权利，而且只有在治疗对象清楚了自身的疾病状况和障碍所在的前提下，才能明白通过治疗和训练对自己哪些方面的功能会有所帮助，才能够促使治疗对象有意识地在这些方面加以关注。

对于单纯的活动解释起来相对比较容易，对有些作业活动仅仅通过观察，就可以大致了解其进行的过程。比如：对手推砂板磨的作业活动，就很容易能观察出其增强肌肉力量的目的，治疗对象也会比较容易理解和接受；而对于一些创造性的作业活动，如刺绣、编织等制作工艺品的作业活动，在以往的治疗方法中是很少见到的，它们所特有的医疗目的和作用，有时会令治疗对象一时难于理解和接受，所以作业治疗师需要做更加详细、透彻的说明。

另外，如前所述，在某些情况下，不同的治疗对象在做同一种作业活动时，他们的作业目的和所追求的侧重点并不是完全相同的，而针对不同的治疗、训练目的，要求作业治疗师所进行的指导方法和所采取的操作手法也会有所差异，甚至可以改变操作手法或者可能会利用其他不同的工具或材料。所以，这种情况下向治疗对象进行详细的解释和说明就显得更加重要了。

例如：假设作业治疗师为两名治疗对象同样选择采用木工作业活动进行作业治疗，治疗对象甲的主要治疗目的是强化上肢的肌力，治疗对象乙的主要治疗目的是改善上肢的精细动作能力，那么可以设想，虽然他们同样是进行木工作业，但是，为他们所设计的作业过程、制作工艺以及使用的工具、材料等就会有很大的区别。

比如可以为治疗对象甲设计、制作规格偏大的作品，为其提供粗大而且质地较硬的木材，并且指导治疗对象利用上肢进行“锯”木材的动作，通过这种方式收到强化肢体肌力的效果。而为以改善上肢、手的精细动作为主要目的的治疗对象乙所设计的木工作业，在完成具体的作品以及具体进行过程中，可以选择制作小巧的物品，训练的侧重点应该放在如何严格按照设计的尺寸规格、外观以及其他要求来高质量地完成作品，应当对成品的美观和精致程度制定一个比较高的标准，促使并要求治疗对象在制作过程中尽可能地精心、细致，以达到提高手指精细动作能力的目的。

作业治疗师针对操作方法、制作过程向治疗对象进行说明时，可以在利用语言描述的同时进行动作示范，这样更有利于治疗对象的理解。尤其对年长、认知能力障碍的患者，需要采用各种方法，不厌其烦地反复说明，直至完全理解。而且，对治疗对象操作过程中的每个环节要仔细观察，随时纠正不良行为和动作。

进行说明、解释工作时，尽可能使用日常使用的词汇和患者容易理解的语言，避免过多地使用医学专业术语。比如：应避免使用诸如“伸展肘关节”、“外展手指”一类的语言，而应使用类似“伸直胳膊”、“张开手指”这样容易理解的说法。

2. 准备工作　作业治疗师必须充分做好开始进行作业活动的准备工作。从作业活动场所的选择、操作时的姿势和肢体位置的确定，到各类器材、工具、材料、消耗品等物品的准备，都应考虑周全。

决定作业活动场所的时候，要充分考虑治疗对象的状况和作业活动的特点，做出适当的选择。比如应该考虑到安全问题。

作业活动时采取的姿势、肢体位置，应该结合治疗对象的功能和训练所要达到的目的两方面的需求来决定。

在准备活动中所使用的物品时，要做出多方面的考虑，因人而异。对于某些治疗对象，必须将所使用的物品准备齐全，尤其对思维容易出现混乱、精力集中能力较差的患者，必须注意避免出现由于用物准备不齐，治疗对象在操作过程中需要寻找甚至离座去拿取的情况，因为这样可能会分散治疗对象的注意力，阻碍作业活动的进程，进而影响治疗和训练效果。对于另外一些治疗对象，有时需要刻意遗漏某些必备的物品，在治疗对象进行作业活动的过程中设置一定的障碍，目的是为了训练治疗对象独立思考问题和解决问题以及独立动手的能力，培养治疗对象按照正常顺序进行工作的习惯，有时也会是为了通过观察治疗对象从坐位离开并回到原坐位的一系列动作，考察治疗对象的移动能力。作为治疗、训练的一部分，作业活动过程的每个环节都需要作业治疗师进行细致入微的思考和精心的准备。

另外，根据一些作业活动的特点，如油漆会产生特殊气味或者如瓷片工艺在敲击过程中可能崩裂以及如木工工具容易引起外伤等情况，应该准备口罩、防护眼镜和手套等，防止在作业过程中造成不必要的伤害。

3. 确保安全的事项

（1）是否需要绝对安静的场所。

（2）是否需要足够宽敞的场所。

（3）作业活动是否产生特殊气味而需要通风的场所。

（4）容易污染地面、桌面的活动注意铺垫。

（5）如何考虑保暖方面的要求。

（6）噪声大的作业活动则要注意尽量与其他治疗对象分开。

4. 及时调整作业时间和作业强度　在作业活动进行的过程当中和每次作业活动之后，应该及时通过观察表情、动作以及询问等方法，了解治疗对象的机体及心理反应，判断作业活动的强度是否合适，如是否有疲劳过度等身体不适或者训练强度不足的现象发生，并且要根据具体情况及时调整作业时间和作业强度。

避免治疗对象由于过于热衷于某一项作业活动，造成疲劳过度而引起身体不适甚至影响身体功能的恢复。如果发现异常迹象，应该及时对作业活动的时间加以调整，控制治疗对象接触该项活动的时间。比如，在每45～60 min的一次治疗时间中，仅仅让治疗对象用其中1/2的时间进行该项作业活动，而其余的1/2时间则由作业治疗师灵活掌握，采用其他的治疗方法，或者采用隔日进行操作的方法。

（佟京平　陈立嘉）

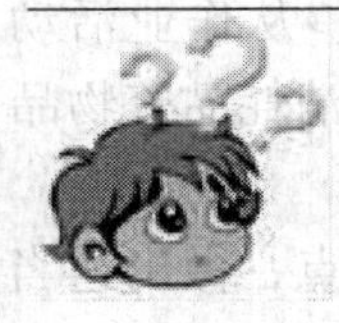

**思考题**

1. 解释作业学习具体内容。
2. 作业指导具体内容有哪些？

# 第四章　作业活动的应用

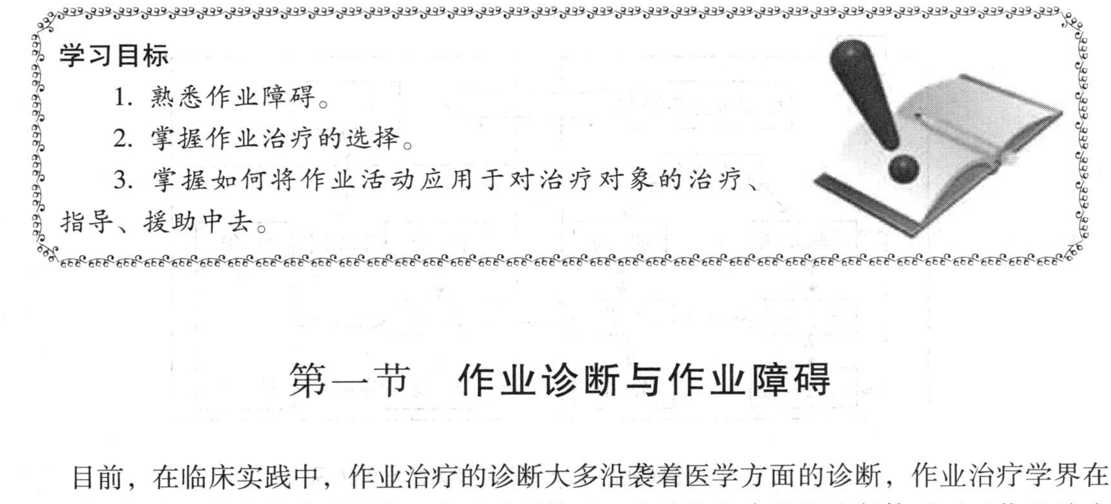

**学习目标**

1. 熟悉作业障碍。
2. 掌握作业治疗的选择。
3. 掌握如何将作业活动应用于对治疗对象的治疗、指导、援助中去。

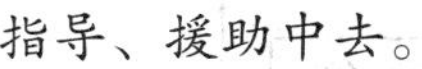

## 第一节　作业诊断与作业障碍

目前，在临床实践中，作业治疗的诊断大多沿袭着医学方面的诊断，作业治疗学界在试图建立起属于作业治疗学的作业障碍诊断体系。有关作业障碍的诊断体系对于作业治疗的实践活动是不可或缺的，通过确认服务对象的作业障碍情况，就能确认作业治疗的治疗对象的具体问题，从而有利于治疗对象克服障碍，重新回归工作与社会。

在作业治疗活动中，治疗者应该以对待正常人的观点去对待治疗对象，即在治疗实践中将治疗对象视作一个具有生物方面特点、社会方面特点、心理方面特点的人来对待。治疗对象进行的作业活动可以体现治疗对象的各方面特点。所以，要在作业治疗实践中，从作业活动的障碍情况来看待其功能障碍情况，以便形成有关的作业诊断体系。

美国作业治疗协会 1999 年总结发表了《国际损伤、残疾和障碍分类》第二版（ICIDH－2，International Classification of Impairment，Disability and Handicap－2），后来世界卫生组织将《国际损伤、残疾和障碍分类》第二版正式命名为《国际功能、残疾和健康分类》（ICF，International Classification of Function，Disability and Health）。目前这一体系已被康复界广泛应用。作业治疗学界同样对《国际功能、残疾和健康分类》非常重视。

对于国际疾病与残疾分类中的疾病或不适，在作业治疗中将其理解为生物学方面、认知方面、心理方面、社会方面的能力不适。作业治疗采用治疗或重建的介入方式。

对于功能障碍，作业治疗将其理解为完成要素的障碍。作业治疗采用治疗或重建的介入方式。

对于活动局限，作业治疗将其理解为完成范围的局限。作业治疗采用代偿或修订的介入方式。

对于参与限制，作业治疗将其理解为完成背景及作用的限制。作业治疗采用代偿或修订、支持性服务、维护的介入方式。

影响作业完成的因素（完成要素水平的障碍）大体上可分为：人、作业环境、课题等三大部分。人是完成作业活动的主体，而主体（患者）的作业动机则是驱动作业行为的重要因素之一。人是由各种组织、器官、系统组成，如果某个组织、系统发生病变或障碍，也会影响到其他组织系统，影响到作业的完成。图 4－1、图 4－2、图 4－3 介绍了作业完成构成要素和要素之间的关系。

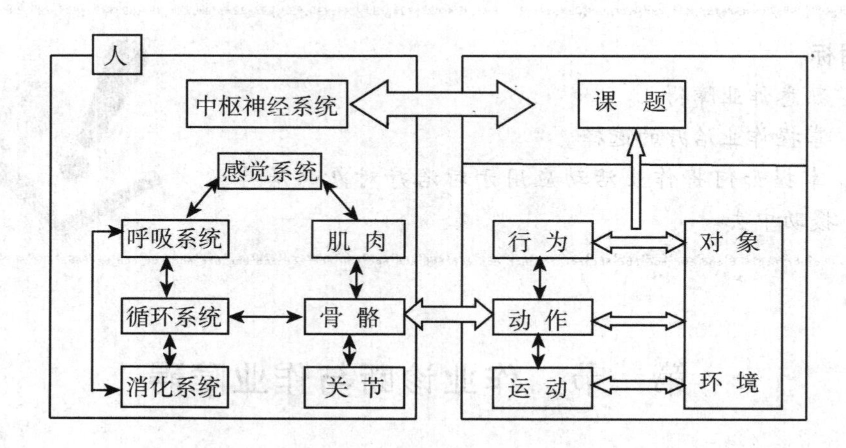


**图 4－1　作业完成构成要素和要素之间的关系**

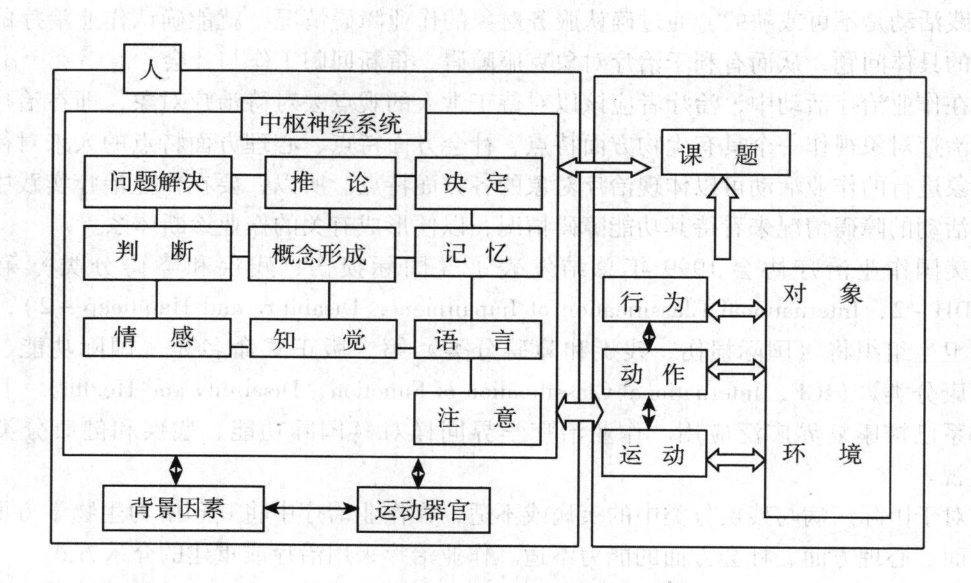


**图 4－2　思考与作业活动的关系**

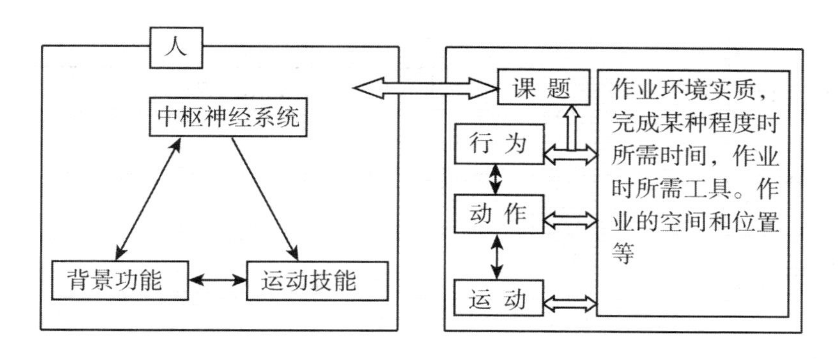


图4－3　作业环境与作业活动的关系

# 第二节　应用分类

可以按作业治疗的临床应用方式将作业治疗划分为评定的作业活动方面、治疗的作业活动方面、学习对象的作业活动方面及参加社会的作业活动方面。

## 一、用于评定

在作业治疗的开创早期，从事作业治疗的先驱们就陆续开创了许多作业治疗中的评定方法。随着作业活动治疗的不断实践与进步，理论体系不断建立与完善，作业治疗的评定方法也在逐渐发展、壮大、完善，并且随着各种作业评定方法在作业治疗教育及临床中的不断应用，有关作业活动评定的方法不断完善起来。今后，随着作业治疗的进一步完善和发展，更加合理、更加完善的评定方法也将会不断涌现出来。

目前较为先进的评定体系有基于作业完成模式理论的评定、人作业模式理论的加拿大作业完成评定（Canadian occupational performance measure，COPM）、运动与操作技能评定（assessment of motor and process skills，AMPS）。评定项目见表4－1。

表4－1　AMPS的评定项目

| 评定项目 | 具体内容 |
|---|---|
| 知觉运动技能 | |
| 稳定（stabilizes） | |
| 对线（alignments） | |
| 位置（positions） | |
| 步行（walks） | |
| 够取（reaches） | |
| 屈身（bends） | |
| 协调（coordinates） | |
| 操作（manipulates） | |
| 流动（flows） | |

（续表）

| 评定项目 | 具体内容 |
| --- | --- |
| 移动（moves） | |
| 搬运（transports） | |
| 拎起（lifts） | |
| 测定（calibrates） | |
| 握住（grips） | |
| 耐力（endures） | |
| 速度（paces） | |
| 操作处理技能 | |
| 速度（paces） | |
| 注意（attends） | |
| 选择（chooses） | |
| 使用（uses） | |
| 处理（handles） | |
| 留意（heeds） | |
| 询问（inquires） | |
| 开始（initiates） | |
| 继续（continues） | |
| 顺序（sequences） | |
| 结束（terminates） | |
| 搜索/配置（searches/locates） | |
| 收集（gathers） | |
| 整理（organizes） | |
| 收拾（restores） | |
| 指引出路（navigates） | |
| 注意/反应（notices/responses） | |
| 适应（caccommodates） | |
| 调整（adjusts） | |
| 利益（benefits） | |

前面已提到，加拿大作业完成评定是在 M. Law 主持下开发的，是在加拿大作业完成理论基础上形成的，在加拿大作业治疗界得到了广泛应用，目前也受到其他国家作业治疗学界的关注。治疗对象就自我照顾、工作、休闲领域作业的完成程度及满意程度予以主观评定，由作业治疗师与治疗对象决定有关作业治疗问题，并进一步评定与作业完成有关的因素与环境，建立起作业治疗计划，基于作业完成问题，治疗师与治疗对象一起决定作业治疗的目标，确定下次评定日期，进行作业治疗实践，探索作业完成的有关问题，对已达

到的作业完成问题予以再评定，共同决定是终止治疗还是有新的作业完成问题要进行治疗，或者进行随诊。这个评定体系的特点在于治疗师与治疗对象共同拥有基础信息，共同进退。

运动与操作技能评定发表于1997年，是在费舍尔（A. G. Fisher）主持下开发的，是基于人作业模式理论建立起来的。目前已在作业治疗领域得到广泛应用。具体有知觉运动技能评定项目16项、操作处理技能项目20项。具体由7个日常生活活动课题、56个基础日常生活活动课题组成，共63个课题。治疗对象从中选择2～3个适合自己能力并且感到熟悉的课题，应该是在熟悉的环境下可以完成的课题。

## 二、用于治疗

从作业治疗的创建时期开始，人类就在不断地应用作业活动进行治疗活动。在作业治疗发展的历史过程中，一度受到还原主义的影响，丧失了作业的目的、意义、效果、主动参与及全身心投入等的特点，而且过于注重机体的部分功能，形成丧失作业治疗的自我特性的危机。虽然作业治疗学界认识到了自己的问题所在，并且重新构建了有关理论基础，但是在作业治疗的实践活动中，仍有许多有待改进之处。

按照美国作业治疗协会的观点，对疾病或不适的作业治疗的介入方式是治疗或重建，对功能障碍水平的作业治疗介入方式也是治疗或重建。

治疗师在进行作业治疗之前，首先要进行作业治疗的有关评定，这可以应用生物力学的方法、精神分析的方法、感觉整合的方法、神经发育学的治疗方法、人作业模式的分析方法等，来全面分析评定治疗对象的功能障碍情况，有针对性地提出治疗措施。

## 三、用于学习

按照美国作业治疗协会的观点，对活动局限的作业治疗介入方式是代偿或修订。也就是对于因为完成要素的治疗或重建困难而使作业活动的种类、持久性、质量方面受到限制的治疗对象，要将其在作业完成模式的活动作为学习对象来进行作业治疗。例如：不能完成穿衣活动的治疗对象可以直接学习穿衣，可以用自助具等代偿、辅助穿衣动作，将运动学习理论应用在技能训练中。

目前在作业治疗的临床实践中，学习对象的作业活动主要用于日常生活活动的指导方面，今后会逐渐扩大到游戏与休闲活动中去。

## 四、用于参与社会

按照美国作业治疗协会的观点，对参与限制的作业治疗介入方式是代偿或修订、支持性服务及维护。治疗对象在参与的种类、持久性、质量方面受到限制时，展开作业活动治疗时就要充分考虑到作业完成模式的时间背景与环境因素，如年龄、发育阶段、生活史及障碍史等，也要充分考虑到治疗对象的承受能力。

具体可以采用角色游戏来学习角色作用、用游戏的方式学习处理人际关系等作业活动进行治疗。

## 第三节 作业治疗的选择和治疗性应用的新观点

### 一、基本出发点

根据作业治疗流程的规定，首先应对治疗对象的身体功能方面、精神方面等进行全面的检查和评定，然后才能够对评定的结果进行深入的分析和研究，从而确定治疗对象的主要问题点，然后再结合治疗对象的身体功能、心理状态、社会状况、职业经历、文化程度及经济状况等各方面的信息，综合设立作业治疗的长期目标，并据此确立康复治疗中的作业治疗的治疗计划，同时，根据治疗进程，一步步地确定作业治疗的短期目标，并且确定具体的治疗项目，以逐步积累治疗成果，从而达到总的治疗目标。

在选择具体的治疗项目时，治疗者应充分利用所掌握的各种作业活动特点的相关知识，结合治疗对象的具体情况和具体的治疗目标，精心设计治疗方案。

在作业治疗的治疗项目和手段中，有大量可供选择的作业活动项目，需要由治疗者根据治疗对象的精神方面和身体功能方面的水平、所需要达到的目的以及治疗对象的主观愿望、爱好等各方面的具体情况，进行综合性分析、研究之后，才能决定下来。而且，经过一定时间的治疗、训练后，需要对治疗对象重新进行进一步的检查和评定，以确认所选择的治疗项目对治疗对象的有效情况，并且及时作出有关的治疗调整，确保治疗效果。

作业治疗工作的中心思想是通过治疗对象进行各种作业活动，最大限度地维持、改善治疗对象身体、精神两方面的功能，帮助治疗对象接近生活，为治疗对象回归家庭和社会创造各方面的条件和给予全方位的服务。治疗对象能否得到最佳的治疗效果，主要取决于治疗者能否为每个治疗对象选择恰当的作业活动和治疗项目。

这样，如何确定治疗手段和活动项目就成为治疗者的重要课题之一。在进行这项工作以前，治疗者必须首先明确以下两个基本条件和要求：首先，所选择的作业活动必须对提高治疗对象身体或精神功能有一定的帮助。另一方面，要求在确定治疗项目和活动内容之前，必须得到治疗对象的理解和配合，诱发治疗对象的主观能动性，从而最大限度地收到疗效。

### 二、全面考虑

除了以上两个基本条件以外，在确定治疗的手段和活动的项目时，治疗者必须全面考虑，综合各方面的情况，所以还应该考虑以下几个方面的因素：

首先，必须对治疗对象有全面的了解和认识。其中包括治疗对象的年龄、性别、身体及精神损伤和残疾的程度、个人需求、认知能力、智能水平、心理情绪状态等，还包括治疗对象的社会性、文化性、职业性的背景以及治疗对象的兴趣、爱好，这些内容都对选择恰当的作业活动有很大帮助。

其次，必须充分明确治疗对象的治疗目标。确认通过进行所选择的作业活动所能够获得的效果是否与治疗对象的治疗目标一致，或者是对其目标起作用、有帮助，并且要具体化。

比如，要确认该项作业活动是主要针对身体功能还是精神功能，是针对全身功能还是部分功能，是针对上肢功能还是下肢功能，是主要练习坐位平衡能力还是提高身体耐力或者是提高上肢的控制能力等，必须有明确、具体的目标。当然，同一种作业活动可以同时包含着多种作用和目的；同样，为达到同一个目的会有多种作业活动可供选择。甚至，即便是同一种作业活动，不同的治疗对象也可以有不同的治疗目的或者治疗、训练的侧重点，而且，通过调整作业姿势或者采用不同的肢体位置等方法，也可以收到不同的治疗效果。

第三，治疗者自身必须对各种作业活动有充分的了解，明确每项作业活动所能达到的主要目的，训练的侧重点，对身体功能及精神功能的要求，包括躯体、肢体位置、关节活动、抓握能力和对问题的理解能力、精神集中的程度、工具材料的使用方法、操作的难易程度等多方面的内容。

第四，治疗者必须掌握各种作业活动的操作程序、作品的制作步骤和具体的操作方法。充分了解操作过程中可能遇到的困难以及最容易出现问题的环节，必要时事先准备好解决问题的方案，并根据治疗对象的具体情况，设计出可能替代的动作或者可以代偿的方法以及工具等，以便在关键环节对治疗对象给予特殊、重点的指导。为此，治疗者本身应该亲自操作，掌握活动的全过程，体会作业活动中每一个程序、每一个环节的特点，对精神及身体功能以及理解能力、技巧、技能的要求，明确每个步骤的注意事项。只有这样，才能有目的、有目标地进行选择并有效得法地进行指导。

另外，最好准备 3 ~4 个同类或者目的、性质比较接近的活动，用以提供给治疗对象，使治疗对象能够根据自己的兴趣、爱好进行选择，最大限度地调动治疗对象参与的积极性，提高治疗对象的训练欲望和获得良好的效果。如果不能得到治疗对象的理解、配合和合作，任何作业活动都不能收到预期的治疗效果。

最后，要对治疗对象的动手能力加以预测，并据此选择难易适中的作业项目：既不能过于困难，使治疗对象由于操作过于吃力而产生畏难情绪甚至丧失信心，影响参加训练的欲望；也不能过于简单，使治疗对象体会不到创造的乐趣和成功的喜悦，这同样会影响治疗对象的参与热情和康复信心。因此，要精心准备和选择，使治疗对象能够充分体会到经过一定努力而达到目标的成就感，从而树立信心，坚定康复的信念。

## 三、治疗性应用的新观点

作业的治疗应用是作业治疗中的中心问题。如何在治疗实践中应用作业活动关系着作业治疗学的命运。作业治疗的应用问题仍处于不断研究发展的过程中，新的观点在不断地提出来。为了使作业治疗学不断发展，就要从基础做起，解决不了基本问题，就解决不了自身的发展方向。

（陈小梅、佟京平）

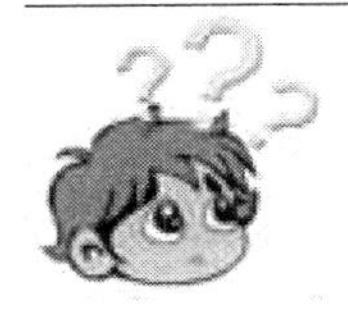

**思考题**

1. 解释作业障碍。
2. 如何进行作业治疗的选择？

# 第五章　作业活动介绍

**学习目标**

1. 掌握手工艺作业活动。
2. 掌握运动性作业活动。
3. 掌握娱乐性作业活动。

作业治疗运用多种作业活动对治疗对象进行治疗。治疗对象通过对作品的认识，对操作过程的了解，对各种器材、工具和材料的利用，制作出作品，达到提高精神能力和身体能力的目的。那么，作业活动品种繁多，治疗对象的临床表现各不相同，究竟哪种类型的活动适合哪一种治疗对象呢？这是进行治疗前必须明确的问题，因此，治疗者不但要熟悉并掌握治疗对象的障碍表现及其原因所在，了解障碍恢复的机制与过程，还必须掌握各种作业活动的特点和性质、主要功效以及适合的人群等。只有这样，才能为不同的治疗对象有的放矢地选择最有效的治疗方法和手段，达到作业治疗的治疗目的，提高治疗对象的生活质量。

作业治疗的突出特点是利用作业活动进行具体的治疗。能够应用在作业治疗方面的作业活动可以说是数不胜数，但如何能熟练地将不同的作业活动有效地运用于作业治疗方面，关键取决于治疗者是否具备作业活动的基础知识、作业治疗的综合知识以及热情服务的敬业精神。

本章着重介绍一些比较具有代表性的、相对比较容易应用于作业治疗的作业活动，其中包括国外医疗机构中的作业治疗科室经常使用的作业活动项目，也有一些我国传统的、民间特有的工艺制作的项目。将这些作业活动的有关内容提供给大家，作为今后进行作业治疗时的参考。本章的有关内容基本上是按照工艺活动简介、所需要的工具材料、具体制作过程、作业所需的环境、作业活动者必须具备的条件以及有关的注意事项等几方面，将每一种作业活动进行具体详细的介绍。由于在本套教材中的《日常生活技能与环境改造》（作业治疗专业）一书中有专门介绍日常生活活动的内容，所以在本书中，主要是介绍除了日常生活活动以外的、作业治疗中经常应用的一些作业活动。主要阐述作业活动的特点与过程，使读者充分熟悉这些作业活动，为以后开展作业治疗方面的工作奠定初步基础。

# 第一节 手工艺性作业活动

## 一、皮革

### （一）特点介绍

皮革工艺是指利用切割、贴合、缝制、打磨、染色等技法，对皮革材料进行加工，制作成工艺装饰品、日常用品的手工艺活动。

皮革材料是动物的皮肤经过一种被称为鞣制的防止腐败的处理过程而形成的。鞣制主要分为植物鞣法和铬鞣法两种。植物鞣法的皮革不容易伸展、比较坚固，具有独特的可塑性，容易有伤痕，但是使用习惯之后，就会和纹理融合。它的表面呈现肤色，并具有光照后颜色就会变化的特质。铬鞣的皮革非常柔软、有弹性，不易有伤痕，耐热度也很高。它的表面呈现灰色，所以染色润饰的情况很多。另外，皮革也有牛皮、猪皮、羊皮等种类之分，即使是同一个动物，不同部位的皮革也各不相同，它们在质地上也有软硬程度（强度）、厚度的区别，所以在制作时，可以根据作品的用途、制作过程使用的方法而选择不同的皮革材料。例如，适合手缝或编织缝制的皮革有马鞍皮、油牛皮、铬鞣皮，而适合染色的皮革就必须选择颜色浅、水分吸收力强、含油量少的皮革如植物鞣制的单蜡皮。

皮革工艺拥有各式各样的程序，也有各式各样的技术。即使是进行相同的工作，根据使用的工具不同，作业方法也会不同。即使是相同的工作，只要制作方法有一点不同，做出来的作品也会出现差异。此外，加入制作者所特有的方法的情况也很多。

但是，所有的技术都有一定的基础，皮革工艺的工作大致上可分为“切割皮革”、“贴合皮革”、“缝制皮革”和“打磨皮革”这几个程序。以这些基础为出发点，找出自己特有的制作方法，这可以说是皮革工艺的乐趣。

### （二）作品展示

如图 5－1 所示皮革工艺作品。

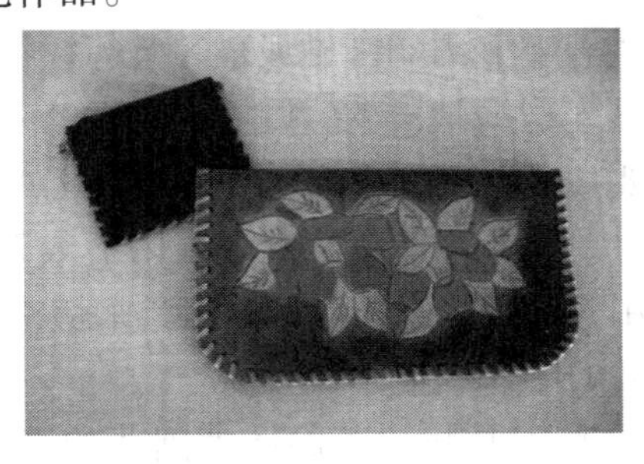

**图 5－1 皮革工艺作品**

### （三）工具和材料

1. 工具 有橡胶垫板、牛皮刀、剪刀、木槌、印钉工具一套。皮革工艺的印钉工具有打孔器、纸、笔、图案书、胶水类、小盆、调色盘、胶皮手套、海绵、颜料、毛笔等。

如图 5－2 所示皮革工艺中的印钉工具。

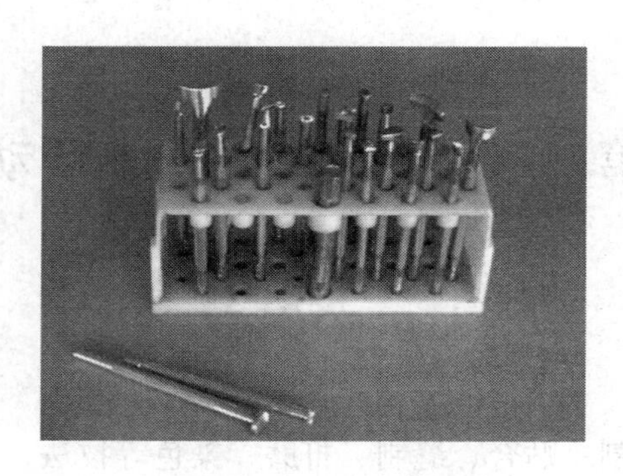

图 5－2 印钉工具

2. 材料 牛皮、3mm 宽的编结用皮带等。

**（四）制作过程**

1. 制作适当的纸型 纸型可以说是皮革工艺最重要的部分，是作品设计的基础，若是纸型的形状或尺寸有错误，作品就无法完成。简单来说，纸型制作就是将描绘在纸上的图案切割下来。下面介绍制作漂亮纸型的要领：

（1）取得纸型基础图案。可以根据自己要完成的作品设计，也可以直接从纸型集中选取。

（2）将成为基础的图案贴在厚纸上。贴合时最好使用橡皮胶，因为使用水性胶容易使纸张出现伸展或收缩问题。

（3）裁出和厚纸贴合的图案。为保证纸型的切口平滑，切割时最好使用替刃式裁刀或美工刀，长直线可以使用曲尺，保证线条平直。

（4）确认切割出来的纸型。先用纸型组装作品，确认是否有缺少的部分，或是大小有没有错误等。

2. 将纸型描绘在皮革上 将纸型的轮廓描绘在皮革上的画线工作，是最初接触皮革的工作。这个步骤看似简单，但是因为要考虑到皮革的上下和弯曲的方向，还要确认纸型和皮革的哪个地方相称并决定位置，所以，需要彻底了解皮革材料，并思考皮革的使用方法。

（1）若是植物鞣法鞣制的皮革，需用圆锥或描写笔等针状的工具在光滑面上做记号。

（2）若是铬鞣法鞣制的皮革，质地柔软，则需要用银笔来画线。银笔一旦描绘之后就无法消掉，所以剪裁的时候要切割在银笔画的线的内侧，这样银笔的线条就会消失。

3. 剪裁 皮革的剪裁必须慎重进行。因为一旦用了裁刀，皮革就无法恢复原状了，所以必须记住正确的刀具使用方法，以及灵活运用刀具来切割出漂亮的配件。皮革的切割主要分使用皮革裁刀或美工刀的方法。

4. 削薄 所谓削薄，就是用刀具将皮革的厚度削薄的工作。削薄可以减少皮革和皮革贴合地方的厚度，或减少折叠起来地方的厚度，削薄反折部分还可以使反折起来更容易。削薄可以分为全削、斜削、段削和中削。斜削主要用于重叠并缝制皮革时，可以抑制皮革重叠时的厚度；段削主要在反折边缘时使用，可以抑制皮革反折时的厚度；中削主要用于制造折线时增加皮革的柔软性。

5. 粗糙面与毛边的润饰 粗糙面的处理主要是应用背面处理剂来抑制起毛。具体方法是用上胶片将适量的背面处理剂涂抹在皮革粗糙面，再用玻璃板等工具来摩擦进行润饰工作。毛边的处理要先用削边器削掉表面和粗糙面的边缘，再用研磨片磨成形之后，涂上背面处理剂来进行打磨工作。

6. 皮革的黏合　缝制皮革之前，需要先将缝合部分黏合起来。用于黏合皮革的黏合剂有好几种，使用方法和特性也各不相同。另外，黏合剂的涂抹厚度也需要注意。

最基本的是代表醋酸乙烯酯类黏合剂的白胶100号。因为醋酸乙烯酯类黏合剂干燥了之后就无法黏合，所以需要快速地完成工作。又因为是在干燥之前就进行黏合，所以在黏合之后还可以调整位置。代表合成橡胶类黏合剂的快干胶，是在半干状态下进行黏合工作的。因为贴合之后就无法移动位置，所以需要注意位置的决定。天然橡胶类黏合剂是干燥之后才进行黏合工作。天然橡胶类黏合剂和合成橡胶类黏合剂相同，黏合之后就很难修正位置。所有的黏合剂都是在贴合之后，再用滚轮等工具让配件紧密地黏合起来。

7. 缝制　皮革的缝制工作是要先用菱斩钻出缝线孔，再将缝线穿过缝线孔来进行的工作。使用在缝制上的缝线大致上分两种：一种是麻线，一种是代表尼龙线的SINEW线。为了顺畅地将缝线穿过皮革，还需要在缝线上进行“涂蜡”的工作，不过市面上的尼龙线几乎都是涂好蜡的。

8. 钻孔　钻孔是安装金属零件前必须进行的工作。在皮革上钻孔的工具有丸斩、皮带斩、平锥等。一旦在皮革上钻孔，就无法恢复原状了，所以钻孔的工作，首先要找出正确的位置，并在正确的位置上做记号。同时钻孔后，在安装金属零件的时候，也要配合金属零件的种类或尺寸。

9. 固定金属零件　金属零件在固定口袋与盖口、安装链子时是不可或缺的。在皮革上安装金属零件，除了可以当做装饰，也可以在作品上添加新的功能与展示原创性。

10. 在皮革上雕刻图案　使用旋转刻刀表现出各式各样的线条来描绘图案，再在皮革上表现出来。具体的步骤如下：

（1）在描图纸上进行描绘工作。

（2）将描绘下来的图案叠在皮革上，接着将图案临摹到皮革上。

（3）以图案为基础进行切割工作。

11. 打印工作　打印工作是灵活运用被称为印花工具的带有花纹的打印工具尖端的形状来描绘图案和表现花纹的装饰技术。下面以网格印花为例介绍打印方法：

（1）贴上防伸展内里，并濡湿皮革整体。

（2）画出边线与基准线来进行切割工作。

（3）用打边印花在边线上制造立体感。

（4）从基准线开始敲打网格花纹。

（5）在全部的边缘打上边框印花。

12. 染色与润饰　使用相同皮革、相同纸型所制作出来的作品，一旦颜色不同，就可以呈现出完全不同的风格。另外，有制作皮雕的作品如果也染色，就可以让图案呈现出更突出的立体感，也可以产生强调阴影的效果。染色的顺序在作品制作上，是裁切皮革前后所进行的工作，所以在作品制作时，请当做是缝合前或贴合前的工作，再各自插进制作程序中。

### （五）作业所需环境

皮革工艺的制作过程涉及纸型的制作、画线、切割、削薄、粗糙面与毛边的润饰、皮革的贴合、缝制或编织、钻孔、金属零件的固定、皮雕以及染色与润饰等诸多工序，需要相对安静的环境、充足的光线，并能够放置皮革工艺各种操作器材的相对宽敞的空间，那样作业活动者才不至于受外界过度影响，静下心去创作，从而制作出精美的工艺品。

### （六）作业活动者应具备的条件

皮革工艺没有性别限制，适合不同年龄段的人群，以及各种类别、性质、特点的治疗对象。

在制作皮革工艺的过程中，对作业活动者的上肢功能，尤其是手眼协调和双手的协调以及手指的精细动作能力要求比较高，当然，还需要作业活动者能够保持作业姿势，并且有充沛的体力和耐力。

### （七）注意事项

1. 本项工艺的制作程序较为复杂，所需要的工具、材料比较多，所以在进行这项作业活动之前，需要做细致的准备工作。在作业活动的过程中，对于针、印钉等细小的物品和贵重的物品都要妥善保管。

2. 由于有刀、剪等带利刃的工具，所以必须注意保管及保证使用中的安全，尤其是对动作不稳定的治疗对象要特别加以小心监护。

3. 为减少在刻印皮革时发出的噪声，必要时可以在橡胶垫板的下方再铺垫一层棉垫或绒垫。

4. 在黏合两层皮革的边缘时，黏合剂不能涂抹过多，而且要注意只能沿边缘涂抹，不能超过距离边缘的4mm处，要避免使两层皮革的黏合面积过大。

5. 在皮革上用木槌敲击印钉时，所使用的力量要保持适度，用力过大会使皮革产生破损，用力不足会使图案痕迹不清晰甚至逐渐消失掉。

6. 清洗用的丙酮属有毒物质，对这些化学制剂要谨慎对待。

### （八）人体功能的开发与利用

皮革工艺活动相对较为简单、易于开展，可以有效地应用到作业治疗的实践当中去。

1. 身体方面　皮革工艺活动中手握木槌叩击印钉的动作，可以加强手指的屈曲力量，固定印钉的手指的握持能力也可得到相应的改善，也有助于改善手眼协调能力。如果是患手握槌，健手握钉，使用双手同时完成动作，如此反复进行，动作能力可以得到提高。用针、皮线缝边，有助于改善手眼协调能力及手指的灵活性。在进行皮革工艺活动时，一般是长时间处在坐位下进行作业活动，有助于改善身体的坐位耐力。

2. 精神方面　决定物品的造型和颜色，可以改善作业活动者的策划能力及决定能力。长时间的反复作业活动，会训练作业活动者的耐心，提高集中注意的能力。决定使用哪种印钉制作出哪种图案，使用什么样的颜色等，可以改善作业活动者的创造力及应用能力。反复操作可以消除作业活动者的攻击意念。当作业活动者终于能完成自己的作品时，会从中得到极大的满足感与喜悦感，有助于改善其精神状态、稳定情绪。

## 二、编织

### （一）特点介绍

手工编织工艺的起源，可以追溯到远古时代人类的渔网编织，从那以后逐渐发展成家庭的手工业活动。随着人类社会的不断发展，人类文明的不断进步，手工编织的技术水平也在不断提高，产品的用途也越来越广泛，逐渐发展成现在大家所熟悉的手工编织工艺。手工编织工艺与人们的生活密切相关，所制作出的作品也具有很高的艺术价值和实用价值。在现实生活中，人们不难看到：几乎每人都有几件甚至几十件手工编织毛衣 、手工编织围巾、手工编织帽子、手工编织拖鞋，就是说，手工编织广泛而普遍地应用在日常生活中。

这里对手工“编织”和手工“钩织”两种方法进行具体的介绍。

### （二）作品展示

1. “编织”作品　如图5－3所示编织作品（毛衣类）。

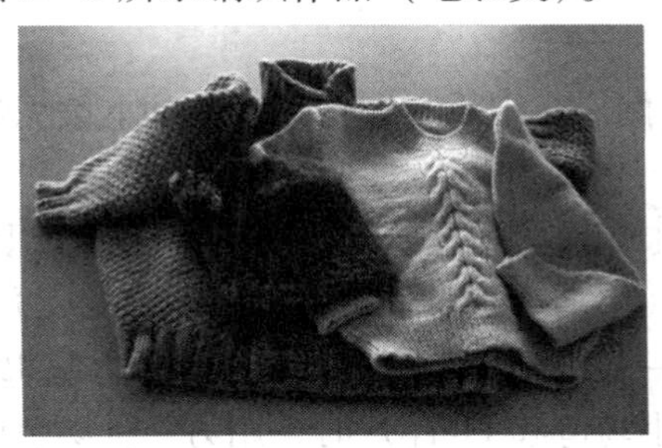

图5－3　编织作品（毛衣）

2. “钩织”作品　如图5－4所示钩织作品（帽子）。

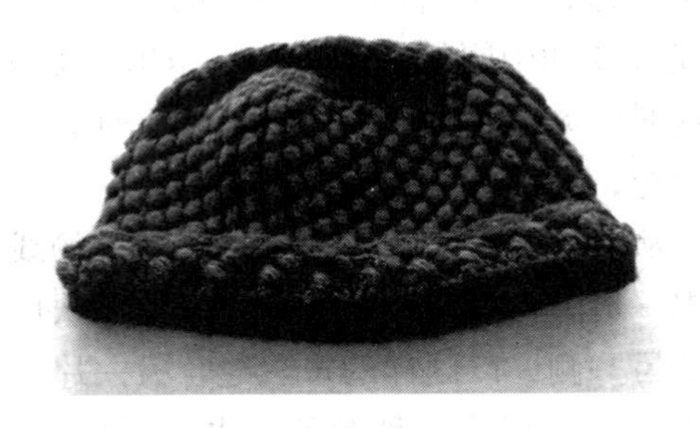

图5－4　钩织作品（帽子）

### （三）基本针法简介

1. “编织”的基本针法　如图5－5所示编织的基本针法。

下针

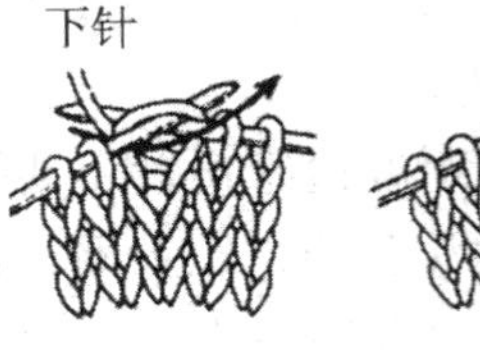

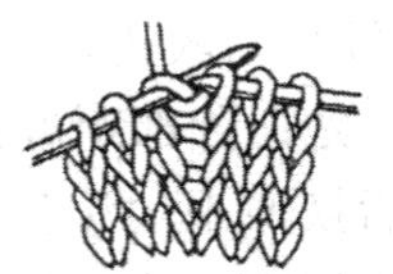

上针

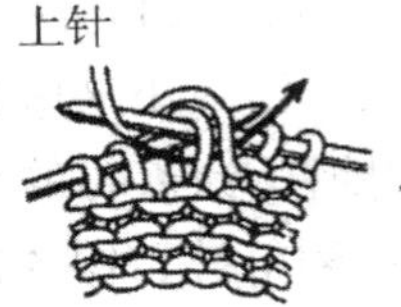

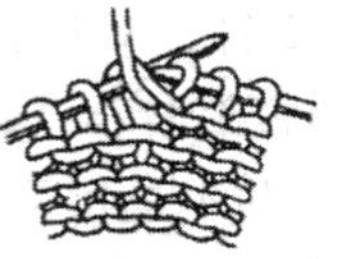

图5－5　编织的基本针法

2. “钩织”的基本针法　如图 5－6 所示钩织的基本针法。

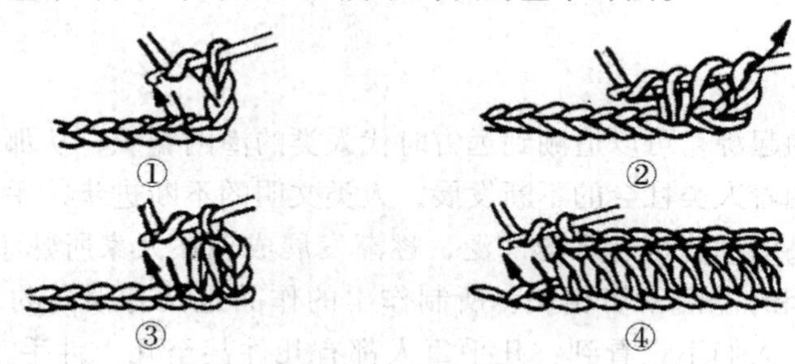


图 5－6　钩织的基本针法

**（四）工具和材料**

1. 工具　毛衣棒针（各种型号）、缝毛线针、钩针（各种型号）、剪刀、卷尺、钩织与编织花样的参考图书等。

2. 材料　各色及各类的丝线、各色及各类的毛线、纽扣、装饰用品（如亮珠、亮片等）。

**（五）制作过程**

下面以编织毛线乌龟为例，介绍手工编织工艺的基本编织过程。

整个过程大概分五步。

1. 背部　背部由三片组成，先织哪片都行，两边的两片织法一样。大约需三两线。

中间片织法：起 19 针（小乌龟起 11 针）开始织平针，再从两边数 4 针处（小乌龟 2 针），隔一行分别加 1 针，一直加到针数为 31 针（小乌龟起 19 针）时开始减针，位置和加针时一样。减至 19 针（小乌龟起 11 针）时，用另一种颜色的线织出一道反针，然后再开始加针，和前面说的一样，重复 3 次，共四个小块。

两边两片的织法：起 19 针（小乌龟起 11 针），织平针，从左边起 3 针处开始加针，隔一行加 2 针（注意是只加一边，要织出一个三角形的），直到 19 针（小乌龟 11 针），全织齐时，换另一种颜色的线（要和中间的那片一致）织出一道反针，然后再开始加针，与中间片一样，重复三次，这时针数应是 19 针（小乌龟 11 针），开始减针，与起头时对称，隔一行减 2 针，剩 3 针时收边，即织好一片，共织两片。

最后一步是三片缝合。从中间片开始，用上述打反针时的线，顺着一侧挑针，每个小辫内挑一针，全挑齐后再织一道反针返回开始处，与另一片从反面缝合，缝法就像我们织毛衣上袖子一样。然后再从另一侧，以同样的方法缝合另一片。

2. 腹部　大约需一两半线。可以换一种颜色，也可不换，看个人如何搭配。起 61 针（小乌龟 33 针），织平针，分别从两边数 14 针（小乌龟 6 针）处开始加针，隔一行两边分别加 2 针，直到把 61 针（小乌龟 33 针）全织齐时，不加针不减针再织 94 行（小乌龟 56 行），织到两侧各有 47 个（小乌龟 28 个）小辫时即可，开始减针，和起头时对称，隔一行两边分别减 2 针，减到剩 33 针（小乌龟 21 针）时收边。

3. 背部和腹部缝合　用织反针道时的线，先把背部顺着边缘挑针，共挑 216 针（小乌龟 122 针），基本是每个小辫 1 针，织 3 圈后换原来的深色线，织 6 圈，再换回浅色线织 3 圈，不收边，就穿着针待用。然后将腹部也以同样的方法织出一个边来，两片缝合时，反针冲上，也就是腹部对着我们进行缝合，让缝合时留下的小辫在腹部。

这一步的关键是：两大片的位置一定要对好，腹部与背部要对称，否则，整个形状会扭曲，影响美观。

4. 脚、尾和头 脚：起24针（小乌龟18针），转圈织平针。织12圈（小乌龟10圈）后开始织片，从任意一处留3针开始，每圈两边各加一针，织出一个弯状，剩一针时开始收针，三针并一针，直到收完，这时一个弯弯的尖脚就完成了，共织四只脚。

尾：起24针（小乌龟18针），织平针。织12圈后开始减针，这个没什么规定，只要酌情减出一个尖尖的尾巴就可以了，全长两寸半左右（小乌龟两寸）。

头：起22针（小乌龟18针），来回织平针，隔一行两边各减1针，剩8针时，开始加针，顺着原来减针的小辫挑，速度一样，22针（小乌龟18针）全织齐时，把起头时的22针（小乌龟18针）一起挑起，共44针（小乌龟36针）转圈织，织四五圈后开始减针，只在一面减，一般选挑针的一面，让它作为头的下面，隔一圈减2针，分别从22针（小乌龟18针）的两边减，这样能保持头部的上面光滑好看，减到剩30针（小乌龟24针）时，不再加减，再织一寸收边即可。

眼睛是用两颗像极眼睛的扣子镶嵌的。眼皮是细毛线用钩针钩一圈短针而成。嘴巴是缝出来的，用倒钩针。

5. 组装 用0.5 kg（小乌龟3两左右）膨松棉，除了塞满头、尾和脚外，全部填入主体内，刚填入时像个足球，需要把它挤压一下，使膨松棉在里面均匀些、瓷实些。然后、用钩针从上下两片里边的挑针处缝合，当然要用同一色的线，记住在缝合时，尽量使膨松棉充满边缘，这样才更有立体感。最后，将其余零件尽量仔细地缝到主体上，毛线乌龟的编织即宣告完成！

### （六）作业所需环境

手工编织工艺主要分针织和钩织，因其制作方法相对简单，所需要的设备材料比较经济，制作出来的产品如毛衣、杯垫又很实用，因此在民间广泛流行。只要掌握针织和钩织的基本针法并熟练应用，就可以随时随地完成编织活动，不需要特殊的环境。编织的步骤相对简单，只需要重复一些基本针法，或将不同的针法进行组合，即可完成作品。即便是相对复杂的作品，亦可将其分成几部分，分别编好之后，将不同的部分组合起来就可以了。因为工序相对简单，所以，编织工艺活动既可以单独完成，也可以进行小组作业。

### （七）作业活动者应具备的条件

在中国，自古就形成了男耕女织的观念。随着时代的变迁，尤其是近现代女权运动的发展，这种观念已经一去不复返了，男性和女性在社会生活中的作用的差异越来越小了。但不可否认，在某些方面，女性发挥着不可替代的作用，而编织就是其中一项。

作为中国的传统手工艺，编织一般都是由女性来完成创作的。成语“心灵手巧”就是用来描述女性在编织这类活动中所体现的创造力以及细致灵巧的手法的。

从完成编织的整个过程来看，最初的设计以及对整个作品尺寸的把握，是完成一个好的编织作品的重要环节，当然，这需要在熟练地应用各种针法技巧的基础之上，初学者可以参考相关参考书上的图案进行编织。然后是具体的编织的实施，即一针一针地完成整个作品，这个过程需要作业活动者有较好的手眼协调能力和双手的协调能力，以及必要的耐力和注意力。如果耐力较差，完成的作品相对又比较复杂，那么可以分几次操作来完成一个作品。

### （八）注意事项

1. 在进行编织之前，有必要先学习、掌握有关钩织和针织的基本方法，包括持针的方法、持线的方法以及起针的方法和基本的针法，还要学习、掌握对图案参考书籍的读图方法，例如各种符号所代表的针法意义。

2. 毛线编织或钩织过程中产生的细小绒毛，会刺激到作业活动者的呼吸系统，因此，对于有呼吸系统疾病的人员应该小心谨慎地使用此项作业活动。

3. 所使用的剪刀、针类工具等具有一定的危险性，使用时和保管时均需要加以注意。

### （九）人体功能的开发与利用

手工编织工艺是简便易行、较为经济的作业活动项目之一，也是作业治疗中经常应用的项目之一。这项作业活动对于改善手指的灵活性、改善双手的协调能力、提高手眼的协调能力均有作用。

1. 身体方面　手工编织活动，使用双手的动作比较多，通过编织动作的反复进行，可以提高双手同时操作的能力；进行穿针引线等操作，可以改善手指的灵活性、提高手眼协调能力、提高手指精细运动能力等；编织中需要肩、肘、前臂、腕和手部多个关节的活动，有助于维持和改善上肢的关节活动范围，促进上肢各关节活动的协调性。用患手持针进行编织或钩织有助于改善手指屈曲、伸展及抓握、松开的能力，也可以用于改善手指的肌力。进行手工编织活动时，作业活动者长时间处于坐位下进行作业活动，有助于提高其坐位耐力。

2. 精神方面　手工编织活动有助于改善作业活动者的注意力及耐力。进行手工编织活动时，由于活动易于进行，有助于稳定作业活动者的情绪。通过编织活动也有助于作业活动者深入理解作业活动，发挥自己的创意，并且在创作过程中不断改进自己的构思，制作出令自己感到满意的产品。作业活动者所制作的产品可以自己用，也可以用于赠送朋友及其他人，这会令作业活动者感到精神上的极大满足。如果作业活动者是制作小组的成员，通过与他人一同制作大型的作品，会有助于改善作业活动者与其他人的交流能力，改善与别人的协作能力，可以尽快地融入到周围的人群当中去。

## 三、木工

### （一）特点介绍

木工工艺是指利用木工工具对木材进行锯、刨、磨等加工，组装，制作成为各类作品的一系列作业活动。

木工广泛应用于房屋建造、家具制作过程中，有着数千年的悠久历史，是中国传统三行（即木工、木头、木匠）之一。木材不仅用于满足人们日常生活中最基本的需求，如取暖、做饭等，还是武器、运动器材、音乐器具等的原材料，也能以雕刻的形式用于各种仪式上或作为装饰品，同时，木材还是某些交通的重要结构（如桥梁、铁路轨枕等）。木工工艺包含了许多具体的技艺，如建造建筑物、建造船只、制作家具、刻章、削尖木头、制作玩具、木刻以及制作木质的容器等。

在欧美，橱柜的制作、家具的制作和一些其他木工工艺经常被作为工作相关治疗方案（work-related therapy programs）的常规治疗方法。木工活动主要用于一些精神障碍患者的治疗，有时也用于躯体功能障碍的康复治疗。在过去，一些适应仪器如脚踏车锯（bicycle saw）、踏板车床、踏板砂磨机是作业治疗诊所的常规特征，但这些机器现在已经很少见了。在某些诊所里有木工工艺商店，那里有一些大型工具如钻床、台锯、线锯和带锯，而其他诊所一般就只有手工具或便携式工具。在以下的章节里，将会主要介绍手工具，因为几乎每个人都会操作，而且只要正确使用，也相对安全。大部分的木工工具和设备都可以从五金店或社区的堆木场买到。

木材具有暖、软、柔韧性强、易着色、可塑性强、木纹美观等特点，可以根据制作作品的规格、精致程度等，将木材加工过程分成简易的工艺活动或者是复杂的工艺活动，很容易为处于各种恢复过程中的作业活动者选择适合的作业活动。木工活动尤其适合于男性作业活动者，也是在作业治疗中经常采用的方法之一。

### （二）作品展示

如图5－7所示木工作品。

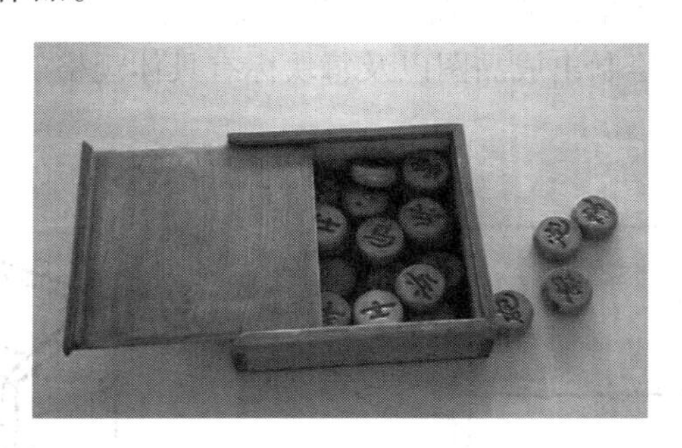

图5－7　木工作品

### （三）工具和材料

1. 工具　所需要的工具根据其用途划分如下：

制图工具：纸、钢尺、铅笔、橡皮、圆规、参考书。

锯、刨工具：作业台、手锯（各型号）、刨（各型号）、电锯。

组装用工具：锤子、钉子、改锥、钳子、砂纸、白乳胶、腻子。

着色用工具：毛刷、容器、油漆、抹布。

木工工具一般都有较锋利的刃口，使用时一定要注意安全。最主要的是要掌握好各种工具的正确使用姿势和方法，例如锯割、刨削、斧劈时，都要注意身体的位置和手、脚的姿势正确。在操作木工机械时，尤其要严格遵守安全操作规程。

木工刀具需要经常修磨，尤其是刨刀、凿刀，要随时磨得锋利，才能在使用时既省力，又保证质量。木工用的锯也要经常修整，要用锉刀将锯齿锉锋利，还要修整“锯路”。锯路是锯齿向锯条左右两侧有规律地倾斜而形成的。

使用完毕应将工具整理、收拾好。长期不使用时，应在工具的刃口上油，以防锈蚀。

如图5－8所示木工作业中所需要的部分工具。

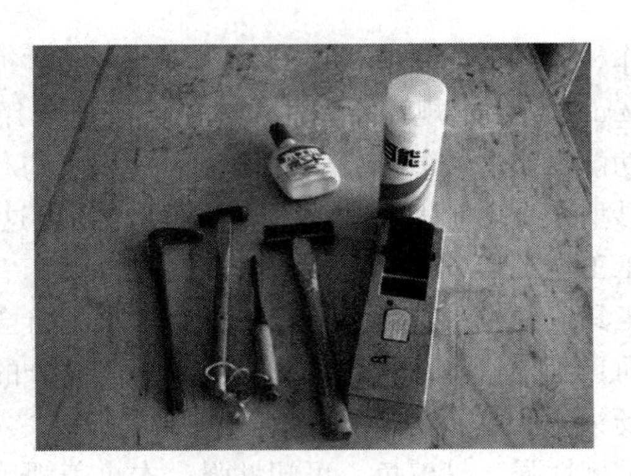

图5-8 木工工具

2. 材料 木材、板材等。

**(四)制作过程**

下面以制作饰物木架为例，介绍木工的制作过程。

1. 制图 首先根据作品的功能和用途，决定作品的形状、规格，本例计划制作放置小工艺品以及杂物类的饰物架，所以规格不宜过大，确定制作宽500mm、高700mm、厚200mm的木架，并且已经绘制出成品图以及每块标有具体规格的材料的图标。具体的饰物架制作图如图5-9所示。

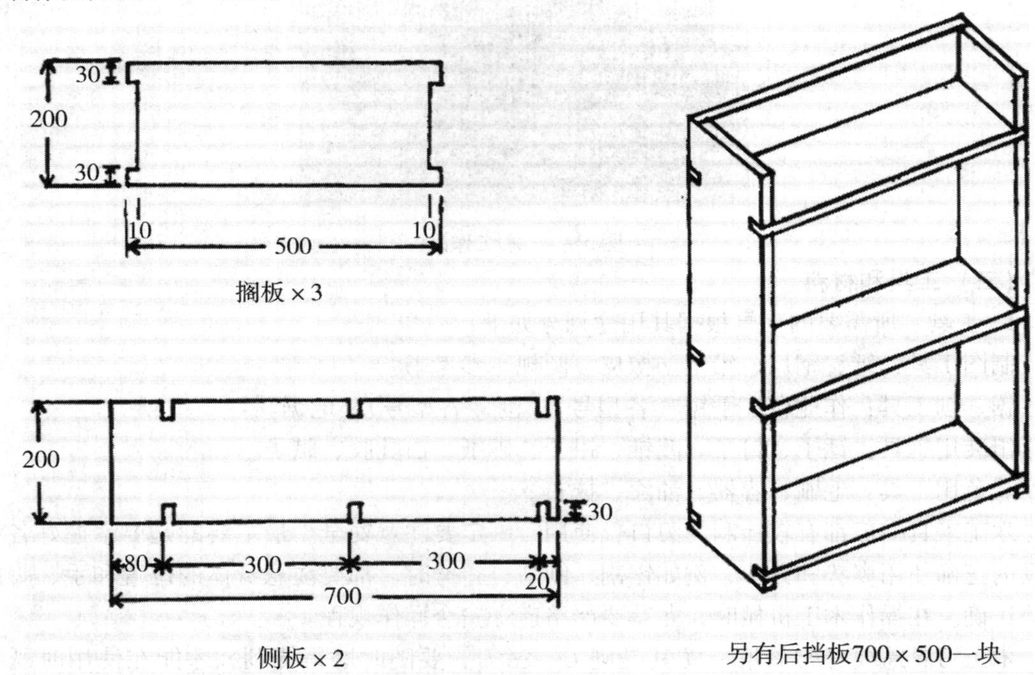


图5-9 饰物架的制图（单位：mm）

2. 选材 根据作品的功能和用途，选择合适的木材。本次制作的饰物架主要用于放置装饰品，做摆设用，可以不必采用厚实、沉重的材料，可以选择薄而且轻的原材料。

3. 取材 按照图纸所规定的规格，用铅笔在选定的木材上面画出具体的标记，然后利用电锯或手锯，沿着标记逐一锯开木材。

4. 加工 对锯好后的木材做进一步的加工。主要是利用刨子、锉刀、砂纸等工具对材料进行精细的加工。

5. 组装 将所有按照图例加工完成的材料进行组装。一般较小的作品仅仅用木工的白乳胶加以固定即可完成，必要时可以再使用钉子等加以固定。

组装时，需要在结合部的每个面上都涂抹上薄薄的一层乳胶，进行拼装，然后再用重物施压，直至乳胶干燥。多出来的乳胶应该在其干燥之前擦干净。

对于组装后出现的细小缝隙，可以采用腻子或采用乳胶混合少许锯末的方法来填补。

6. 刷漆 在对制成品着色之前，需要再用较细的砂纸将作品的外表仔细打磨。然后再选择适当种类的漆以及色彩，均匀地涂抹。还要做好标志，用以引起他人的注意，如“油漆未干”等字。

在以上作业活动的步骤完成之后，将作品置于洁净、通风之处进行干燥处理。

**（五）作业所需环境**

完整的木工制作过程涉及作品的图案设计、绘图以及木材的锯、刨、凿等加工操作，图案设计、绘图需要平整、宽敞的桌面，而锯、刨、凿等操作会产生一定的噪声和粉尘，因此，最好在相对独立的木工车间里进行木工工艺的创作，作业活动者根据情况可以选择佩戴口罩防止吸入过量的粉尘。木工用的锯和刨刃以及凿刀需要经常修整，用锉刀将锯齿锉锋利，用刀石将刨刃和凿刀打磨锋利，如果长时间不用木工工具，还需要在刀刃口上油以防止锈蚀，因此，环境中还需要有完成木工器具的打磨和保养所需要的相关设备和条件。

**（六）作业活动者应具备的条件**

木工工艺首先需要作业活动者对要完成的作品有整体的把握，如果能对物体的大小、所选用的木材、物体各部分的加工方法了然于胸，就可以做到事半功倍。

其次，木工工具一般都有较锋利的刃口，使用时一定要注意安全，作业活动者必须有严谨的安全管理意识，熟练掌握各种工具的正确使用方法，这样在实施过程中才能确保万无一失。

再次，整个木工工艺的完成需要有较强的体力和耐力，锯刨等过程都需要作业活动者有较大的身体力量和较强的手眼协调能力，因此，木工活动多由男性完成。

**（七）注意事项**

1. 进行木工作业活动相对要消耗较多的体力，应该根据作业活动者的具体情况调节作业活动的时间，在作业的过程中适当穿插休息，避免作业活动者过度疲劳。

2. 此项作业活动不可避免地会产生噪声和粉尘以及刺激性气味，应注意选择恰当的场所，避免对其他作业活动者产生负面影响。在涂油漆的阶段会产生刺激性气味，应该随时通风换气，必要时戴上口罩，以避免对呼吸道的刺激。对患有呼吸系统疾患的作业活动者应慎重使用这项活动。

3. 此项作业活动需要频繁使用锯、刨等带利刃的工具，所以，必须对工具进行妥善保管，使用时一定要确保安全。如果有破损，需要及时修补，确保可以随时使用。

4. 在取材时，一定要将用锯锯好的每块材料的用途和位置名称，用铅笔在材料的背面做好记录，避免以后造成混乱。

5. 由于材料的质量会直接影响到作品的完成效果，因此，在取材过程中对材料的固定以及对锯子的抓握方向等均应加以注意，防止由于木材的移动或者锯子本身的倾斜，而造成材料规格的误差。

6. 将木材锯开后，由于木材边缘比较粗糙而且锋利，容易伤人，应该及时加工处理，必要时可以将处于边缘的直角部分用刨子刨成圆滑的流线形状。

7. 刷漆时，为了避免污染地面或桌面，应该事先铺垫好废旧报纸等。

8. 在使用砂纸打磨时，可以选择一块约 5cm × 10cm × 3cm 的木块，用砂纸将其包裹，这样比较便于用手抓握。可以按照图 5-10 所示的方式使用砂纸。

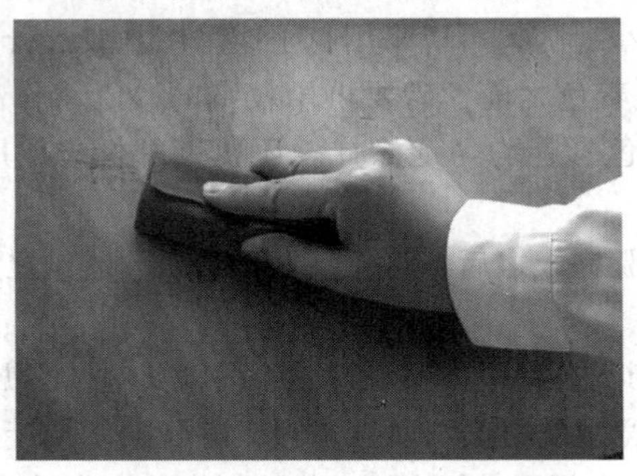

图 5-10 便于用手抓握的砂纸

9. 在进行木工活动的过程中，会遇到木屑、油漆及化学溶剂等易燃类物质，要注意防火，确保安全。

10. 木工活动的周围要经常清理，防止被碎木绊倒或被木屑、刨花滑倒。

11. 作业活动者要了解各种伤害的可能性和防护方法，同时，操作上要达到一定的熟练程度，才能进行实际木工活动。

**（八）人体功能的开发与利用**

木工活动较适合应用于改善肢体的肌力、关节活动范围等方面的作业治疗，也是较早应用于作业治疗的项目之一。

1. 身体方面　设计姿势、设计木材的大小及位置关系，可以达到改善关节活动范围的目的；通过改变木材的大小、种类、位置，来降低难度，从而达到增强肌力的目的；通过拉锯、钉钉子等节律性的动作，可以达到改善动作协调能力的目的。进行作业活动时，可以根据身体的情况采用坐、站、弯腰等姿势，长时间的作业活动有助于增进作业活动者的体力和平衡能力、协调能力。根据作业活动者的身体情况，可以对工具做些具体的改进，以便于作业活动者使用。

2. 精神方面　构思并决定作品的样式，可以充分调动作业活动者的积极性，改善作业活动者的思维、决定能力与创造能力。由于在木工活动中刨、锯等危险工具的使用，制作及操作的先后顺序，均要求作业活动者要有足够的精神集中能力。进行木工活动会消耗较多的能量，有助于作业活动者的情绪发泄。如果是以小组成员共同完成的方式来分工完成一件大作品，则有助于改善作业活动者的协调能力，改善与其他人交往的能力。

## 四、木刻木雕

**（一）特点介绍**

木刻木雕是利用刻刀等工具对木质材料进行雕刻，并且制成工艺品或日用品如玩具、装饰品等的过程，其工艺制品的用途非常广泛。

中国的木雕艺术起源于新石器时期，距今七千多年前的浙江余姚河姆渡文化，已出现木雕鱼。商周时代，出现殷代王室的“六工”和周代的“八才”，说明木雕已经被纳入国家管理范围。遗留下来的木雕多为礼器，装饰方法已有施漆、镶嵌和雕花等多种。秦汉两代木雕工艺趋于成熟，绘画、雕刻技术精致完美。施彩木雕的出现，标志着古代木雕工艺已达到相当高的水平。晋代以后出现木偶，福建漳州布袋木偶“源于晋、兴于宋、盛于明”。隋代至五代时，木雕的佛、菩萨、罗汉等寺院造像最为引人注目。唐宋以来，越来越多的木雕多用于殿堂楼阁、庙宇民居的建筑装饰。日用品上的雕刻更为丰富多彩。唐代是中国工艺技术大放光彩的时期，木雕工艺也日趋完美。许多保存至今的木雕佛像，是中国古代艺术品中的杰作，具有造型凝练、刀法熟练流畅、线条清晰明快的工艺特点，成为当今海内外艺术市场上的“宠儿”。明清时代的木雕品题材，多见生活风俗、神话故事，诸如吉庆有余、五谷丰登、龙凤呈祥、平安如意、松鹤延年等木雕作品，深受当时社会欢迎。

木雕种类纷繁复杂，归纳起来有四大种类：东阳木雕、东清黄杨木雕、福建龙眼木雕和广东金漆木雕。这四大流派经过数百年的发展，形成各自独特的工艺风格，享誉全国，东阳木雕诞生于宋代的浙江东阳，擅长雕刻，图案优美、结构精巧。清代乾隆年间，被称之为“雕花之乡”的东阳地区，竟有十多名工艺师被召进京城，修缮宫殿；乐清黄杨木雕从清代中期起就成为中国民间木雕工艺品之一，以雕小型黄杨木陈设品而闻名中外；明初有长乐人孔氏，利用天然疤痕树根进行雕刻，是福建龙眼木雕特有的传统工艺，被世人所重视；广东金漆木雕起源于唐代，它用樟木雕刻，再上漆贴金，金碧辉煌，具有强烈的艺术效果。

由于木刻木雕采用木质材料并且使用刀具，所以其作品具有刚劲、坚硬、天然、质朴的特点和强大的生命力，是一种颇具魅力的独特艺术形式。

作业治疗是利用木刻木雕作业活动的这些特点，力求改善作业活动者的手眼协调能力，提高肢体的肌力和手的精细动作能力，并且，通过作品可以充分展示作业活动者的想象力和创造力，对作业活动者的心理有明显的调节、改善作用。

### （二）作品展示

如图 5－11 所示木刻木雕作品。

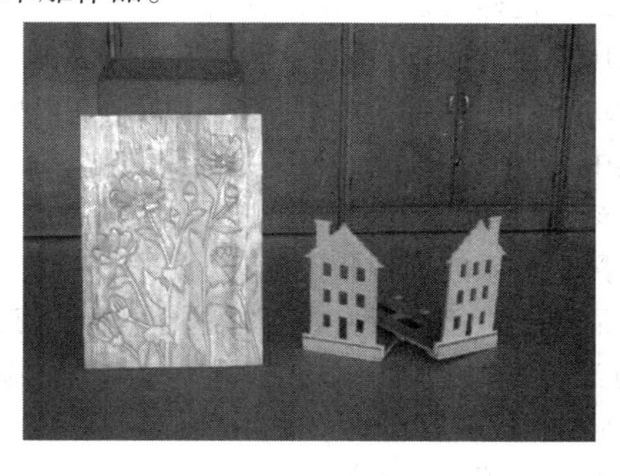

图 5－11　木刻木雕作品

### （三）工具和材料

如图 5－12 所示的一套木刻木雕用刻刀。

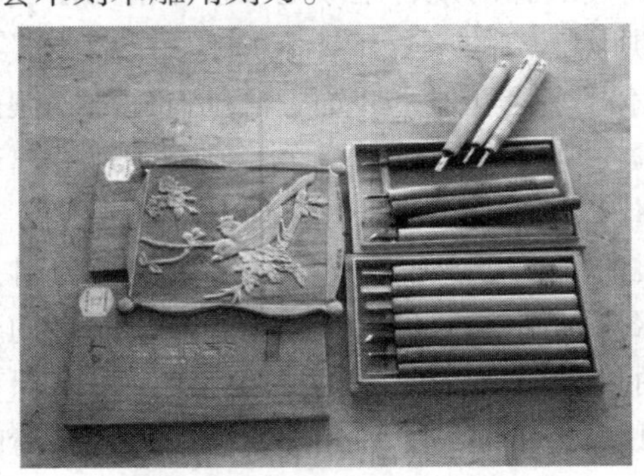

图 5－12　木刻木雕用刻刀

1. 工具　雕刻刀、电动线锯、铅笔、纸、复写纸或宣纸、图案参考书、砂纸、油漆类、容器、毛笔毛刷类、磨刀石。

2. 材料　木材。最好选择质地柔韧、纤维细致的材料。

### （四）制作过程

1. 上稿　初学者一般不直接在木板上起稿，可先在纸上画定，然后转画于木板上。因为在木板上修改会损伤版面，如加白粉会增加版面的凸凹，使刀锋感觉迟钝。上稿方法有两种，一为直接转写法，二为复写法。

（1）直接转写法：用碳笔将画稿画在纸上，上端用胶水固定在木刻板上，用刀在纸背拓压画稿即可印在木板上。如不清晰，可加喷一些清水，效果更好。然后，再用墨笔描清楚。

（2）复写法：利用复写纸转写法，先用透明纸描画稿，再将稿子反过来，下面放置复印纸，用铅笔描写。最后用毛笔再描成黑白稿。描稿完成后上版工作已完成，刻之前在版面涂上一层红色（或绿色）墨水，目的是为了掌握版效果，使画面一目了然，不会因漏刻而返工。

木刻版画时，首先把作品的题材内容和构图定下来，然后设计大致的黑白效果和刀法，对画稿进行加工，使画稿适合版画的表现手法。等熟练以后，最好在设计阶段把刀法、印刷效果结合起来考虑，这样可以突出版画特点。

画稿定下来后，可以用墨汁、白广告颜料对画稿进行黑白处理。黑白木刻是非常讲究黑白关系的，一般采用大块的对比来突出主体形象，使其更强烈。用白衬出黑，或用黑来衬出白，白中一点黑或黑中一点白，画面效果都是非常强烈、突出的。为了表现比较丰富的色调，更细致、逼真地刻画物象，可运用粗细、大小、疏密、强弱不等的黑白线、点、色块的变化，对画稿进行黑白关系的处理和设计。

练习熟练后，用黑色油性笔直接在板上起稿，进行黑白、刀法设计会更快捷、方便。

2. 制作　木刻制版方法与其他绘画相反，绘画是一步步增添颜色，木刻是刻得愈多，画面黑色就愈少。黑白版画是用刀来塑造形象的，所以刻制时要充分表现“刀痕板味”的版画自身语言，不要太拘泥于画稿，一刀就是一刀，不要用刀去描画稿，这样刻出来的作品才会产生好的艺术效果和感染力。黑白版画的刻制过程如下：

（1）先把画面的主要轮廓和外形刻出来，再刻去大块的空白，把画面大的黑白关系拉开。

（2）处理画面中间灰调子，即充分运用疏密、粗细、大小、强弱不同的线条和点子组成画面的灰调子，丰富画面。

（3）仔细刻制画面各部分的细部，最后对整个画面进行统一调整和加工，使局部和整体效果达到统一。

3. 印刷 在印刷之前，还要检查纸板的每一个“纸块”是否粘牢，并将画面中不必要的碎屑除去，然后就可以印刷了。

（1）调油墨。用油滚在玻璃板上滚上一层又薄又匀的油墨，如果油墨太稠，可以滴一些松节油或者汽油调一下，滚动油滚，如果没有声音，说明油墨太稀，不宜使用。玻璃板上的油墨均匀，且没有油块，油滚表面受墨均匀，滚动油滚时可以听到“嚓嚓”的声音，才可上板使用。

（2）将油墨滚均匀地滚在纸板上，使纸板面油墨均匀，如果一遍油墨滚得不够或者不均，可多滚几遍，直到滚好为止。

（3）检查一下版面上是否有杂质，如有清除掉，并重新滚上油墨，然后将印纸小心覆盖在版面上，用手抚平。放印纸时千万不要移动以免脏污画面（如盖印纸时被弄脏，应立即换纸）。

（4）用木磨拓在纸背上来回细细地磨，为了防止磨损印纸，可用蜡烛轻轻擦一遍或者垫上一层纸。如果画面墨色需要深浅层次变化的，磨印时要加以控制和掌握，深的要磨实，浅的则用手在纸背上轻轻擦一遍即可。磨到一定程度时，可以揭开画面的局部看看，如有不满意的地方，可局部滚上油墨继续磨印，直到印好为止。

（5）小心揭下印纸，放在干净的桌子上或者用夹子夹好挂起来，切勿用手触摸，以免弄脏作品。作品可多印几张。

如果条件允许，还可以用版画机来印制黑白版画和油印纸版画，但是，有些作品尤其是纸版画作品，需要在印制过程中追求虚实变化，最好采取手工印制。

**（五）作业所需环境**

木刻木雕需要作业活动者集中精力，因为创作过程中，每一刀的好坏都有可能直接影响到整个作品的质量，因此需要有相对安静的环境，这是最重要的一点。当然，木刻木雕的制作还涉及构思、画图、上稿、印刷等环节，因此环境中还需要相应的设备和条件。

**（六）作业活动者应具备的条件**

木雕和木刻都是艺术的创作。要完成一件优秀的作品，需要创作者意到、形到、神到。意是作品的构思，构思要精巧，有独创性；形是作品的表现手段，取决于作业活动者的艺术素养及兴趣爱好，另一方面也取决于木材的天然造型和自然纹理，也就是所谓的“因材施艺”；神则是作品的内涵，用作品来反映客观世界的人或物，表达创作者的思想。

木雕的表现手法丰富且不拘一格，有大刀阔斧、粗犷有力，有精雕细刻、线条流畅；有简洁概括，巧用自然美，需要创作者较强的手眼协调和双手协调能力，并且具有持续创作的能力，有较强的耐力。

如果是初学者，则可以根据自己喜欢的图案，或参考现有的模型雕刻成作品，只需将图案拓至木板上，并按线条进行刻画即可。

### （七）注意事项

1. 如果是创作图案，可以直接将画稿画在木板上，但是，由于这种做法容易污染版面，多数情况下均采用先在纸上创作再拓印的方法。如果是创作立体造型，可以找出样品或先画出图样，然后再充分发挥想象力，进行由大体到局部、由粗到细的雕琢。

2. 如果是制作版画，由于画板上的画稿是相反的图案，可以利用镜子对照进行创作，可以避免图稿发生错误。

3. 在具体创作过程中，要学会使用各种类型的雕刻刀，因此，在进行刻制之前，应该首先学习各种刀具的持刀法、使用方法以及注意事项。

4. 由于要使用雕刻刀等带利刃的工具，应注意安全使用和妥善保管。

5. 在雕刻过程中，手部的用力比较集中，所以要注意避免作业活动者的上肢尤其是手部过度疲劳。

6. 经治疗者允许后，作业活动者可以在治疗者的监护下使用电动线锯，在使用时尤其要注意安全，防止受伤，使用完毕或者是更换锯条时必须切断电源。

7. 雕刻刀应经常磨制，保持在比较锋利的状态，以便随时使用。

8. 共济运动失调者及行为异常者不宜进行这项作业活动。

### （八）人体功能的开发与利用

木刻木雕活动对手的精细动作要求比较高，是相对开展比较少的作业治疗项目。这项作业活动，有一定的创造性和艺术性。

1. 身体方面　木刻木雕工艺活动主要是使用双手的动作，并且要有视认知的不断配合。木雕工艺活动，可以促进作业活动者的双手协调能力，尤其会促进手指的灵活动作，并且可以改善手眼的协调能力，对作业活动者的手指活动范围及肌肉的运动功能均会有改善作用。进行木刻木雕工艺活动时，作业活动者一般多采用坐位来进行作业活动，长时间的作业活动会有助于改善作业活动者的坐位耐力。

2. 精神方面　木刻木雕工艺需要细致、耐心地操作，有助于提高作业活动者的注意力，尤其是通过作业活动完成自己的作品后，作业活动者会产生极大的满足感与喜悦感，会明显改善其精神状态。

## 五、铜板工艺

### （一）特点介绍

铜板工艺是对铜板或合金板等材料经过绘图，然后利用刮板等硬物在铜板上进行刮、压、磨等加工活动，使图案得以显现的工艺活动过程。通常，铜板工艺作品可以作为装饰品，应用于日常生活中。铜板工艺的作品显得厚重、古朴，独具韵味。

此项作业活动的大部分过程是单纯性动作的重复，对工具的操作能力和技术水平没有过高的要求，所适应的人群非常广泛。

对作业活动者身体功能方面的基本要求是只要具有抓握功能即可以进行铜板工艺活动。此项活动，有益于改善作业活动者的手眼协调能力，有助于促进上肢及整个躯干的支撑、稳定以及身体的耐力。这项活动能够广泛地应用于各类疾患和不同程度损伤的作业活动者。

### （二）作品展示

如图5－13所示铜板工艺作品。

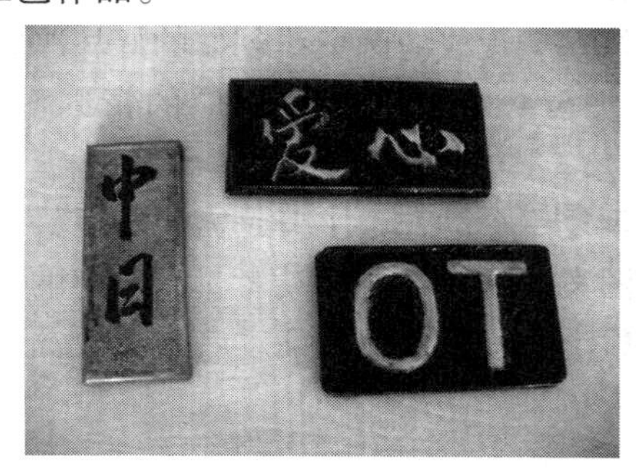


图5－13　铜板工艺作品

### （三）工具和材料

1. 工具　金属棒（金属棒的底面有平面、斜纹、网格、点状等多种图案）、刮板、木槌、锤子、金属用剪刀、厚绒布垫、小砂袋、胶泥、上光蜡、纸、笔、复写纸、图案参考书。

2. 材料　铜板或其他合金板。

### （四）制作过程

1. 选择或者创作图案。

2. 用金属专用剪刀裁剪适当规格的铜板材料。

3. 用透明胶布将选择或创作的图案纸固定在铜板材料上，然后将图案复制到铜板上。

4. 铜板放在绒布垫上，然后沿图案线条将平底的金属棒垂直置于铜板上，用木槌或铁锤敲打，使图案的表面突起。

5. 可以将铜板翻过来，在背面用圆底金属棒敲击，敲击成型后填入胶泥，这样不但可以加强突起的立体效果，而且可以防止突起部分的再度凹陷。

6. 图案的背景部分如果需要背景花纹，尽可能使用底印图案相同的金属棒或单纯的金属棒，沿着同一方向进行压痕，这样即可达到目的。否则，会导致背景纹路的混乱，破坏作品的视觉效果，以致影响作品的美观。

7. 在图案部分完成以后，由于铜板的各个部位所受到的力并不是非常均衡，所以，铜板的边角部分有时会翘起来，这时可以用木槌轻轻敲打翘起的部分，使铜板得以平整。

8. 将作品的表面擦干净，喷涂上光蜡。

9. 将作品装入特制的镜框或直接固定于木板上。

### （五）作业所需环境

铜板工艺的操作过程涉及锤子敲击等步骤，会产生一定噪声，需要在相对独立的环境中进行。可以把能进行铜板工艺活动的对象集中在一个环境中，大家各自进行相对独立的创作活动。在这个环境里，作业活动者可以交流图案的创作以及进行最后作品的交流和点评，但在中间的敲击图案的过程中需要保持相对的独立，保证作品质量。

### （六）作业活动者应具备的条件

虽然铜板工艺所使用的材料和所涉及的步骤相对比较简单，但是，中间的每个过程都有可能影响结果的好坏，对于作业活动者的要求也因此而决定。

创作图案需要作业活动者有较好的认知能力、一定的想象力和创造力，如果作业活动者无法自己创作，也可以选择一个现成的图案。创作的好坏决定作品的质量。

往铜板上刻画图案时，需要作业活动者有相应的精细活动能力，并能维持注意力集中。

铜板的敲击过程主要是重复一个动作，主要是需要掌握好敲击的力度，否则就有可能出现击穿或无法突出创作的图案，需要作业活动者具有相应的上肢功能、肩肘腕协调运动能力和双手协调活动能力，整个过程需要作业活动者保持较高的注意力，而且必须具备较好的耐力。

**（七）注意事项**

1. 铜板经剪裁之后，边缘非常锋利，容易伤及皮肤，因此，在进行图案加工以前，必须用透明胶布或胶布等封贴于铜板四周的边缘以避免事故。

2. 用锤子敲击金属棒而将花纹印制于铜板上面时，应该注意掌握力度，避免由于用力过大而造成铜板的破损。

3. 在使用金属棒印制图案的背景时，最好使用相同底印的金属棒，而且要按照一定的顺序一步一步操作，才能保证图像的整齐、美观，要避免过分随意地在铜板上杂乱无章地进行压痕，否则会影响整个作品的效果。治疗者在这个环节应特别注意指导作业活动者。

4. 所用的铜板要注意避光保存。

**（八）人体功能的开发与利用**

刻铜板活动较容易掌握，是易于开展的作业活动之一。进行铜板工艺活动，可以充分展现个体的审美观点，体现出自己的个性。

1. 身体方面　铜板工艺作业活动中的动作以用木槌击打、手指握持、控制手腕为主，并且需要有手眼协调能力，所以，铜板工艺可以促进上肢肌肉的协调能力及力量控制能力，也可以促进上肢近端的控制能力，并且可以提高坐位耐力，改善关节活动范围等。

2. 精神方面　铜板工艺的作业活动并不十分复杂，但要求作业活动者有设计图案、决定用途的能力。通过铜板工艺活动，可以促进作业活动者的思维能力、视空间的认知能力、空间结构构成能力，也会促进作业活动者的注意集中能力，提高全身耐力。

## 六、瓷片工艺

**（一）特点介绍**

瓷片工艺是利用瓷砖碎片拼贴、加工成各种图案作品的过程。作品可以固定在木板上或者事先准备好的木框内，制作成装饰品、日常用品等。一些大的作品可以直接制作在需要的地方如墙面等，用于建筑的装修、装饰。

这项作业活动在我国已有多年的传统和历史。在北京故宫的御花园内，就有一条用小石子拼成的、有许多图案的小路。另外，还可以用玻璃碎片、碎鸡蛋壳片等来代替瓷片，所制成的作品同样可以获得比较理想的效果。

此项作业活动的材料来源丰富，制作过程单纯，作品美观、粗犷、朴实，实用性强，十分便于作业活动者理解、接受，其操作方法非常容易掌握，并且适用于男女老幼所有年龄层次的作业活动者，是极易推广普及的作业活动之一。

另外，此项作业活动既可以采用个人治疗来制作小型物品，也非常适合于小组治疗时集体创作大型作品，并且可以通过对作品图案的复杂与简洁的选择调整制作过程的难易程度。通过小组治疗，除了可以获得改善作业活动者身体功能的效果，在另一个意义上，是给作业活动者提供与他人交流的机会，增加其参加集体活动的欲望和信心，丰富其生活，并且通过与其他作业活动者的接触，能够学习与人相处的技巧，体会到集体生活的乐趣，达到提高生活能力和生活质量的目的。

### （二）作品展示

如图 5－14 所示瓷片工艺作品。

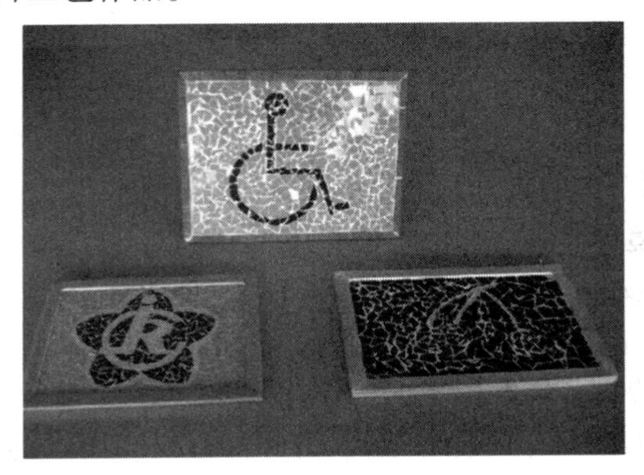

图 5－14　瓷片工艺作品

### （三）工具和材料

1. 工具　瓷片钳子（图 5－15）、透明塑料袋、镊子、砂纸、白乳胶、石膏粉、石膏容器、橡胶刮板、各色粉笔、纸、铅笔、擦拭用布、图案参考书等。

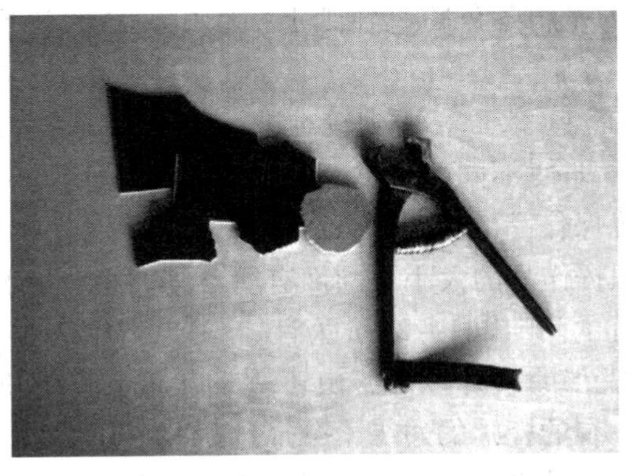

图 5－15　瓷片和瓷片钳子

2. 材料　瓷片、木质底板。

### （四）制作过程

1. 选择或者创作图案，并且复制或者绘制于木质底板上，必要时将确定的颜色在图案上加以标注。

2. 将所选择的各色瓷片在透明塑料袋内用钳子夹成适当大小的碎片。在塑料袋内操作是为了避免夹碎的瓷片突然崩出伤及眼睛或皮肤，也不会出现视觉方面的影响。

3. 用小木棒将白乳胶涂抹于瓷片背面，根据图案及瓷片的颜色位置贴牢于木底板的具体位置上。瓷片之间的间距根据作品规格的不同而有不同。

4. 为防止碎片伤及皮肤，也更便于精细操作，可以用镊子夹住瓷片进行操作，按照图案，将各色瓷片拼贴于适当的位置。

5. 在瓷片全部拼贴完毕后，将作品放置于通风处自然干燥。

6. 乳胶完全干燥之后，进行填充缝隙工作。将石膏粉用水以约 2:1 的比例搅拌均匀以后，灌注于平放的作品上的缝隙之间，用橡胶刮板在作品表面反复均匀地刮、涂，将石膏均匀地填满瓷片之间的间隙。

7. 在石膏未完全干燥之前，用湿布擦拭作品表面，把残留于瓷片表面的石膏擦拭干净。

8. 将作品进行自然干燥。

9. 干燥后可以依据个人的喜好，将作品装饰于镜框内。

### （五）作业所需环境

瓷片制作首先需要安静且宽敞明亮的操作环境，便于观察。由于操作的作业刀具和材料较多，需要进行比较详细的准备。

### （六）作业活动者应具备的条件

作业活动者需具备良好的手部操作能力，同时需要对图形、颜色、大小以及数量等具有最基本的认知能力，并有相应的判断和评定能力。

### （七）注意事项

1. 应当避免选择过于复杂的图案，因为使用形状不规则的瓷片难以表现出非常细微的部分，采用过于复杂的图案，制作完成之后的效果有时反而难尽如人意。

2. 选定图案后，可以先用各色粉笔在纸上描绘出大致的效果图，预测其效果，并且进行必要的修改。

3. 避免将乳胶涂抹在瓷片表面，否则较难进行处理。

4. 在同一个作品中，即使不同颜色的瓷片也要尽量采用同一规格，而且，瓷片间距要尽量保持一致，才能确保作品的美观大方。

5. 瓷片的间隙应当根据作品的大小不同而有所不同。一般情况下，如果是制作 20cm × 20cm 规格的作品，则瓷片的间隙以 1 ~2mm 为宜。

6. 在瓷片被钳子夹成小的碎片以后，由于其形状极其不规则，往往并不一定能够找到所需要的形状，而且，有的瓷片的边缘十分锋利，很容易伤人，这时可以利用砂纸对瓷片稍加打磨，以避免作业活动者受伤，也可以对瓷片的形状稍做调整。

7. 在拼贴处于边缘的瓷片时，一定要将瓷片放置在图案规定的范围之内，否则不但会因为边缘不整齐而影响美观，也使作品难以放进镜框内加以装饰。同时，一旦作品完成之后，再想对边缘进行修改，难度相当大，治疗者必须对作业活动者予以具体的指导。

8. 对已夹碎且未使用的瓷片，应当按照颜色的不同及规格的大小分别放置和保管。

9. 也可以用蛋壳替代瓷片进行类似的工艺活动创造，具体作品如图 5－16 所示。

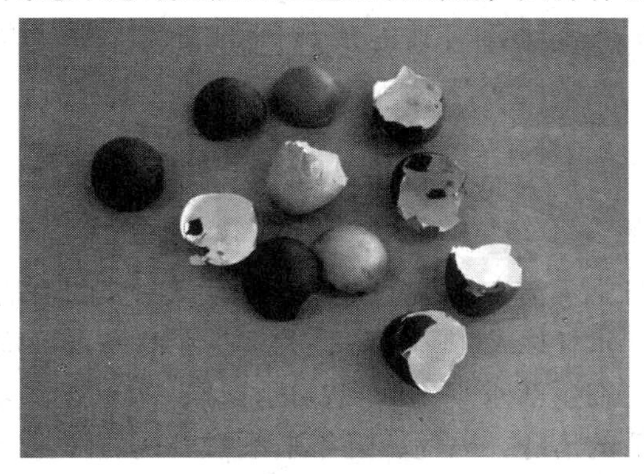

图 5－16　用蛋壳替代瓷片

10. 如果作业活动者是偏瘫患者，而且患侧手不能辅助，在进行此项作业活动时，应设法对其进行必要的辅助，例如，在夹碎瓷片的工序中，可以将瓷片放在桌面上的其他物体的上面，将瓷片的一部分悬空，使得作业活动者利用一侧手就可以进行操作，具体方法如图 5－17 所示。

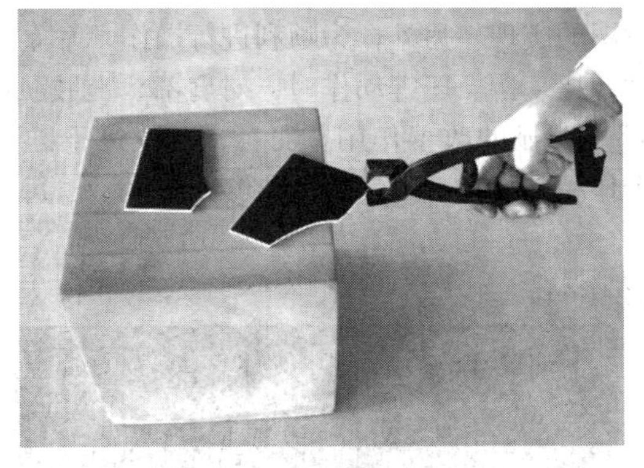

图 5－17　单手夹碎瓷片的辅助方法

11. 在进行填充石膏的作业活动和擦拭作品表面的作业活动时，应该避免直接用手完成操作，以免手指受伤，必要时可以戴上手套进行操作。

12. 为了增加作品的美观，可以根据作品的需要，在进行填充作业时所使用的石膏粉中适量添加水彩颜色。

13. 要正确掌握工具的使用方法，避免受伤。

### （八）人体功能的开发与利用

瓷片工艺在国内开展不多，有待今后进一步推广普及。

1. 身体方面　瓷片工艺中常常要用手握住瓷片钳子来夹碎瓷片，这项手工活动有助于改善作业活动者的手指屈曲能力；通过反复用手挤压胶水瓶上的胶水去粘瓷片，有助于改善作业活动者的手指屈曲、握持与放松能力；反复进行拿起并摆放小瓷片的动作，有助于改善作业活动者的手眼协调能力及手指的灵活性；瓷片工艺要求长时间持续作业活动，这会有助于改善作业活动者的全身耐力。

2. 精神方面　决定颜色和图案的过程，有助于改善作业活动者的决策能力；反复摆放并对位瓷片，有助于改善作业活动者注意集中的能力。如果是由大家集体完成大型作品，会有助于改善作业活动者与其他成员间的交流与协调能力，促进其尽早回归社会。

## 七、陶艺

### （一）特点介绍

陶艺制品与人们的日常生活密切相关，可以说，每一天的生活都离不开陶艺制品。平时，人们所使用的餐具、水杯以及工艺品等，大多是在商场直接购买的，但是对于它的制作方法和过程很少了解。在生活水平不断提高的今天，人们已经不仅仅满足于吃饱穿暖，而是更加注重于体验生活的情趣，因此，近年来不断出现的陶艺制作作坊——陶吧，深受人们的欢迎，能够用上自己亲手制作的生活用品，也算是生活中的一大乐事。相信陶艺的制作过程对每个人都会产生出极大的诱惑力，看着旋转着的陶坯随着人的意愿不断改变形状，谁都希望试试身手。

将陶艺的制作过程应用于作业治疗，是因为它对作业活动者的精神功能和身体功能具有积极的治疗、训练意义。首先，对黏土的摔打、揉压，以及按照想象制成形状各异的作品，是对情绪的宣泄和自我意图的实现。另外，为顺利进行操作，站立和坐位的姿势保持是必不可少的，在针对黏土做揉、搓、擀、压等动作时，对肩部、上肢肌群的同时收缩、上肢的负重、手指的一系列动作都有明显的改善作用。而且，一块黏土，可以蕴藏着巨大的创作空间，作业活动者的每一个作品都是独一无二的，能够充分展示出每个人的构思和创意。

### （二）作品展示

如图 5 - 18 所示陶艺作品。

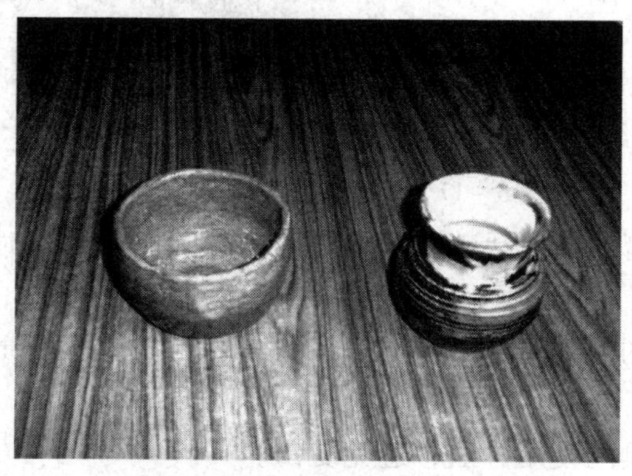

**图 5 - 18　陶艺作品**

### （三）工具和材料

1. 工具　转盘（手动及电动）、面板、面杖（最好直径一致）、金属棒、纱布、竹刮板、针、石膏粉（或者已制成的各种石膏模型）、容器等。

如图 5 - 19 所示陶艺所用的转盘。

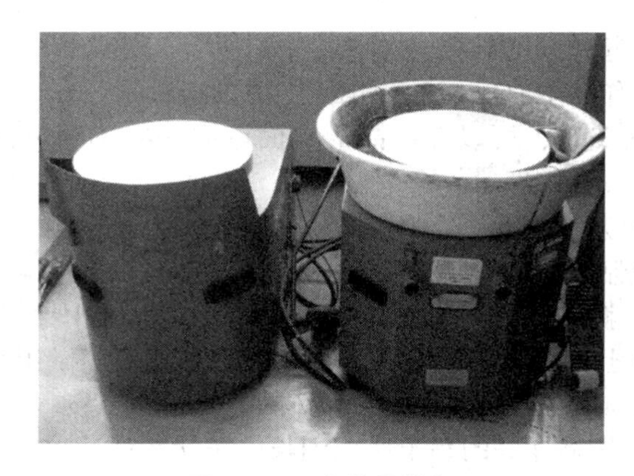

图 5-19　陶艺用转盘

2. 材料　黏土、釉彩。

**（四）制作过程**

下面以制作小盆为例，介绍陶瓷器具的具体制作过程。

1. 先准备 500g 左右的黏土，像揉面一样在面板上反复揉搓，然后自中心向外侧按压，制成较厚的饼状。

2. 用面杖继续擀压黏土，使其薄厚均匀且十分平整。尤其要注意饼状黏土的边缘不要太薄。

3. 在擀压的过程中，如果黏土中出现气泡，应随时用针刺破，再继续操作，否则，遗留的气泡会在后面的工序中破裂。

4. 擀压均匀的黏土饼置于转盘上，在转盘旋转的同时，用刮片或针等尖锐的工具将黏土饼切削成规则的圆形。

5. 利用不锈钢盆或碗等容器制作石膏模型。

6. 将石膏模型反扣在转盘上，并在模型的上面盖上一层纱布。

7. 将圆形的黏土饼居中放在模型上，在黏土饼上面再盖上一层纱布。

8. 用手掌在黏土饼的上方轻轻下按，贴近模型，使黏土饼逐渐接近模型的形状。

9. 逐次转动转盘，将盆口部多出来的黏土逐一刮掉，然后自然放置，约 2h 后，将小盆翻转过来，将中间的石膏模型取出。再根据制作的需要上好釉彩。

10. 在小盆完全干燥之后，将其放入窑中高温烧制。一般窑炉的温度为 800℃，烧制约 6h。

11. 停火后，等待窑内的温度下降到一定范围后，打开窑，轻轻地取出所制作的成品。

**（五）作业所需环境**

此项作业因使用工具较多，制作程序比较复杂，需要在宽敞的陶艺制作室进行。在进行陶艺制作之前，需要进行详细的准备。又因为要使用窑炉，温度极高，所以室内通风设备要齐全。

**（六）作业活动者应具备的条件**

陶艺制作需要充分理解制作要求、步骤以及注意事项，所以要作业活动者具有良好的认知水平和上肢的操作能力以及感知觉功能，以避免在制作过程中出现烫伤。

**（七）注意事项**

1. 在揉、擀、压黏土的过程中，必须及时将出现的气泡刺破，避免在高温烧窑时，由于气体膨胀破裂而引起作品的破损。

2. 要将石膏模型从作品中取出，之后再放入窑中烧制，否则，也容易引起作品的破损。

3. 为了增加作品的美观，可以在作品的表面镶嵌一些小的装饰物，或者按个人爱好选择颜色上好釉彩。

4. 有关容器制型的方法，除了上述介绍的制黏土饼方法之外，还可以使用直接制型法和盘条制型法来完成制型。简介如下：

（1）直接制型法：就是将一块黏土直接用手加工成型。例如：制作一只碗，直接将已揉好的黏土块放在转盘上，旋转的同时，用手指在中心部分稍微用力向下按压，并用掌心保住边缘，使之不过度向外部扩展，逐渐成为碗的形状。

（2）盘条制型法：先将揉好的黏土搓成细长的条状，然后将长条状的黏土，按照顺序缠绕成所需要的形状，获得拟制作作品的造型。用这种方法制成的作品比较自然、古朴，极具乡土气息。

5. 未用完的黏土应装入塑料袋，放在有盖子的容器中，防止干燥。

**（八）人体功能的开发与利用**

制作陶器的作业活动目前在国内开展得较为广泛，深受各界人士的喜爱，许多地方都有专门练习陶艺的陶吧，很受广大民众的青睐，是人们进行休闲活动的良好场所。由于这项活动的成果常会有令人期待的效果，有时会有出人意料的结果，所以制陶是一项引人入胜的作业活动。

1. 身体方面　进行制陶活动中主要有练黏土、使用转炉制型、晾干、上釉彩、烧制等几道工序。练黏土时，作业活动者一般采用下肢前后放置的站立位，同时以伸肘背屈腕的方式由手掌承受体重，使身体的体重不断移动。在按压黏土时，需要作业活动者的肩、上肢肌群同时收缩。使用转台时，需要躯体、肩、上肢肌群有良好控制，才能保证手指的灵活运动。用转炉时，一般用双手动作，捏形时作业活动者会利用手指的对掌运动；上色时，作业活动者会应用到前臂的旋前旋后运动。

2. 精神方面　在完成陶瓷作品的过程中，有助于作业活动者培养耐心，促进注意力集中，提高想象力。通过完成作品，会使作业活动者获得极大的满足感和欢悦感，有助于改善情绪，改善精神状态。

## 八、绳编

**（一）特点介绍**

绳编织工艺盛行于全世界。虽然各个国家和民族的基本编结方法十分相似，但是，通过简单的变化可以演绎出丰富多彩、各具民族特色的花色和图案来。

中国结是我国特有的一种工艺品，也是绳编织工艺中的代表性作品。关于中国结的编结，目前已知有着较为久远的历史。从古人使用铜镜的镜纽、玉佩与服装的系纽等“结”的应用中，可以充分体现出中华民族的文化渗透其中，使得中国结富有深厚的民族文化内涵。“结”是代表力量、和谐、团圆、吉祥的字眼，这些都是人类永恒追求的主题内容，也正是中国结这一富有强大生命力的民间艺术流传至今的原因所在。中国结以各种传统的吉祥色调的丝绳，经过编结方法的不断变化和更新，编结出品种繁多的形状各异的工艺品，既有传统的富有皇家气派的作品，也有适用于装扮节日喜庆热烈气氛的作品，还有的镶上一些富有民族特色的装饰品，更有一些编结成让人爱不释手的玲珑可爱的小动物，花样翻新达到令人目不暇接的程度。人们用它来表达内心的喜悦、对幸福生活的赞美、对美好未来的憧憬、对祖国和亲人的衷心祝福。如今，它已经作为一种馈赠亲友的礼物而风行于全国。

绳编织工艺操作简便，不需要特定的场所和特殊的工具，无污染、无噪声，也基本没有危险性，而且用途广泛，作业活动者非常乐于接受，所以是一种十分便于利用的治疗、训练的方法。

绳编织工艺活动可以设计成为多人参加的小组活动，可以通过作品大小的变化、绳索粗细的变化、花样难度的变化等，调节作业的难易程度和训练的着重点。例如：以改善肩关节运动范围为目的而选择此项作业活动时，可编结诸如门帘一类的大型作品，因为较大的作品需用的线绳比较长，需要肩关节做大范围的运动才能完成编结的动作，从而达到提高肩关节运动能力的目的。试图通过此项作业活动提高手指精细动作能力时，就可以选择做一些小型精致的作品，并选用较细的线绳来进行操作。

**（二）作品展示**

如图5－20所示中国结。

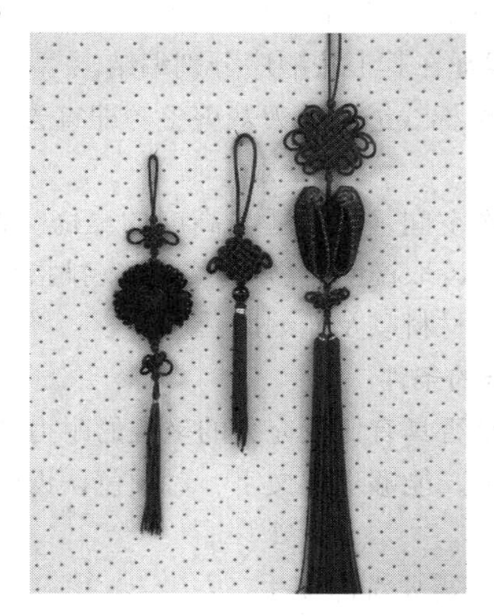

**图5－20　中国结**

**（三）工具和材料**

1. 工具　薄板、图钉、剪刀、卷尺、钩针、透明胶布、夹子等。

2. 材料　用于编结的各种丝绳、线绳。

**（四）制作过程**

1. 基本结法之同心结　绳编织工艺，有许多基本的编结花样，作品多由这些基本花样连接而成。所以，作为准备工作，必须首先学会一些基本结法。同心结就是基本结法之一。同心结的特点就是两个结相连，所以人们将它寄予“永结同心”的美好愿望，是最基本的而且寓意深长的花结。用这个基本的花结可以连接组合成多种花色。编结的步骤如图5－21所示。

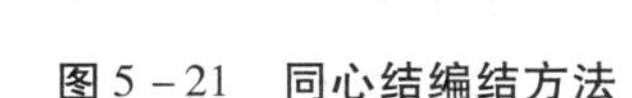

**图5－21　同心结编结方法**

2. 杯垫编结

（1）准备单色中粗棉线绳 50cm×36 条、60cm×2 条。

（2）将 36 条棉线绳并排摆在木板上，两条 60cm 棉线绳分别放置在两端，棉线绳顶端用夹子或图钉等固定。

（3）编结起头部分时，将处于一端的长些的棉线绳横向拉起，从相邻的棉线绳开始，依序在长的棉线绳上编结。

（4）开始编结花样部分时，以 4 条棉线绳为一组，每组以中间两条为芯，外侧两条编结，编结两个动作为一个花样。

（5）第一行编结完毕开始编结第二行花结时，花样要互相交错，即应以第一行两个相邻花样外侧的棉线绳为芯，用分别与其相邻的棉线绳编结，并且依此类推。

（6）编结结束收边时，采用起头部分的编结方法，将剩余较长的一侧棉线绳当作“芯”横向拉起，将其余棉线绳在其上按顺序分别编结。

（7）最后，将两侧的残留棉线绳用剪刀裁剪整齐即宣告完成。

**（五）绳编需要的环境**

首先需要一个稳定的操作空间，配备适当高度的桌椅。在这个环境中尽量保持安静，使作业活动者能够安心思考，读取说明。需要时需要安排指导者的监视和指导。在绳编开始之前，需要准备绳编需要的材料以及绳编用具。

**（六）作业活动者应具备的条件**

确认作业的作业活动者是否具有比较充分的坐位的耐力和精神集中力，并且需要作业活动者双手具有精细活动能力，能够理解文字，对颜色认识清楚。

**（七）注意事项**

1. 在开始作业活动之前，需要洗净双手。

2. 由于线、绳的断口容易脱落，可用透明胶布缠绕断口以防止脱落。

3. 编结时避免用力过大或过小，否则会使棉线绳过紧或过松，这样都会影响到作品的效果。只有用力均匀才能使作品平整、花样整齐一致，作品美观漂亮。

4. 编结较长作品的时候，因需用比较长的棉线绳，末端很容易因拖于地面而被污染，必要时需将棉线绳卷成团并稍加固定，随用随放。

5. 固定棉线绳所使用的图钉应注意统计数量，每次作业结束时加以确认，避免造成危险。

6. 备用的棉线绳应做避光保管，防止褪色。

7. 开始编结以前，一定要预留足够长度的棉线绳。一般情况下，需要预留的棉线绳长度应为作品长度的 5 倍左右。

**（八）人体功能的开发与利用**

绳编活动简单，易操作，原材料易于获得，但喜爱这类作品的人多，而愿意进行这项活动的人相对较少。

1. 身体方面　绳编织工艺活动中的动作主要是双手指的编织及握持动作。故通过绳编织工艺活动，可以促进作业活动者的手指灵活动作及握持动作；在用细绳编织时，作业活动者多取坐位以便在工作桌上操作，此时主要促进手指灵活动作及握力；采用吊在墙上编织粗绳大型作品时，有助于维持和改善作业活动者的肩、肘关节活动范围，并且可以增强和改善上肢肌力，同时改善手指握力；通过绳类编织活动，有助于作业活动者改善双手的协调能力，改善手眼的协调能力；编绳时要予以适度编紧，这会有助于改善手指的控制能力。

2. 精神方面 绳编织工艺的活动有助于改善理解力。单调反复的操作活动有助于改进作业活动者的耐心及注意集中的能力。绳编织工艺的作品可以很快完成，这会有助于提高作业活动者的制作欲望，以便获得成就感，也有助于促进作业活动者的策划能力及计算能力。有足够理解力的作业活动者可进一步发挥创造力。

## 九、剪纸

### （一）特点介绍

剪纸是用剪刀或刻刀将纸镂空一部分之后而形成一幅图画、图案或文字的过程，又称为刻纸、窗花和剪画。剪纸起源于我国的远古时代，一直在民间广为流传。人们通过对纸张的加工，表现人类的生产和劳动活动，描绘绚丽多彩的大自然，并用它来表达对美好生活的憧憬、祝福和赞美。剪纸是我国极具民族特色的一种传统的艺术活动形式。

剪纸活动有以下几种类型：阳刻剪纸、阴刻剪纸、套色剪纸、对称剪纸和图案剪纸等。阳刻和阴刻剪纸的区别在于剪刻纸张的空白部分还是轮廓的部分。套色剪纸就是在剪纸作品的底面用其他颜色的纸做衬底，或者在剪好了的作品上直接涂上需要的颜色，也可以用不同颜色的纸张分别剪刻不同的部分，最后进行拼接来完成作品。对称剪纸和图案剪纸则都是只画一部分的图稿，经过折叠操作后，再进行剪刻，就会得到完全对称或者连续数个相同图案的剪纸作品。

利用剪刀直接设计并同时创作出复杂图案作品的方法，则要求剪纸者有高超的技术水平，需要经过多年的勤学苦练和有了丰富的经验之后，才能因熟生巧，充分掌握其技艺。作业治疗较难达到这种技艺水平，因而较多采用刻刀刻制或者剪刀制作简单图案造型的方法。

通过剪纸工艺的制作活动过程，可以在多方面获得有关的治疗效果。比如：进行剪纸时，可以选择简洁的图案，在短时间内制成完美的作品，这个特点适用于某些性格急躁、缺乏耐心的作业活动者，而且，图案的设计和制作，可以充分满足作业活动者的创作欲望，并可以体验到成功和获得满足的需要。

此项作业活动虽然需要使用刀具，具有一定的危险性，但是，从另一个意义上讲，它又具有宣泄、发散精神压力的功效，有利于促进情绪的稳定。

剪纸工艺的作品具有明快、朴素、粗犷的特点，图案及纸张色调的选择性强，极其富有装饰性，其作品范围应用于日常生活中，例如在书签、贺卡、装饰品、广告宣传画等用品中使用剪纸，并采用丰富多彩的颜色，会使作品与众不同、别具特色。可以想象，送给朋友一张自己亲手制作的生日贺卡，那份喜悦一定是双倍的。

### （二）工具和材料

1. 工具 刻刀（各种型号）、剪刀（各种规格）、胶水、浆糊（最好使用喷雾装或胶水棒）、橡胶垫或硬纸杯垫、订书机、直尺、透明胶布、铅笔、复写纸、彩色铅笔、彩色水笔、水粉颜料、毛笔、容器、图案参考书、磨刀石。

2. 材料　主要是纸张，多种纸张均可使用，如白纸、电光纸、工艺用纸等。

（三）作品展示

如图5－22所示剪纸作品。

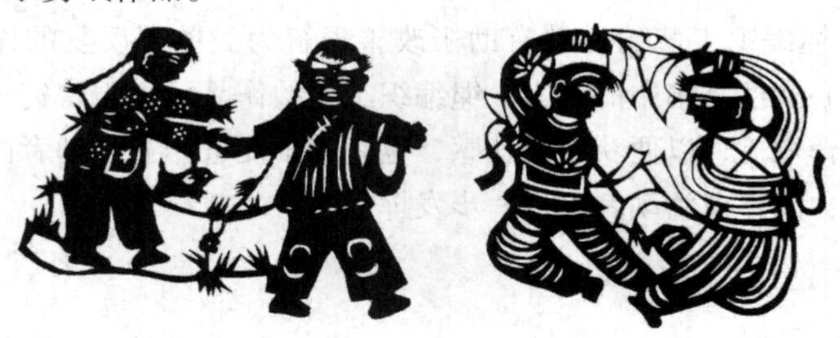

图5－22　剪纸制作

（四）制作过程

1. 先确定贺年卡的规格为10cm×15cm，横向对折，选用浅绿色纸做背景纸。

2. 决定制作方案。在背景纸上直接刻出“新年好”字样，并另外用深绿色纸刻出树木、小草图案后粘贴于卡片内侧。

3. 测量并剪下所需规格的背景用纸。用裁纸刀剪裁可使边缘更加整齐。

4. 将对折后的卡片左边一侧再向外侧对折，在外侧面上写上或用复写纸拓上“新年好”字样，利用刻刀将字样刻出，并在字样背面粘贴一张白纸达到衬托效果。

5. 直接创作或者利用复写纸将树木、绿草等图案画在另外选择的深绿色纸张上面，将图案刻出，也可以将图案纸用胶水或者订书机或者透明胶布固定在绿色纸上面，然后直接将图案刻出。

6. 将刻好的剪纸粘贴在对折后的卡片的右侧部分的恰当位置即可。

（五）剪纸的制作环境

剪纸的制作没有特定的制作环境，可以在任何时间、地点进行。但在剪纸制作开始之前首先要确定制作作品的样品，以及制作剪纸的各种剪刀。由于剪刀和刻刀比较锋利，容易伤及自己和他人，所以剪刀和刻刀的保管以及使用方法十分重要，需要事先对作业活动者进行说明。

（六）作业活动者应具备的条件

剪纸工艺需要熟练的手眼配合能力和协调能力以及作业活动者的手指的精细活动。另外，如果需要创作的作品非常复杂，需要作业活动者具有一定的耐力。在操作过程中，需要作业活动者具有对作品的判断能力以及修复能力。

（七）注意事项

1. 首先，恰当地确定作品主题和表现方法是决定作品成功的关键。注意应根据制作者的水平和能力，适当地调整作品图案的繁简程度和图案线条粗细等难易程度。

2. 在刻制过程中，为防止纸张的移动，可以在纸张的周围用订书机或胶水棒加以固定。

3. 刻制的顺序一般是由内向外、自上而下、从左至右，对于较大的空白处，一般在最后予以完成。

4. 在用刻刀“刻”的过程中，刻刀的左右方向最好与纸面保持垂直，而前后方向应向前进方向倾斜。

5. 在出现刻断等的情况时，可以用透明胶布从背面小心地粘贴上，然后再继续进行作业活动的有关操作。

6. 可以选用白色纸刻出图案或者作为背景纸，进行套色处理，也可以将作品刻制完成之后，再根据需要涂上各种颜色。

7. 将剪下的树木等植物饰品粘贴在卡片上的时候，不需要完全粘贴牢固，可以将饰品的下端向内侧折叠约0.5cm，然后只将折叠的部分进行粘贴即可。这样可以使作品显得更加活泼、更有生气。

8. 活动中要注意刀具的管理。不使用时，刻刀应放在专用的盒子中，避免受伤。

9. 为了便于使用，应经常注意保持刻刀刀刃的锋利。

**（八）制作举例**

1. 应用剪纸技法制作的工艺品　如图5－23所示。

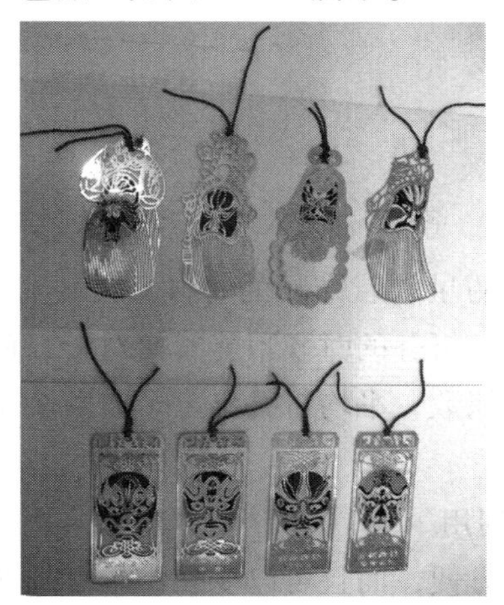

5－23　**应用剪纸技法制作的工艺品**

2. 星星的剪法　星星在许多场合经常被利用于各种装饰。使用不同颜色的彩纸剪出大小不同规格的星星，装饰在房间的各个部位，会收到意想不到的效果。而且制作星星的方法既简单又快捷，如果使用轻薄的纸，一次操作可以同时剪出十几个甚至数十个星星，而且仅仅对折叠纸张的方法稍做改变，就可以剪出角数不同的类似于可爱的雪花的形状，因此，制作星星做装饰可以收到事半功倍的效果。下面介绍一种十分简易的用剪刀制作星星或雪花的方法。

（1）取正方形纸对折后，再对折。

（2）将第二次对折后的部分打开后，再分别对折。

（3）再一次分别对折之后，将两侧沿第二次折叠的痕迹向后对折。

（4）沿斜角方向剪下，打开之后就是可爱的八个角的雪花形状了。

如果需要更多的角，只需增加折叠的次数即可。同样道理，折叠的次数越少，最后剪出的形状中的角越少。另外，剪开时的角度越小，“角”越尖锐。

八角雪花的制作方法如图 5－24 所示。

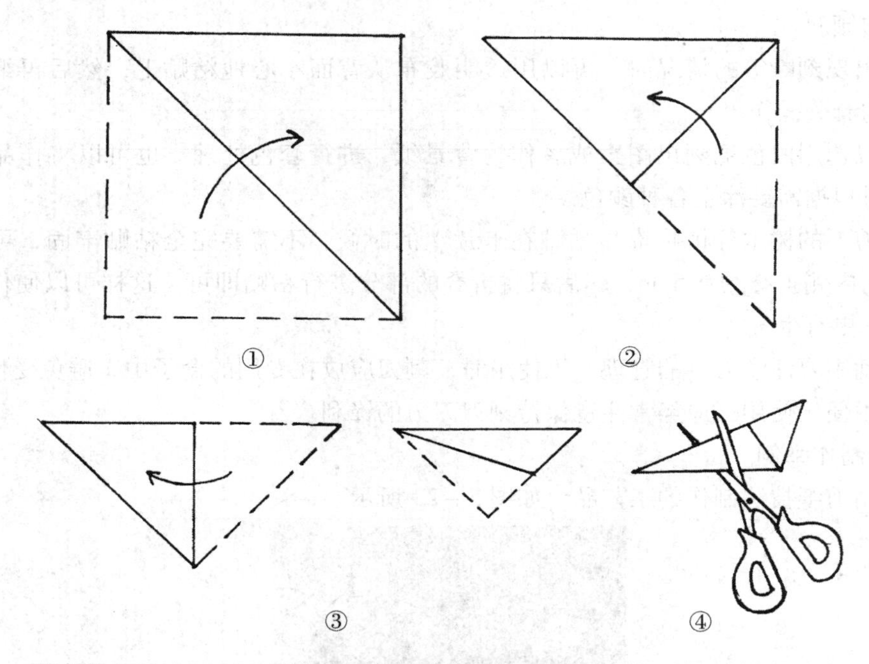


**图 5－24 八角雪花的剪法**

制作五角星或其他单数角的星状装饰品的时候，需要对第二次折叠的角度加以注意，因为它的角的数目不是对称的，折叠的时候不能直接对折，而应分别折叠，折叠次数一般情况下一侧为奇数，另一侧为偶数，平均折叠出五个或数个角，这样才能保证五个或数个角的大小均等。

#### （九）人体功能的开发与利用

剪纸活动入门容易，开展方便，而且可以变化出较多的花样，更重要的是原材料供应充分，花费较少，是一项经济划算的作业活动。

1. 身体方面 剪纸工艺活动主要是使用双手的协同作业，故有助于改善作业活动者双手同时操作的能力；用刀刻或用剪刀剪有助于改善作业活动者手指的屈曲和伸展能力；从操作过程来看，有助于改善作业活动者手眼的协调能力、手指的灵活性；长时间进行作业活动，有助于改善作业活动者身体的耐力。

2. 精神方面 通过参加剪纸工艺活动，有助于改善作业活动者的理解能力，改进注意集中的能力，完成作品可以带给作业活动者以喜悦。

### 十、刺绣

#### （一）特点介绍

刺绣是利用针和丝线在绸、布上作画的一种民间工艺。这是中国传统的民间艺术活动。

传统的产品有著名的苏绣、湘绣、蜀绣等。目前，采用单纯的图案，利用毛线进行刺绣，制作出粗犷、质朴的作品也不少见，而且独具艺术魅力。另外，机绣和计算机绣花也被广泛地使用。传统刺绣产品的题材经常取自于花鸟、风景以及吉祥如意的图案，而机绣和计算机绣花则可以制作任意品种的花色，它们被广泛地应用于服饰和日常生活用品的装饰方面。

刺绣尤其是进行传统的精细的刺绣，要求精神处于高度集中的状态，并且需要在作业活动过程中始终保持这种状态。另外，对姿势的保持、肩关节的稳定性等身体的功能也有较高的要求，当然，手指的精细动作能力在很大程度上会决定作品完成的质量。

由于刺绣已经成为广大群众喜闻乐见的工艺活动，而且是在日常生活中经常利用的工艺活动项目，所以刺绣所需要的工具、材料都可以在商场很轻易地购买到，而且，对制作时的地点、环境没有特殊的要求，更没有年龄和性别方面的限制。这些特点决定了刺绣可以被用于作业治疗中。

**（二）工具和材料**

1. 工具　绣花针、绣花绷子、纸、铅笔、皮尺、剪刀、粉饼、复写纸、参考书籍和图案等。

2. 材料　布（各色棉布、绸布或者各色粗布）、各色绣花线等。

**（三）作品展示**

如图 5－25 所示刺绣作品现收藏在北京博爱医院作业治疗科。

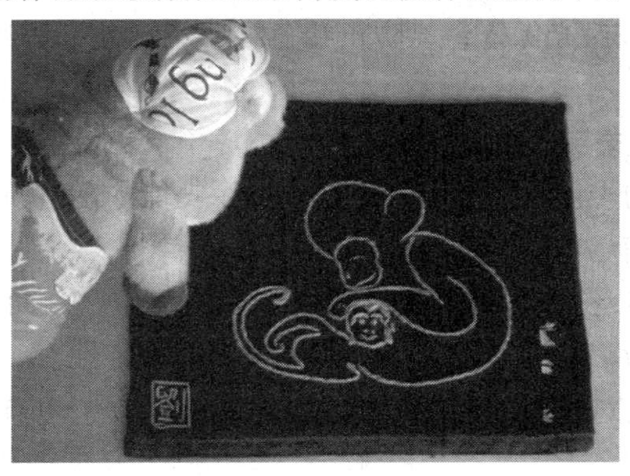

图 5－25　刺绣作品

**（四）制作过程**

首先选定制作的白色绣花台布，规格为 90cm×90cm。

1. 选择图案，并确定图案在台布中的位置以及采用绣布的种类和绣线的颜色。

2. 选用幅宽 90cm 的白布，测量出 90cm 裁开。

3. 确定分别在台布的四个角绣制同一种图案，并选用黄色和咖啡色绣线，黄色线用于绣花的部分，咖啡色线用于绣叶子的部分。

4. 将图案利用复写纸分别画在台布四个角相应的位置。

5. 用绣花绷子绷紧绣布，从背面开始进针，按顺序刺绣，直至全部绣完。

6. 将台布四周边缘向内侧反折二次，收进毛边，熨平后用咖啡色线锁边。

7. 进行台布的清洗，注意将被污染的部分和图案的痕迹洗涤干净。

8. 熨烫平整。

#### （五）刺绣的制作环境

刺绣制作虽然没有限定的场所，但是在制作时需要光线比较明亮且安静的场所。在进行操作之前，需要根据图案准备好材料和刺绣用具。有时需要为年龄比较大的作业活动者准备老花镜。

#### （六）作业活动者应具备的条件

一般进行刺绣活动的女性作业活动者占绝大多数。在操作过程中，需要作业活动者具有手眼的协调性和耐力，同时需要一定的颜色识别能力。

#### （七）注意事项

1. 刺绣的部分应始终位于绣花绷子的中央部分，刺绣过程中，应该按照作业活动力学进度随时加以调节。

2. 注意绣线不要拉得过紧，避免绣布出现皱褶。

3. 避免使用碱性过强的洗涤剂进行洗涤，防止绣线脱色。

4. 一次取线的长度不宜超过80cm，过长容易打结，过短会遗留过多的疙瘩。

5. 刺绣过程中，绣线经常会出现扭曲的现象，若不及时进行调整，会影响到作品的美观。做调整时，向绣线扭曲的相反方向旋转绣针即可。

6. 每次作业活动前后核对绣针的数目，避免造成危险。

7. 所使用的绣线应该避光保管，以防止褪色。所用绣花针等细小物品应该集中放置，以避免丢失。

#### （八）人体功能的开发与利用

刺绣活动具有一定的难度，需要有一定程度的手功能才能进行。完成活动后的成品有一定的观赏性，令人有满足与陶醉的感觉。

1. 身体方面　刺绣工艺活动中主要是利用双手的动作，有助于改善作业活动者的手指灵活性、手眼协调能力，有助于改善肩、肘关节等的稳定性。一般来说，刺绣活动多是在坐位下进行的，所以通过长时间的持续坐位下的作业活动，也有助于改善作业活动者的身体耐力。

2. 精神方面　刺绣活动有助于作业活动者耐心的养成，促进注意集中的能力；完成刺绣作品后，可以使作业活动者产生喜悦和满足的情感，有助于改善作业活动者的精神状态。

### 十一、缝纫

#### （一）特点介绍

人类最早意义上的衣服，不过是用树叶、干草等围在身上用以掩饰原始的羞涩，然而，人类社会发展到今天，服装已经成为人们生活中的重要内容，人们已经意识到，服装可以扮靓自己、点缀生活、美化环境，是生活质量的体现，甚至成为一种身份的象征。

爱美之心，人皆有之。现在，各种品牌、各种式样的时装充斥着商场和大街小巷，时时吸引着人们的目光，诱惑着人们的购买欲。然而，能够在商场上购买到的成品大多是由服装厂成批设计、成批加工而来，往往难于满足那些当今时代主张个性体现的年轻人的要求，年长的人们也有自己的需求，他们对服装的材料更加挑剔，需要的是既美观又舒适的衣服。因此，虽然制衣厂星罗棋布，每天设计、生产出大量的成衣，但仍不乏由于不同原因，自己选购材料加工制作的人，这也是服装加工行业长盛不衰的原因之一。有闲者，自然更加乐得自己设计、自己加工，既是一种生活的享受，又可以制作并享用世界上独一无二的服饰样式，这是多么惬意的事情。

服饰、家居布艺饰品的加工制作，可以促进动脑、动手能力，促进想象力和理解能力。制作过程中，手、眼需要高度的协调能力，手指需要灵活性的运动功能，对于精力分散的作业活动者能够有明显的改善作用。另外，缝纫作业从制作特殊款式的高难度的时装到加工简单的台布，甚至加工由多层纱布重叠后缝制而成的抹布，难易程度的落差很大，其中有足够的层次提供给不同障碍程度、不同需求的作业活动者。治疗者和作业活动者可以充分利用这些特点，选择最恰当的制作品种。

布类材料质地细腻、手感柔软、色彩丰富而且花色品种繁多，令人感到温暖、舒适，而且布质材料可水洗、易清洁，还可以轻易地进行折叠、裁剪、缝制加工成服装服饰、床上用品、沙发外套、购物袋等，极其广泛地应用在人们的生活起居当中。

下面介绍几种最简单、最基本的服饰、家居小饰物的加工制作过程。

### （二）作品展示

如图 5－26 所示缝纫作品。

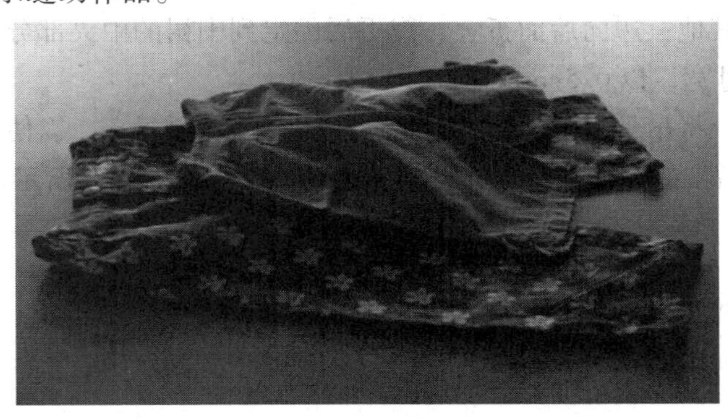

图 5－26 缝纫作品

### （三）工具和材料

1. 工具　缝纫机及配件、锁边机、电熨斗、直尺、皮尺、粉饼、剪刀、缝衣针、装杂物小盒、大头针、拉锁（各种规格）、纽扣若干、按扣、乳胶、手工制作参考书。

2. 材料　各类布料（花色、单色）、各色缝衣线、彩色线绳、彩色丝带、尼龙花边等。

### （四）制作过程

1. 吊带围裙

（1）取材。参考图 5－27 所示。

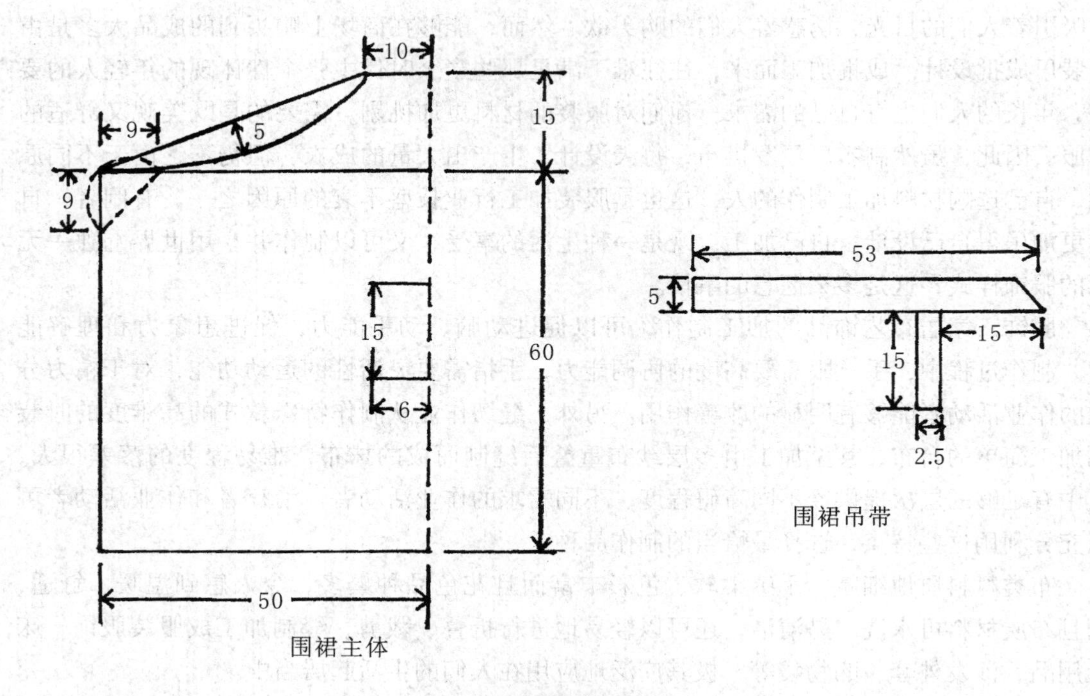


图 5－27 围裙取材图（单位：cm）

（2）将前胸衬布和三角衬布及围裙腋下圆弧部分锁边。

（3）制作口袋。将口袋上边的布折叠两次形成 2.5cm 的宽边，熨平后用缝纫机缝住。

（4）将口袋的其他三边向后面折叠，熨平后固定到围裙的中央部分，缝纫机的线脚与口袋边缘距离不宜过宽，以 0.5cm 为宜。

（5）制作吊带。将吊带部分的布料对折，中间衬垫一层衬布，以使完成后的吊带比较挺括。注意将两个吊带的连接部分夹在两层布的中间，如图 5－28 所示。

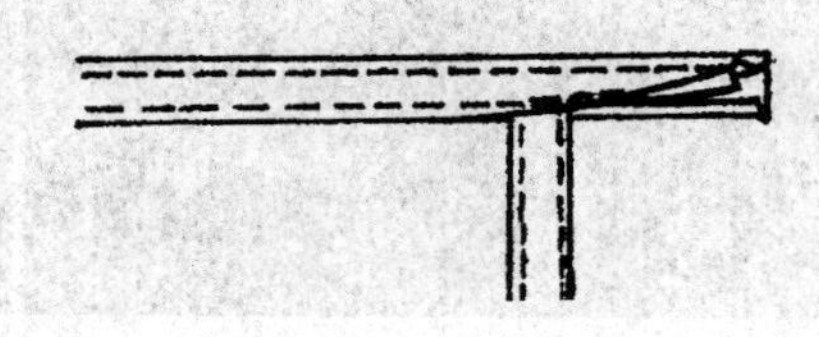

图 5－28 吊带连接部分缝合法

（6）将吊带与围裙连接，并缝制前胸衬垫。先将衬垫与围裙前胸衬布缝合，如图 5－29 所示。

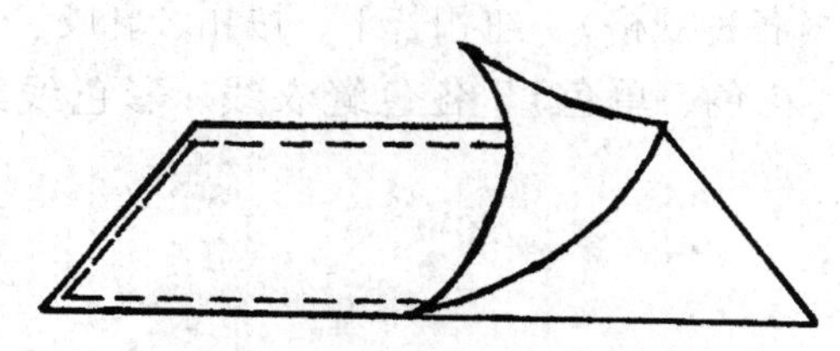

图 5－29 衬垫与围裙前胸衬布缝合法

（7）对衬布进行缝合，然后将衬布的正面与围裙的正面相对进行缝合，注意在相应的位置放置吊带。最后再翻转到正面，如图5－30所示。

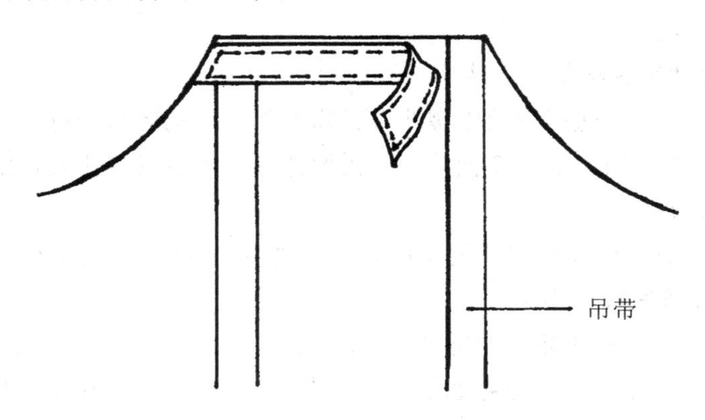


图5－30　围裙与衬布缝合法

（8）缝边。注意将三角衬垫布和吊带的另一头缝入边缝中去。

（9）缝制底边。将底边折叠两次后缝制2cm的边。

（10）锁扣眼。

（11）钉纽扣。

2. 儿童短裙　下面以身高100cm的儿童为标准，介绍短裙的制作过程。采用幅宽100cm的布料70cm及0.5cm宽的松紧带50cm。

（1）取材。在布料上用粉笔画上规格图线并裁下，如图5－31所示。

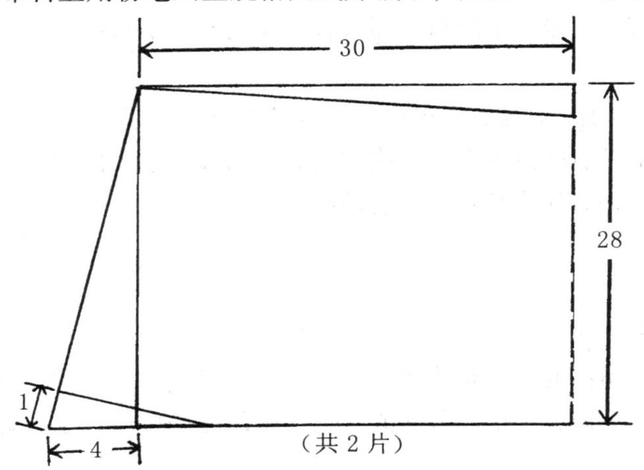


图5－31　儿童短裙取材图（单位：cm）

（2）将裁剪下的布料四周锁边。

（3）缝合两侧，使布料形成筒状，并将结合部分的边缘拉开并熨平。

（4）注意留出穿松紧带的空隙。

（5）分别将裙子上边折叠2.5cm，下摆部分折叠2cm，用熨斗熨平后缝合。

（6）在裙子上边内穿入松紧带，最后将松紧带两头重叠后缝合固定。

（7）熨烫平整。

**（五）缝纫的制作环境**

缝纫对于女性来说是常见的家庭生活活动，所以没有严格的操作环境，但是操作空间内的照明一定要明亮。

**（六）作业活动者应具备的条件**

由于使用缝纫机和锁边机以及电熨斗等，需要作业活动者有很好的手眼协调性和精细动作的能力。裁剪作业时，需要变换体位，需要作业活动者具有比较稳定的平衡能力。

**（七）注意事项**

1. 在剪裁布料时，应比规格所要求的尺寸多取0.5～1cm，避免由于在剪裁布料过程中出现倾斜等情况致使尺寸不足。

2. 合理布置用料结构能够节省材料。

3. 开始正式制作之前，应先熟悉缝纫机的性能，长期未使用过或者不会使用缝纫机的作业活动者应先学习缝纫机的使用方法。

4. 注意对缝纫机的保养和维护，确保缝纫机在任何时候都能够正常运转。

**（八）人体功能的开发与利用**

剪裁活动是一项偏向于女性的作业活动。通过剪裁活动可以制造出令自己感到满足的成品，既可以满足自己的需求，又可以赠送他人满足沟通的需要。缝纫活动对手的功能活动极具促进作用。

1. 身体方面　缝纫活动需要应用两手动作，需要手眼的协调能力，尤其要有手指的灵活运动，故有助于作业活动者改善手眼的协调能力、手指的灵活性，改善双手的协同动作。一般缝纫活动多是在坐位下进行，通过长时间的坐位下持续作业活动，有助于改善作业活动者的身体耐力。

2. 精神方面　缝纫活动包括从选材、设计到制作完成的一系列过程。缝纫活动的连续过程有助于作业活动者改进创造力、决定力，从而改善思维能力。通过缝纫活动来完成作品，有助于作业活动者振奋精神，改善情绪。

## 十二、蜡　染

**（一）特点介绍**

蜡染起源较早，秦汉时期，蜡染就已经广泛流传于少数民族聚居的西南地区。那时，人们已经了解到蜡具有防染色的功效，并且利用蜡的这一性质，采用蜂蜡等原料进行蜡染的有关活动。

蜡染技术在我国尤其是少数民族地区世代相传，今天已经发展成为一门独特的艺术，并在全球广为流传。

蜡染作品多为蓝色或其他深色的白花纹，古朴、自然，别具特色。一般可以使用粗布，也可以使用绸布。传统蜡染使用的染料是“蓝靛”。

蜡染艺术，就是利用蜡的防染作用，将熔化了的蜡液自然地点缀在或者将图案勾画在蜡染的坯布上，蜡液凝固成蜡块之后浸入染液，染液自然地浸入蜡块产生的裂纹中，形成仅靠人工难以绘制的图案。某些图纹宛如冰花、龟纹，所体现出的艺术魅力令人赞不绝口。

在作业治疗中，可以充分利用蜡染技术的随意性，鼓励作业活动者积极地动脑、动手，促使作业活动者极大地发挥想象力和创造力，同时在身体功能方面获得提高和改善。治疗者可以根据具体情况确定小组活动或者个人治疗。

### （二）作品展示

如图5－32所示蜡染作品。

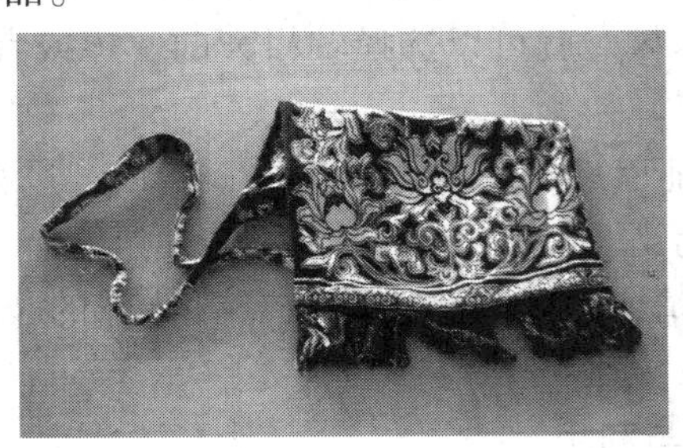

图5－32 蜡染作品

### （三）工具和材料

1. 工具 放置蜡的容器、盛放染料的容器、加热炉、海绵或纱布、毛刷或毛笔、小木棒、橡皮筋、竹夹子、棉垫、毛巾等。

2. 材料 白粗布或绸布等。

### （四）制作过程

1. 选用适当规格的白布作为蜡染坯布，并将坯布平铺在桌面上。

2. 将适量的蜡块放到容器中，并在加热炉上加温，直至蜡块完全熔化。

3. 用毛笔、毛刷或海绵、布团等蘸取适量蜡液，随意涂在坯布上，或者指导作业活动者创作特定的图案。另外，也可以将海绵或若干层纱布捆在小木棒上代替毛笔或毛刷，以便于抓握能力受限的作业活动者使用。

4. 在坯布上的蜡液自然干燥以后，将坯布浸入染料容器，并且用竹夹子不停地搅拌。

5. 在达到满意的颜色时，捞出坯布，放入清水中煮沸，直至将坯布上的蜡斑完全熔化，这时就可以清晰地看出染色后的花纹。

6. 将坯布悬挂，晾干。

### （五）蜡染的制作环境

蜡染的制作由于需要容器、燃料以及加热炉等，需要比较大的特定的操作空间或是场所，并要配有电源和晾晒作品的空间。必要时需要监管人员在场。

### （六）作业活动者应具备的条件

由于蜡染活动工序相对较多，又有使用电器进行加热的过程以及有染色的工序，所以要求作业活动者的动作转移或变换要灵活，要求具有双上肢以及双手具有较好的操作能力，以及建立较好的安全意识。

### （七）注意事项

1. 熔化蜡块所使用的加热炉应妥善管理。使用完毕后，要随时关闭电源或切断火源。

2. 在蜡块熔化后，由于蜡液本身以及容器的温度仍然较高，须加以注意。将容器从加热炉上移开时，应使用毛巾衬垫，防止烫伤皮肤。

3. 为了防止过热的容器损坏桌面，应在容器下方放置棉垫。

4. 加热熔化后的蜡块，在自然温度下放置一段时间后，会再次凝固，所以应根据需要随时加温。

5. 根据作业活动者的具体情况，制作涂抹蜡液的工具。如果作业活动者的抓握能力不足以把持较细的毛笔或木棒，就可以选择较粗大的木棒或者其他形状的物体用来操作，使其适合作业活动者使用。

6. 蜡液滴落在桌面或地面后，非常不易清洗，所以，进行活动之前应在坯布下面和地面上，铺垫废报纸以防污染。

7. 着色后将坯布放入清水，进行煮沸时，需要特殊的技巧并且具有一定的危险性，应当严加注意。

### （八）人体功能的开发与利用

蜡染活动相对开展得比较局限，了解的人不多，能够进行蜡染活动的人也比较少。但是，通过这项活动，有助于促进作业活动者大脑的精神活动与躯体四肢的活动功能。

1. 身体方面　蜡染工艺活动中较多需要上肢的运动，尤其是手部的运动更多，有助于改善作业活动者的双上肢运动能力、手的控制能力与灵活运动能力，改善手眼的协调能力。长时间持续作业活动，有助于改善作业活动者身体耐力。

2. 精神方面　蜡染工艺活动有助于改善作业活动者的创造力，提高决策能力，改善思维能力。作品的完成有助于作业活动者振奋精神。与其他人的交流有助于改善人际关系。

## 十三、十字绣

### （一）特点介绍

十字绣是起源于欧洲的一种手工艺，最初盛行于皇家宫廷，后来传入民间。随着时代的发展和社会的变迁，十字绣以它淳朴典雅的构图、丰富艳丽的色彩，尤其是简便易学的风格而广泛流传于世界诸多国家和地区。

所谓十字绣，顾名思义，就是按照图的颜色和标识，用针将线在布满网格的绣布上绣成十字交叉的形状，最终由多个这样的“十字交叉”构成图案的过程。

现在，十字绣工艺随着人类生活状况的变化而不断发展。人们将十字绣的工艺和技法广泛地应用于生活之中，其使用范围也不断扩大，如沙发垫、台布或装饰品。所采用的面料和绣线也有多种，并且各具特色，这门艺术越来越具有其独特的魅力。

厂家用塑料制成网格面料，有的像布匹那样丈量出售，供人们根据需要购买，随意制作不同的作品。也有的事先按照成品（如各种形状的手提袋）的规格剪裁完毕后，配上图案和所需要的彩带等，按半成品成套出售，购买之后可以直接按照所给的图案进行制作，编结并且组装成不同的成品，操作过程简单、方便，成品美观实用，并且极具装饰性，能够充分展示和体现制作者的创造性和个性，是一种深受欢迎的手工艺制作项目。

由于这种网格面料中的网格的间距即密度不相等，所以可以随心所欲地创作成品的形状，具有充分的选择性，而且，非常方便于顾客的制作和使用，所以，十字绣经常作为一种作业治疗的作业活动项目而应用于作业活动者的治疗和训练中。

**（二）工具和材料**

1. 工具 工具有针、剪刀、各色丝线、刺绣方法参考书、图案参考书、卷尺、剪刀、彩带、丝带、黏合剂等。

2. 材料 带网格的面料。

**（三）制作方法**

1. 要进行十字绣，必须首先了解基本针法和学习识图。目前，国际上的图标基本是统一的，掌握了图标的意义，对今后的工艺制作十分方便。

基本针法和图示如下：

（1）“×”符号代表一个十字绣的全针绣，绣的时候可以横排绣也可以竖排绣，如图5－33所示。

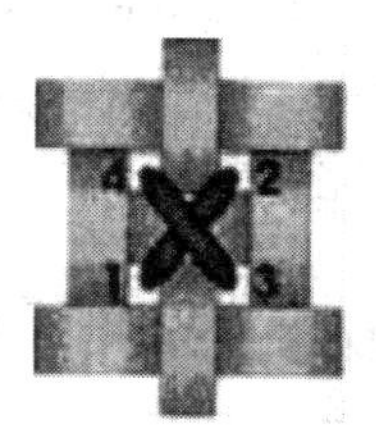


图5－33 全针绣的图案

（2）“1/2×”符号表示半个十字针即半针绣，进针顺序如图5－34所示。

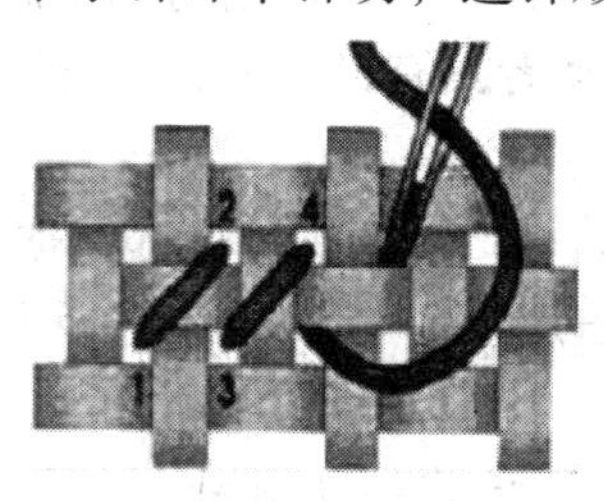


图5－34 半针绣的图案

（3）“1/4×”符号表示四分之一针绣，如图5－35所示。

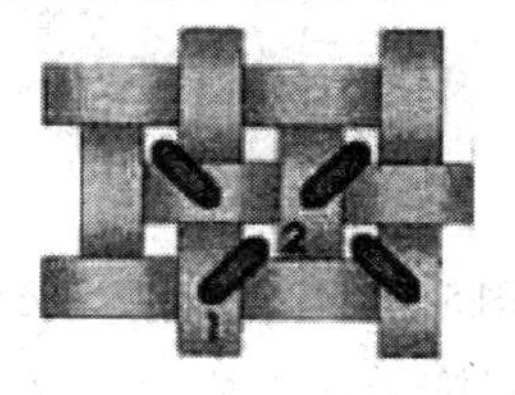


图5－35 四分之一针绣的图案

（4）“3/4×”符号表示四分之三针绣，如图5－36所示。

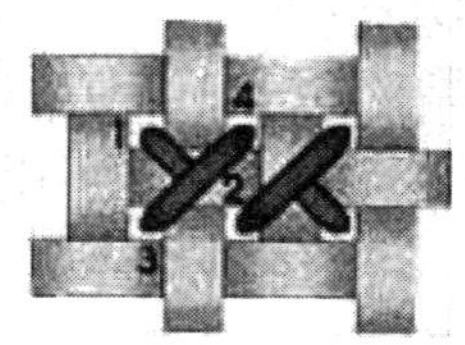


图5－36 四分之三针绣的图案

（5）“BST”表示钩边的意思，在图上一般用直线表示。主要用于对图案的轮廓进行整理，一般在整个图案完成后进行。

2. 参考图案书，选择合适的图形。

（1）根据作品的形状，量、画在网格面料上，再用剪刀剪裁下所需要的部分。对于本例所制作的对开式口袋，需要一块 13cm × 18cm 和两块 13cm × 8.5cm 的网格布材料。

（2）将三块材料的所有的面都要进行锁边，如图 5－37 所示。因为成型后有的部分会裸露在外面，应注意用线的颜色和搭配美观。

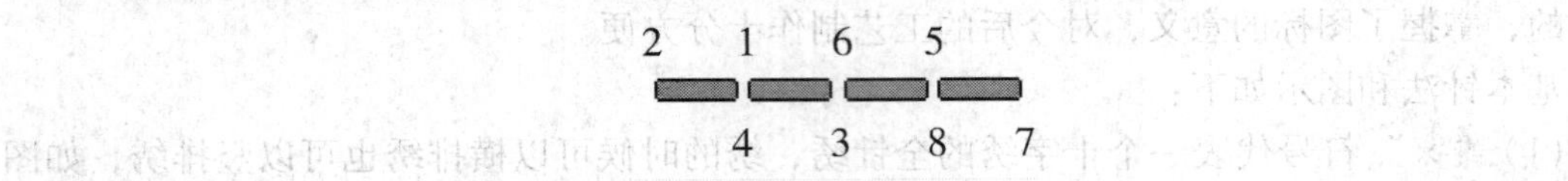


图 5－37　锁边的进针顺序

（3）将三块材料缝合，再翻转过来，形成对开式口袋。再用熨斗将口袋熨烫平整。

（4）确定图案的位置，按照针法完成刺绣。

**（四）十字绣的制作环境**

与编织一样，十字绣不需要特定的制作环境，但要求作业场所的光线要充足，周围安静。

**（五）作业活动者应具备的条件**

十字绣的制作需要作业活动者具有较好的耐力和手眼的协调性。另外，十字绣需要五颜六色的各种丝线，要求作业活动者具有良好的色彩分辨能力。

**（六）注意事项**

1. 网格材料的机织密度比较小，在剪裁边缘部分时，容易出现脱线的情况，如果不及时处理，有时会出现尺寸不足的情况，所以应该注意及时锁边，而且要在剪裁时预留出足够宽的幅度。

2. 在更换刺绣用的丝线时，应该将线头和线尾拉至作品的背面，并且将其压在其他线脚的下面，如图 5－38 所示。这样可以使作品既美观又不脱线。

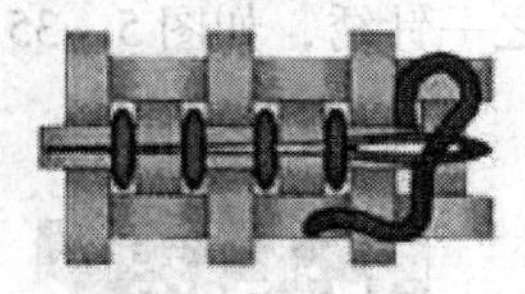

图 5－38　线头的处理方法

3. 如果欲将十字绣图案作为服饰绣在衣服上，必须先将适当大小的绣布固定在所需要的部位，最好利用绣花的绷子将衣服和绣布同时绷紧，再进行具体的刺绣活动。待作品完成后，打开绣花绷子，将绣布中的纱线纤维一一抽掉。

4. 刺绣时注意针脚不要拉得过紧，否则，绣布会出现皱褶。

5. 准备专用的容器放置针、线，并在每次刺绣作业进行之前和结束之后，确认针的数目，防止不必要的危险发生。

**（七）人体功能的开发与利用**

这是在西方比较盛行的一项作业活动，近来在我国的几个大城市，也见有指导十字绣活动的作坊。这项活动可以有效地改善手指与手的活动功能，改善手眼协调能力。

1. 身体方面　十字绣工艺活动主要是利用双手的活动及双上肢的活动，故有助于改善作业活动者手指的灵活性、手眼的协调能力，有助于改善肩、肘关节等的稳定性。通过长时间的持续坐位作业活动，也有助于改善作业活动者身体耐力。

2. 精神方面　十字绣活动有助于作业活动者提高耐心，促进注意集中的能力，改善精神状态。通过十字绣工艺活动制成相应的成品，可以使作业活动者获得极大的满足感和欢喜，通过与其他人的交流，可改善人际关系。

## 十四、纸工艺

### （一）特点介绍

纸是日常生活中十分常见的用品之一。人们可以经过巧妙的构思并发挥无限的想象来利用纸进行作业活动，并且能够制作出丰富多彩的纸制工艺品。

折纸就是一项典型的纸工艺活动，可以将世间万物通过各种变换的技法折叠出来，创作出千姿百态、栩栩如生的出色作品。

贴画也是一种传统的手工制作活动形式，制作的手法类似于布贴画。首先要将各色纸张随意撕开，顺其自然形成各种不规则的形状，再用它们拼贴成为完整的图案。贴画完成后的作品朴素、自然，具有浓厚的民间工艺的气息。

还有一种纸作业活动形式：首先将整张的纸卷成细卷筒，再利用这些纸卷筒拼、搭、砌成各种形状的作品。这种纸作业活动尤其适合制作亭子、宝塔、院落等建筑物，作品十分精美。

另外，风筝、硬纸首饰盒、纸浆盆等许多物品都属于纸制手工艺作品。

利用纸所创作出的各种工艺品，具有清洁（无污染）、轻便（无高强度体力劳动）、不需要特殊的工具设备、不需要特别的技能、随时随地就可以进行作业活动的特点。这种作业治疗活动尤其适合于女性以及儿童。在整个制作过程中，基本上是以手的操作为主，并且可以通过作业活动者的创意和构思，不断地创作出花样翻新的作品，激发作业活动者的创作热情，促进作业活动者积极参与这项活动。

### （二）工具和材料

纸的工艺制作，不需要过多的工具和设备，除了基本材料纸（稍厚的纸）以外，一般还需要铅笔、橡皮、直尺、圆规、剪刀、胶水棒、镊子、水彩、参考图案书籍。

### （三）作品展示

如图 5－39 所示折纸作品。

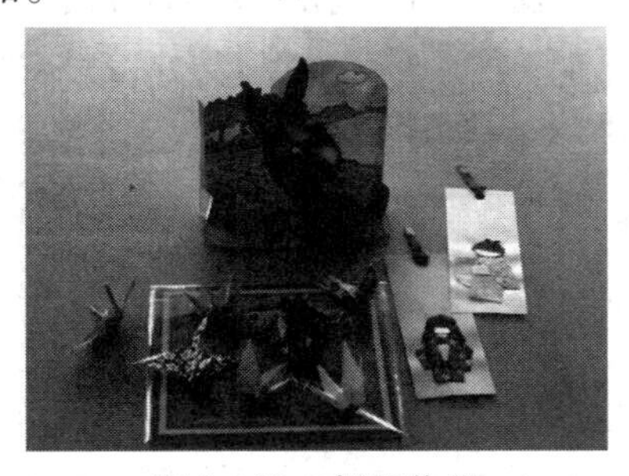

图 5－39　折纸作品

（四）制作过程

1. 先设计好需要制作的图形，尽可能提前画出设计图，并且标出每个部位所需要纸卷的数量。

2. 然后确定作品的规格，根据作品的大小决定纸卷的直径和长度。

3. 具体计算出所需要纸卷的总数目。

4. 制作纸卷。将纸斜向放置，从一角开始卷，直至将对角完全卷起，然后用胶水棒涂抹固定。

5. 将所需要数目的纸卷制作完毕后，统一涂色，尤其需要将制成的纸卷周边均匀地涂抹。也可以根据情况，在完成整体结构的拼接后，再对外观进行整体的涂色操作。

6. 在等待纸卷完全干燥以后，用剪刀或者裁纸刀按照所需要的长度将纸卷剪开，并将边缘修剪整齐，以备下一步制作使用。

7. 按照图案将纸卷黏合成型。与胶水相比，使用胶水棒更加方便，因为胶水棒能够比较容易地将胶水均匀地涂抹于纸的表面，而且不会出现因挤压胶水管时用力不均匀所造成的胶水出量过多或不足，如图 5－40、图 5－41 所示。也可以用牙签代替纸卷进行制作，如图 5－42 所示。

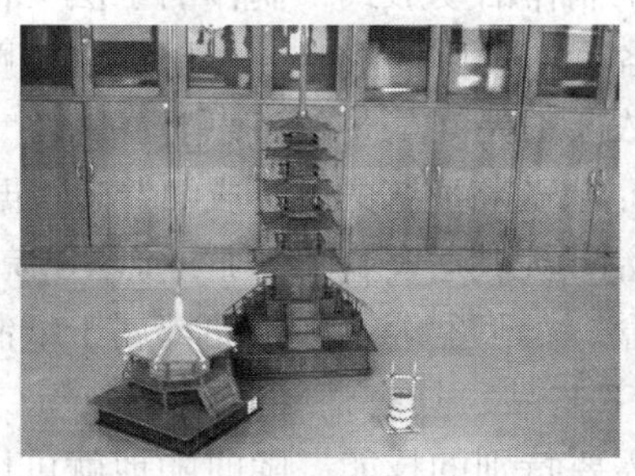

图 5－40　纸卷制作的工艺品

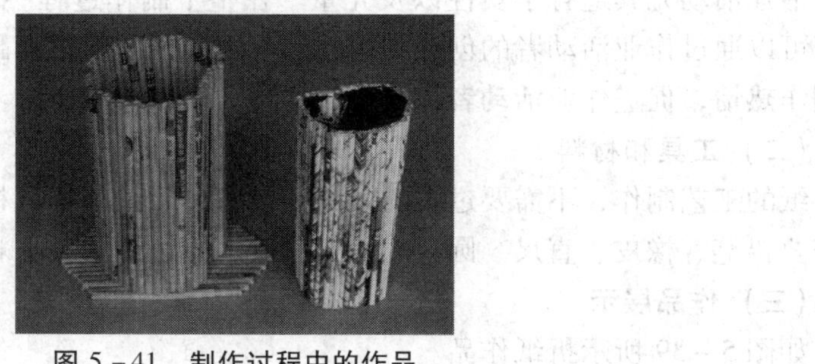

图 5－41　制作过程中的作品

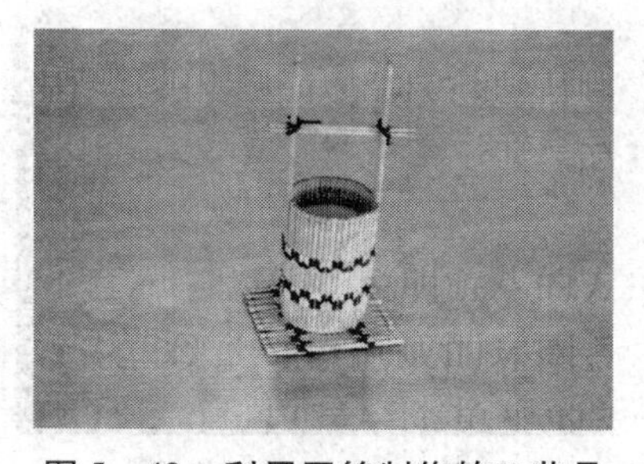

图 5－42　利用牙签制作的工艺品

### （五）折纸的制作环境

折纸不需要特定的环境，任何环境或时间均可进行，但要求操作场所光线充足，有适当高度的桌椅。一般以小组的形式进行折纸活动，所以环境准备要参考参加活动的人数。

### （六）作业活动者应具备的条件

简单的折纸活动可以单手进行并完成，但比较复杂的折纸活动需要两上肢和手以及手眼的协调性活动。在活动的过程中，由于需要手指的捏拿或是按压，作业活动者的手和手指的肌力很重要。同时，需要具有一定的耐力。

### （七）注意事项

1. 计算各个部位所需要的纸卷数目时，必须明确其色调。

2. 制作完成的纸卷需要一定的硬度，避免纸卷表面出现凹陷。因此，卷的时候，需要将纸拉紧，或将纸卷放在手中反复向卷起的方向搓紧。

3. 制作同一作品的纸卷时，所使用的纸最好类型相同、规格相等，并且应掌握相同的力度，这样才能确保纸卷的直径相当，而使作品美观、整齐。

4. 在黏合纸卷的时候，应将胶水棒沿纸卷直线涂抹，避免扭转。

5. 如果在作品表面涂一层清漆，就可使作品具有防水功能。

6. 可以利用牙签、冰棍内芯等材料，按照纸卷工艺的技法进行制作。木制材料能够使作品显得更加逼真、精致。

### （八）人体功能的开发与利用

1. 身体方面　纸工艺活动中，作业活动者主要是利用手及上肢来完成动作，并且多采用坐位姿势，可以有助于改善作业活动者手指的粗大动作和灵活动作能力，尤其是有助于促进手眼的协调能力；在进行纸工艺活动时，也要求作业活动者的躯干、上肢近端及远端的关节保持稳定的状态，从而有助于促进关节的稳定性与控制能力；长时间坐位下进行作业活动，也会有助于改善作业活动者身体的耐力。

2. 精神方面　纸工艺活动有助于促进理解力和决定能力，促进思维能力；有助于促进情绪稳定，改善精神状态；完成作业活动、完成作品，有助于促进自信心的恢复，有利于作业活动者重新融入到社会中去。

# 第二节　运动性作业活动

## 一、散步

### （一）特点介绍

散步在《高级汉语大词典》中被解释为“为了锻炼或娱乐而随便走走”，在《简明英语词典》中被译为“take a walk；go for a walk”。

散步可以没有特殊目的，没有特别要求，不受年龄、性别限制，不需要特殊的技能，时间易掌握，是人们在茶余饭后最乐于采取的一种休息方式。常言道：“饭后百步走，活到九十九。”这句俗语生动、形象地说明了散步与健康长寿的关系。散步是普通老百姓保持身心健康的传统性方法，也是一种便于采用且深受作业活动者欢迎的作业治疗活动。

### （二）工具和材料

散步活动不需要特殊的工具和材料，操场、街道、花园等都是散步的好去处。散步时最好选择面料柔软的宽松衣服和舒适的鞋，必要时戴遮阳帽。根据需要带饮用水，或者在住处准备饮用水，返回后饮用。

### （三）活动过程

1. 做好前期准备工作，事先确定行程及大致的运动量，包括基本的行走路线及大约所需要的步行时间。一条合适的散步路线，最好人流少、通风、空气好、远离汽车尾气。

2. 确定作业活动者人数和姓名。如果是精神疾病患者，或者有癫痫、呼吸及循环系统疾病以及服用特殊药物的患者，必须获得主管医师许可。

3. 因每个人的步行方式和行走速度不同，所以在散步过程中，整个小组有可能会拉开一定的距离，治疗者应前、中、后适当分散，掌握适当的速度，同时，确保最后一位作业活动者不会被落下过远的距离。

4. 散步过程中，可以引导作业活动者相互交流以及自由谈论一些轻松的话题。

5. 散步中途，可以选择可购买饮用水、零食或者便于坐下的地方休息。休息过程中，必须使作业活动者全部位于治疗者视野之内。

6. 散步活动结束后，作业活动者可陆续返回住处。

### （四）强度与频度

散步的强度与频度也是很重要的问题。强度一般以最大心率作为参考标准。散步运动本身是一种有氧运动，国外的一些相关资料给予我们一些参考，提出了强度和频率参考标准。

1. 中等强度步行　达到最大心率的45%～55%，你可能与平常相比有点呼吸困难，但在散步过程中能够保持正常交流。

（1）普通散步：每分钟60～90步，每次20～40min。适合于冠心病、高血压、脑卒中后遗症或呼吸系统疾病、重型关节炎的老年患者。

（2）背向散步：两手背放于肾俞穴处，缓步倒退50步后再向前行100步，反复5～10次。适合于健康的老人。

（3）摆臂散步：两臂用力前后摆动，可增强肩关节、肘关节、胸廓等部位的活动，每分钟行走60～90步。适合于胃炎及上下肢关节炎、慢性气管炎、肺气肿等患者。

2. 高强度步行　达到最大心率的65%～75%，步行中可以说短句。

（1）快速散步：每分钟90～120步，每次30～60min。适合于慢性关节炎、胃肠道疾病和高血压恢复期的患者。

（2）低频率步行：每周3～4次，每次30min。

（3）高频率步行：每周5～7次，每次30min。

### （五）注意事项

1. 散步过程中随时观察每一位作业活动者的状况，如情绪状况、有否过度疲劳。如有异常情况应立即休息，减少散步时间与距离，或立即返回。

2. 必须配备足够的治疗者跟随，而且散步过程中必须分头照顾相对分散的作业活动者，横过马路及道路状况不良的时候尤其应加以注意，防止受伤，确保安全。

3. 对于精神病患者应密切注意有无自杀或伤人企图。

4. 散步过程中或者利用休息的时间，可以开展唱歌、猜谜及其他活动。

5. 治疗者最好穿着工作服以外的服装，并随身携带电话便于紧急时联络。

**（六）人体功能的开发与利用**

散步活动可以随时随地开展，不需要原材料，活动强度不高，运动量易于调控。

1. 身体方面

（1）步行是增强心脏功能有效手段之一。步行时，由于下肢大肌肉群收缩，大步疾走可使心脏跳动加快，心每搏输出量增加，血流加速，以适应运动的需要，这对于心脏是一种很好的锻炼。每天至少步行1h作为保持心脏健康的一种手段。如果以每分钟平均走100步（中速）计算，步行1h可走6 000步。运动医学博士赖维说："轻快散步20min，就可将心率提高70%，其效果正好与慢跑相同。如果心率能达到每分钟110次，保持10min以上则对心肌与血管的韧性与强度大有增进，也可以改善冠状动脉的血液循环，从而可减少心肌梗死与心脏衰竭的机会。"

（2）步行还可以起到减肥的作用。长时间和大步疾走可增加能量的消耗，促进体内多余脂肪的利用。那些因多食少动而肥胖的中老年人，如果能每天坚持锻炼，通过运动多消耗1 255kJ（300kcal）热量，并适当控制饮食，就可以避免发胖。这一运动量相当于步行4～5公里，或慢跑20～30min，或骑自行车45min。

（3）步行锻炼有助于促进糖类代谢正常化，促进消化腺的分泌，增强胃肠道的蠕动，对消化不良、食欲不振的人有时可以收到比药物治疗更好的效果。饭前饭后散步是防治糖尿病的有效措施。研究证实，中老年人以每小时3km的速度散步1.5～2h，代谢率提高48%，糖的代谢也随之改善。糖尿病患者经一天的徒步旅行后，血糖可降低3.33mmol/L。

（4）步行是一种需要承受体重的锻炼，有助于延缓和防止骨质疏松症。散步主要是下肢关节肌肉的活动。所谓"人老腿先老"，可见腿脚灵便对于老年人更为重要。通过散步，对下肢肌肉、关节进行锻炼，可以防止肌肉萎缩，减少或延缓骨质增生和保持关节的灵活性。又因为运动能延缓退行性关节的变化，步行能够预防或消除风湿性关节炎的某些症状。

（5）散步还可加强肺的吐故纳新，使氧气与二氧化碳更充分交换，使呼吸变得比较深沉有力，有利于锻炼肺的功能。它还可以帮助久病初愈、手术后及产妇早日恢复正常的生理功能。

2. 精神方面　由于散步本身就是一种运动，运动可以对作业活动者产生运动心理效应，有助于缓解精神压力，改善焦虑、抑郁的情绪。轻快的步行可以缓和神经、肌肉的紧张。散步是一种积极性休息方式。美国著名心脏病学家怀特说："轻快的步行（至有疲劳感），如同其他形式的运动一样，是治疗情绪紧张的镇静剂。"散步对神经衰弱、妇女围绝经期综合征及情绪紧张的人来说，是理想的"镇静剂"。

美国一位学者认为，散步对心血管系统疾病患者颇有益处。散步能增强血管的弹性，减少血管壁破裂的可能性，减少甘油三酯及胆固醇在动脉管壁上沉积的机会，减少血凝块的形成，从而降低心肌梗死和脑卒中的发病率。此外，由于散步时血管平滑肌得到松弛，有助于高血压患者降低血压，并能缓解头部血管痉挛，有利于减轻头痛。

散步活动可以持续较长的时间，即使与别人一起散步，作业活动者也可以不必与别人交往，可以保持自己内心世界的平衡和放松。通过散步活动有助于作业活动者打开与外界的交往，扩大生活空间，促进其对周围环境的注意、对地理方位的认知、对路况的判断，并且有可能接触到新的环境。

## 二、气球排球活动

### （一）特点介绍

据史料记载，排球运动于19世纪末始于美国。1895年，美国马萨诸塞州霍利奥克市基督教男子青年会体育干事威廉·摩根（William Morgan）认为当时流行的篮球运动过于激烈，于是创造了一种比较温和的、老少皆宜的室内游戏。1896年，美国普林菲尔德市立学校的艾特哈尔斯戴特博士把摩根游戏起名为“volleyball”，并沿用至今。1905年传入中国。

排球是人们喜闻乐见的球类运动项目和竞赛项目，在我国相当普及，逐渐形成其自身的特点。

1. 广泛的群众性　排球场地设备简单，比赛规则容易掌握。既可在球场上比赛和训练，亦可以在一般空地上活动，运动量可大可小，适合于不同年龄、不同性别、不同体质、不同训练程度的人。

2. 技术的全面性　规则规定，每个队员都要进行位置轮转，既要到前排扣球与拦网，又要轮到后排防守与接应。要求每个队员必须全面地掌握各项技术，能在各个位置上比赛。

3. 高度的技巧性　规则规定，比赛中球不能落地，不得持球、连击。击球时间的短暂，击球空间的多变，决定了排球的高度技巧性。

4. 激烈的对抗性　排球比赛中，双方的攻防转换始终是在激烈的对抗中进行。高水平比赛中，对抗的焦点在网上的争夺上。在一场比赛中，夺取一分往往需要经过六七个回合的交锋。水平越高的比赛，对抗争夺也越激烈。

5. 攻防技术的两重性　排球是多种技术都可以得分，也能失分的项目，这种情况在决胜局比赛中更加突出，所以说每项技术都具有攻防的两重性，因此，要求技术既要有攻击性，又要有准确性。

6. 严密的集体性　排球比赛是集体比赛项目，除发球外，都是在集体配合中进行的。没有严密的集体配合，再好的个人技术也难以发挥，更无法发挥战术的作用。水平越高的队，集体配合就越严密。

正因为上述特点，排球作为一个治疗项目被应用于医疗之中。在作业治疗领域，治疗者试图通过这项活动，使作业活动者获得更多益处，尤其是改善精神功能方面的。通过活动，作业活动者有机会接触到形形色色的人和事，能够丰富生活内容，有助于改善生活态度，体会运动带来的乐趣。另外，活动中的分组编队，使作业活动者获得一种归属感，而且，与他人和睦相处和友好合作可以带来喜悦，尤其对于患有精神系统疾病的作业活动者大有裨益。因此，排球是一项具有良好治疗效果的娱乐、体育活动。

由于在医院参加活动的作业活动者都会有不同程度的机体方面或精神方面的功能障碍，所以有必要将球、球场以及活动规则进行调整。最常见的调整内容之一是将排球改为气球，这样可以有效地减小球的质量和运动速度，便于作业活动者对球的控制。另外，可以采用降低球网高度、缩小场地面积等方法，这对于需要相对减小活动难度、降低对身体活动度的要求等方面都是行之有效的措施。

### （二）场地和器材

1. 场地

（1）一般排球比赛场地为18m×9m的长方形，球网的长度为9.5m，宽度为1m，男子竞赛时球网上方距地面高度为2.43m，而女子以及大、中、小学生可以适当调整高度。因此，开展此项活动至少需要20m×10m的场所，而且需要在7m高度的空间内没有任何障碍物。球场的地面必须平整，地板要防滑。室内、室外的场地均可以。但是，如果采用露天球场，则会在一定程度上受到气候的影响，如图5-43所示。

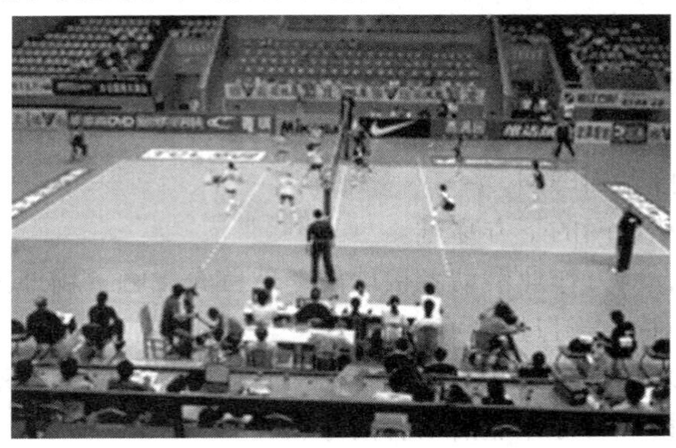

图5-43 排球比赛场地

（2）对室内气球比赛的场地一般做如下的条件设定：比赛场区为长12m、宽6m的长方形。其四周至少有2m宽的无障碍区，从地面向上至少有7m高的无障碍空间。比赛场区也可为长13.4m、宽6.1m的长方形。球是圆形的，由柔软的材料制成，颜色为黄色、白色或彩色。圆周长为76~78cm，重量为100~120g，气压为0.16~0.17kg/cm²。一次比赛所用的球必须是同一特性的球，如图5-44所示。

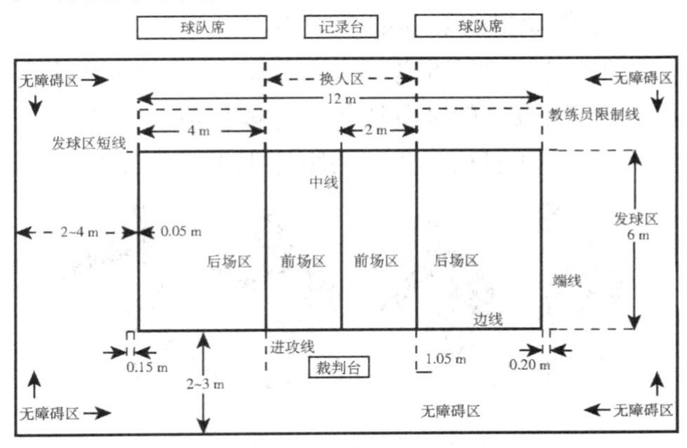


图5-44 室内气球比赛场地

2. 器材 皮尺、胶带、球网及固定用架子、裁判台、排球或气球数个、记分板、口哨、小旗子、记录用具、参加者的运动服装及运动鞋。

**（三）活动过程**

下面以气球比赛为例说明活动过程。

1. 比赛之前，全体作业活动者必须明确比赛规则。

2. 除作业活动者之外，还需要裁判员、边线员及记录者。

3. 比赛之前，双方作业活动者更换适合运动的服装，并做准备活动。

4. 双方教练确定首先出场的作业活动者，做好战略战术准备，明确每个人的职责。作业活动者做好热身运动。

5. 用抛硬币的方法随机确定场地和发球权，比赛开始。

6. 以下情况判定为有效球。

（1）身体任何部位接触球均有效（轮椅及椅子也视为身体的一部分）。

（2）在一方反复击球无次数限制。

7. 以下情况判定为失分。

（1）发球失败。

（2）击球后，球接触到球网。

（3）击球后，球从球网的下方穿过。

（4）击球过网后，对方作业活动者接球前，球首先接触了场外其他物体。

（5）用双手接住对方击打过来的球。

（6）对方击打过来的球被夹在身体或轮椅与其他物体之间卡住不动的视为界内球。

（7）击球过网后接触对方作业活动者前球出界。

（8）犯规时对方得分。

8. 如下情况视为犯规。

（1）触网。

（2）过网击球。

（3）持球等。

9. 首先得到胜利分的队伍获得一局的胜利，最终以取得3局2胜的一方取得胜利。

10. 正面双手垫球的动作规格与要领如下所述。

（1）垫球的准备姿势：比赛中应根据不同情况采用相应的准备姿势。初学垫球时，由于是垫击一般的轻球，故可采取一般准备姿势。上体稍前倾，两脚开立，两脚间的距离稍宽于肩，两臂微屈置于腹前，两肘稍内收，两眼注视来球，如图5－45所示。

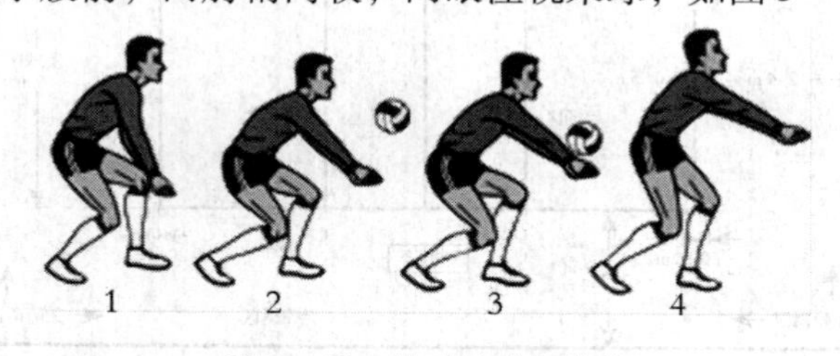


**图5－45 垫球的准备姿势**

作业活动者与社会的交流，丰富他们的生活，同时，针对部分作业活动者回归社会、回归家庭的需求和目标，购物可作为生活能力训练的一部分。随着社区康复的发展，购物活动也能更好地加入到社区参与的活动中，作为作业活动者生活自理提高的一项重要作业活动。另外，与购物活动相类似的活动还有组织作业活动者到茶馆喝茶或者到餐厅进餐，同样可以为作业活动者提供接触社会、与人交往的机会，收到学习和利用公共设施的效果。

现在随着网络的发达与进步，网络购物也逐渐流行，也给作业活动增加了新的拓展空间。我们可以足不出户就能享受逛街的乐趣，只要一台电脑、一根网线就可以实现。琳琅满目的商品尽收眼底。轻轻点击鼠标，逛街－购物－付款，轻松完成！您只需静待商品上门。即逛街、挑选、购买、议价、付款等，都通过网上实现，最终达成买卖交易，这就是所谓的快捷便利的网上购物。

网上购物的特征：①便利性：无需花费交通费，避免挤公车、晒太阳。可以在家“逛商店”，不再受时间限制，从订货、买货到货物上门无需亲临现场，既省时又省力。②及时性：“永不打烊”，无论是白日还是深夜，都可以网罗到“心仪”的商品。③无限性：打破地域限制。网上购物也提供了多样的商品，价格低廉，还能发掘难觅的商品，获得大量的商品信息。也可结识更多全国各地乃至世界各国的朋友。④安全性：只需开通网上支付功能就可放心购物，不存在外出的一切风险。

从网上购物的特征中我们也不难发现，此项购物方式首先需要一定的电脑网络知识，其次需要作业活动者一定的认知能力，还需要作业活动者生活管理方面的能力。不过这恰恰是作业活动者亟待提高的综合社会参与能力，也给我们的作业活动发展提出了新的课题。

从治疗角度分析，购物活动可以由以下几个方面的功能和能力构成。通过进行购物活动，可以试图在这几方面或者注重某一方面对作业活动者进行培养和训练。

1. 计划合理　要求作业活动者能够确认自身所必需的物品，包括食品、衣物、日用品等。除目前必需品，还应预见即将消耗完的用品（如牙膏等洗漱用具），尽可能一次购置完全，避免遗漏，但是，也不能任意大量购置，必须确认不必要的物品以及各类物品的需要量，避免购买闲置品和过量储存物品。最好事先列出需要购买的清单。

2. 预算正确　每月的生活费用应有基本的预算，要根据财务状况合理安排，避免超支。每次外出购物时，应根据需求携带适量的现金。

3. 集体观念　如果是以小组活动的形式参加治疗，必须事先确认出发的时间、集合的地点等，提前做好准备工作，准时集合以参加活动有助于培养作业活动者的集体观念。

4. 移动能力　无论是独立步行还是利用拐杖、轮椅等的移动方式，都需要面对各种各样的道路状况。例如：街道上的人流和车流的多少不同、路面的平整状况及宽度不同、路边台阶的高度不同、街道或商店是否有无障碍设施、是否需要横过马路、是否设有信号灯等，这些条件都是影响作业活动者能否顺利完成购物活动的因素。甚至，记忆能力、智力水平、认知状况也或多或少地对作业活动者产生一定的影响。

5. 在商店内的选购行为所必需的能力　下面以在超市购物为例，说明所应具备的能力：

（1）按照物品分类和物品摆放位置的顺序选择所需的商品，避免多次往返，保证工作效率。（地址、方向识别）

（2）在同一种商品的不同品牌中适当地进行选择。注意商品的有效期限，根据自身病情选择诸如低盐、低糖、低脂肪的有利于健康的食品。（食品质量的识别）

（3）要将选取的食品尽可能按照生、熟分类，将食品和其他日常用品尤其是化学制品分别放置。（分类）

（4）拿取所需要食品时的肢体功能包括上肢的伸展、手指的抓握能力等。（肢体移动及功能）

（5）乘坐轮椅的作业活动者在不方便拿取高处物品的时候或者遇到其他困难的时候，能够恰当地向其他人寻求帮助。（交流、人际关系的形成）

（6）在收款台付款结账时，根据收银员所报出的金额数目，取出适当金额的现金，并且能够进行简单的运算，核对收银员找回现金的数目。（对货币的识别计算）

（7）按照商品的分类分别将不同的物品装入购物袋，同时核对商品与购物小票是否符合，在离开时确认已带走了所有购买的物品。（同类及物品与名称的匹配）

（8）在所有购物活动过程中，应该注意保持待人的基本礼节和对人的友好态度。（礼节与安全意识）

相对于普通的购物活动，网络购物活动对作业活动者的自身要求相应提高，需要掌握一定的电脑知识和网络知识、面对多彩的购物网页能分辨主次的认知能力、如何支付钱款的统筹管理能力、通过一些交流软件和商户交流的能力（如打字、QQ 的使用）等。

**（二）工具和材料**

购物活动不需要特殊工具和材料，只需要书写购物清单的纸、笔，穿上外出服装，治疗者要携带手机以备急用。

相对于普通的购物活动，网络购物只需要一台连有网络的电脑，在银行开启网上银行账户。

**（三）活动过程**

1. 确定作业活动者名单之后，与作业活动者所在病房护士长或主管医生或家人联系，了解每个作业活动者需要特别注意的事项。

2. 事先通知每一位作业活动者活动时间和集合地点。

3. 至少有两名治疗者参与，并根据作业活动者的人数适当调整，至少一名在前面领队、一名在队尾保护。

4. 在去往商店的路途中，可能会遇到各种情况，治疗者应随时提醒作业活动者注意来往车辆，尤其在横穿马路时，必须确认信号灯。

5. 进入选购区域之前，向全体作业活动者确认购物后的集合时间和地点以后再解散。治疗者根据每位作业活动者的身体及精神状况，确定每位作业活动者是独立进行选购还是需要在辅助下进行选购。

6. 到了规定的集合时间，治疗者要核对作业活动者的人数，在确认作业活动者人数齐全并且携带好全部物品之后再返回。归途中，如有物品过重引起疲劳的情况，可以适当休息。

7. 到达医院后，再一次清点人数，并逐一与作业活动者所在的病房联系、确认。

**（四）注意事项**

1. 普通购物活动

（1）治疗者应事先向参加购物活动的作业活动者说明注意事项，了解作业活动者需要购买的物品，应适当劝阻和限制危险物品购入。强调集合地点和时间，必要时重申基本的交通规则。

（2）行走过程中如遇交通信号灯，最好小组成员集合后一同横穿马路。

（3）进入商店之后，在病情允许的情况下，可让作业活动者解散，自由选购，但是，需要再次确认集合时间。在商店内的购物时间要限制在一定时间内。

（4）根据作业活动者的具体情况，治疗者选择性地跟随需要提供建议的作业活动者。

（5）为避免不必要的忙乱，购物活动应避开休息日、节假日以及上下班人流高峰时间。

（6）随时注意作业活动者动向，至少有一名治疗者在出口处等候，避免个别作业活动者购物后走散，或者自行出走。

（7）整个活动过程中，务必紧密观察作业活动者和周围的情况，避免危险情况的出现。

（8）遇到作业活动者走失等特殊情况发生时，务必尽快与院方或家人联系并设法寻找。

2. 网络购物

（1）选择诚信度高的网店购买商品。

（2）认真参阅商品图示说明。需提示网购只能看到照片及对物品的简单介绍，像衣服或鞋子之类的货品不能试穿。

（3）确认配送方式、送货地址及相关联系电话。在网上所购来的物品，还要经过配送的环节，快则一两天，慢则要一个星期或更久。

（4）确认支付方式，注意密码保护。多选择有保障的支付方式，如货到付款等，如图 5－47 所示。

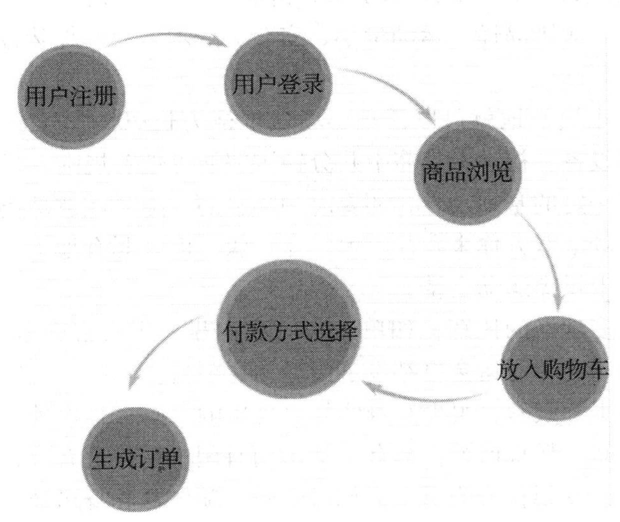


**图 5－47　网上购物流程图**

### （五）人体功能的开发与利用

购物活动较容易开展，而且可以强化作业活动者躯体与认知等方面的能力，是一项方便实用的作业活动。

1. 身体方面　在购物活动中，作业活动者主要是步行、手拎等动作为主，同时需要反复地判断、选择。通过购物活动，有助于改善作业活动者上肢及手指的运动功能，改善步行能力，提高身体的耐力，有利于粗大运动的改善。面对纷繁的物品，挑选出自己需要的物品，这个过程有效锻炼作业活动者的认知辨别能力。

网络购物相对普通购物来说，对于肢体的运动能力要求较低，但对于作业活动者认知、理解、判断能力要求较高。其最突出的优势就是安全性，对于一些精神方面疾患，害怕与他人交流的作业活动者是不错的购物方式。

2. 精神方面　购物活动过程融合了运动，运动心理学效应有助于作业活动者改善精神状态，稳定情绪，提高幸福感。购物活动有助于作业活动者恢复以往的能力，恢复自信心，提高其成就感；有助于作业活动者制订计划，比较货物价格和质地，决定购买等方面的能力，从而有助于提高作业活动者整体的认知能力。

网络购物活动在提高参与者幸福感、成就感方面也相应提高，具体的还需要我们进一步研究和发现。

随着社会的进步，科学技术的发展，购物活动变得多样、新颖，但最终的目的还是要作业活动者重新融入到现实的社会生活当中去，重新塑造新的生活。

## 四、门球

### （一）特点介绍

门球起源于法国，当时称为槌球（Croguet）。传说在13世纪，法国的牧民在放牧的时候，经常玩一种游戏，就是在草地上，用牧羊手杖击打木球，使其穿过竖在地上的两个木棒。后来，这种游戏传到英国以后大为风行。1947年12月，传入日本北海道，经过铃木和伸的改良和精简而成为目前风靡日本的门球运动（Gate Ball）。

门球具有场地小、规则易懂、运动量小、安全、战术多变、趣味性浓等特点，因此颇受中老年人的青睐。

打门球只需要一小块空地就可以活动，场地规格为长20m、宽15m，最大为长25m、宽20m，不需要特别设备。初学者只需十几分钟讲解便可理解规则，置身其中。

门球运动除要有一定的基本功外，还要时刻动脑筋，随时注意球场上的变化，不断思考球的去向和目标，场上双方你来我往，追、守、躲、撞。既有地上台球运动之妙，又有高尔夫之趣，还有地上棋类运动之精。

门球运动也有很多规格的比赛，如单人赛、双人赛（男女混合双人赛）、5人制团体赛。全运会、城市运动会和亚运会也都设了门球比赛项目。

由于门球运动不十分激烈，很少有身体的直接接触，而且是户外运动，能够充分享受阳光和空气，动静相间、强身怡神，具有“运动而有闲，用力而有节，快乐而不激，用心而不苦”特点，因此，它很快成为深受人们喜爱的一项体育健身运动，也可以应用于作业治疗方面。

### （二）要求和技法

1. 场地要求　一般根据情况可采用300$m^2$（15m×20m）或者500$m^2$（20m×25m），如图5－48所示。

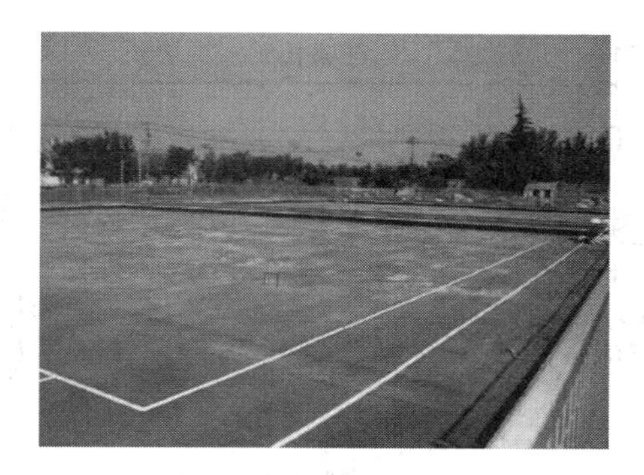

图 5－48　门球场地

2. 器材和器具　门球场内设置三个不同方向的球门，球门高 20cm、宽 22cm，分别称为一门、二门和三门，如图 5－49 所示。场地中央设置一个直径为 2cm、高 20cm 的终点柱。圆球为硬木或塑料所制，直径 7.5cm，重量为 180～240g，如图 5－50 所示。

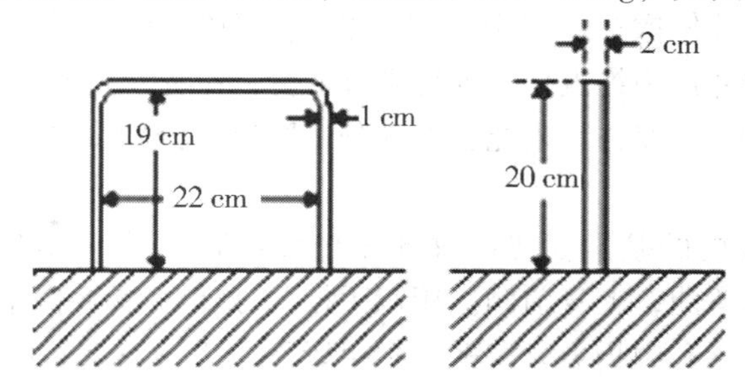


图 5－49　球门参数

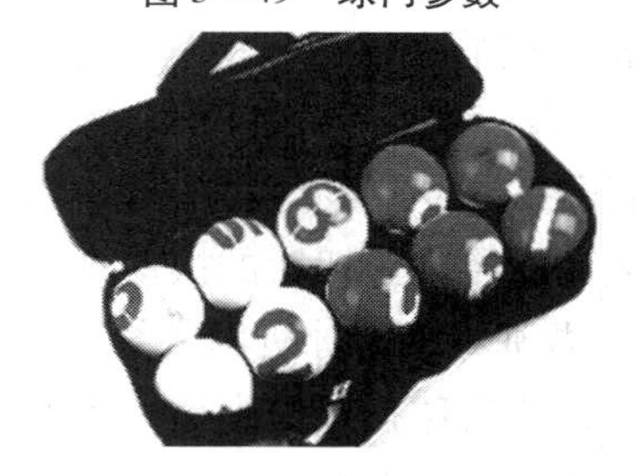

图 5－50　门球用球

比赛使用的木槌，槌长为 50cm 或更长，槌头为圆柱形，长度为 18～24cm，如图 5－51、图 5－52 所示。

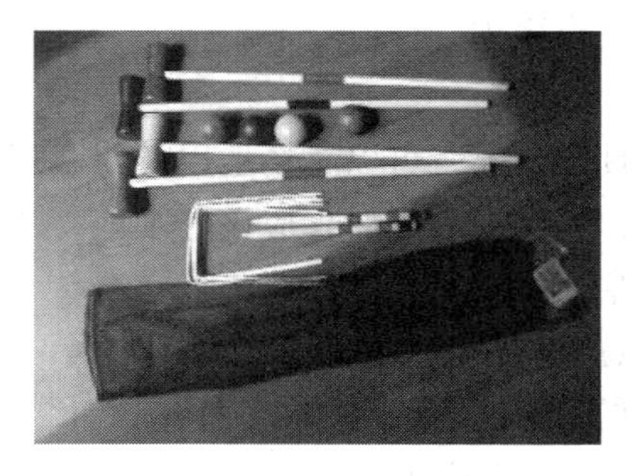

图 5－51　门球用具

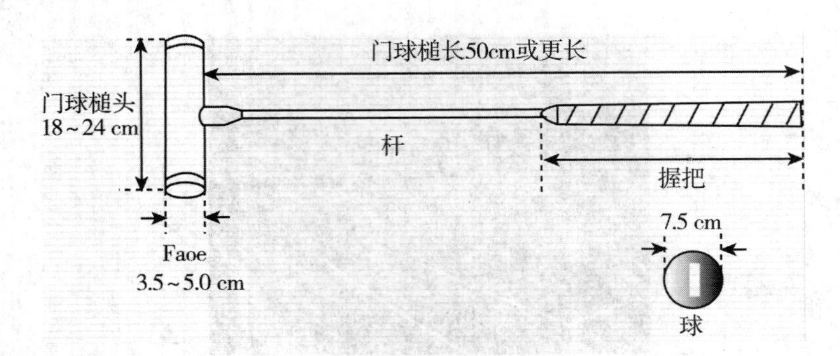


图 5－52 球杆及球参数

3. 比赛规则 比赛时，分两队上场，每队上场五人，一队为一、三、五、七、九单号，击打红球，另一队为二、四、六、八、十双号，击打白球，队员按排列号的顺序上场击打与自己相同号码的木球。

上场以后，队员击球依次穿过三个球门，最后击中终点柱。每穿过一个球门得一分，如果依次穿过三个球门并击中终点柱，即得满分五分。率先全部获得满分的一方获胜。如果在 30min 的比赛时间内，双方都未能获得满分，则以得分的多少决定胜负。

4. 基本技法

（1）握持门球击球槌的基本姿势：双脚分开与肩基本同一宽度，肩部放松，手臂放松，下垂在体前，双腿弯曲，上身前倾。用双手握门球槌，右利手者使用右手完全地握住门球球槌柄，用左手食指和中指夹紧槌柄，左手紧贴右手，双掌心相向相对，双手背紧靠在膝关节处，将门球槌固定住，向侧方击球。

（2）击球的基本方法：先把球槌放在球后 2～4cm 处，整体接触地面，槌柄直立，以目标前 0.5m 和槌尾的后 0.5m 为限，来回瞄准两次，槌头、球、球门形成三点一线。拉回槌头，距球 20～30cm，然后用左右的手腕发力击球，击球时槌头要向钟摆一样摆动。挥门球槌时，槌头不可向左右或前后晃动。槌头的摆动越稳，击球就越准。

5. 预练 为了提高技艺，可做基本的击球进门的练习。可以将球放在距离球门 2m 左右的地方，先练习正面直线进门，待击球技艺提高后，练习从不同的角度击球进门，以不断提高球技。掌握了以上的基本技能后，就可以与其他志同道合的朋友们一起切磋技艺，共同分享此项活动的快乐。

**（三）注意事项**

1. 关于场地及设备相关注意事项

（1）保持场地平整。

（2）根据作业活动者的具体情况，可以对场地以及比赛规则进行适当的调整。

（3）注意对器具的保管，每次活动之后，应该仔细地将沾在木槌、球门以及球上的泥土擦拭干净，然后再予以妥善保管。

2. 作业活动者的相关注意事项

（1）打球时最好穿防滑的鞋。尤其对老年人来说，如绊倒或滑到很容易出现摔伤事故，冬季冰冻天参加户外门球运动更应小心。

（2）运动前应做好预备活动，把臂、腿、腰以及相应的关节充分活动开。

（3）应具备良好的体力。如果每日打上两个小时的门球，相当于漫步行走23公里的路程，一周下来就是20多公里。

（4）应安排好自己的作息时间，使生活、锻炼安排妥当。

（5）老年作业活动者，应做好自我监督和预防意外发生的准备（备好必需的药品及保温服之类）。

**（四）人体功能的开发与利用**

门球活动是一项在国外开展比较多的，富于西洋味道的体育活动。近来在国内的一些城市也有可以开展门球活动的社区活动场地。门球活动是特别适合于老年人的休闲活动。

1. 身体方面

（1）门球运动可使身体得到全面锻炼：打门球的基本活动是瞄准、击球、拾球和到位，运动中有助于改善作业活动者的平衡能力，改善双上肢及全身的协调能力和双手的灵活性，有助于增加体力，提高步行耐力水平。在活动中伴随快步或慢步跑，可以使全身的运动器官，特别是手、臂、腰、腿、脚，以及视力、听力、内脏和神经系统都得到锻炼。

（2）门球运动可以进行充分的日光浴和空气浴：门球运动是一项户外运动，又因其活动量较小，能持续活动几个小时，可以进行充分的日光浴和空气浴，这是门球户外运动"得天独厚"的优点。太阳的光辐射还可以使人心情舒畅，有助于改善人体组织的新陈代谢。人体皮肤与空气接触，可产生相应的生理效应，有助于提高身体对气温的适应能力。

（3）门球运动可以增强脑细胞的活力，锻炼思维和增强记忆能力：运动中的战术的运用和整体配合以及打球所处的位置，都需要用头脑思考。尤其是对老年人这样日复一日地进行脑活动，有助于增强脑细胞的活力，锻炼思维和记忆能力。世界卫生组织对于老年期认知可塑性的建议是：一定的智力活动有助于维持认知能力；一定的体力运动量可保持生理功能水平；社会参与可延缓认知衰退。因而，门球运动更有益于老年人的健康。

2. 精神方面　门球运动能够对作业活动者产生运动心理效应，有助于改善作业活动者的注意力、思维能力，有助于充实作业活动者的业余生活，改善焦虑、抑郁的情绪，增进食欲。门球作为有氧运动有抗焦虑和抗抑郁的作用，国外临床心理研究学家的相关研究也证明了这一点，还能增加作业活动者的心理幸福感。门球运动是一项集体运动，作业活动者融入到集体当中，会有助于与同伴们的交流与协调，了解社会动态，消除孤独感，结交到新的伙伴，也能够培养集体荣誉感。

## 五、室内游戏

**（一）特点介绍**

游戏在《辞海》中的定义：以直接获得快感为主要目的，且必须有主体参与互动的活动。这个定义说明了游戏的两个最基本的特性：①以直接获得快感（包括生理和心理的愉悦）为主要目的。②主体参与互动。主体参与互动是指主体动作、语言、表情等变化与获得快感的刺激方式及刺激程度有直接联系。室内游戏顾名思义，是指在一定空间内参与互动能获得快感的活动。

游戏种类数不胜数，既有富有民族色彩的传统游戏，也有近年来流行的诸如游戏机、网络游戏、拓展游戏、益智类游戏等新品种。作业治疗将一些室内游戏开发、应用到临床治疗中来，主要是因为游戏过程能够获得治疗作用，促进身体功能、精神功能和社会活动能力的提高。两人或更多人参与的游戏，能够有效地促进治疗对象的“参与”意识，增加与他人接触的机会，丰富生活内容，愉悦心情，改善不良情绪。

作业治疗通过以下几方面的要求选择适合的室内游戏活动：

1. 身体功能方面

（1）对各种游戏器具的抓握能力，手指的精细动作。

（2）移动物体的手眼协调能力。

（3）将游戏器具抛出时身体的平衡能力。

（4）上肢关节正常活动范围。

（5）身体旋转等全身的协调运动能力。

（6）头脑反应能力，肢体反应能力。

2. 精神功能方面

（1）提高对周围事物的兴趣和参与的愿望。

（2）对游戏规则包括计分方法、胜负的判别等的理解。

（3）游戏过程中对自身状况的判断、把握和正确处理。

3. 社会能力方面

（1）提供与他人接触的机会，在他人面前的自我表现。

（2）游戏过程中语言或非语言性的与他人交流的情况。

（3）学习棋、牌类等游戏，增加与他人交流机会，有助于扩大社会生活范围。

**（二）游戏分类**

个体参与游戏：套圈、飞标、简易保龄球等。

群体参与游戏：棋类（如围棋、象棋、国际象棋、军棋等）、扑克、麻将、益智类游戏；拓展性游戏（如过桥等），如图 5－53、图 5－54 所示。

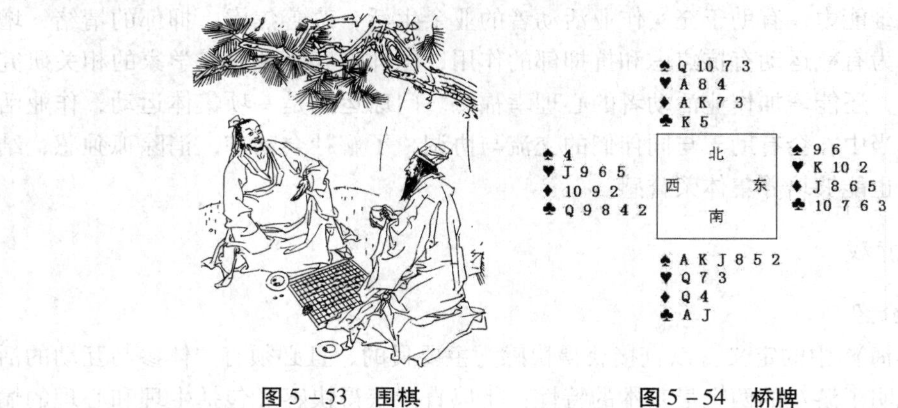


图 5－53 围棋　　图 5－54 桥牌

**（三）游戏方法**

1. 个体参与游戏 下面以“套圈”为例，说明游戏的方法。

（1）用塑料管、竹、木或较为粗硬的绳索制成的环圈，直径为 15～20cm。套圈用的支柱可以是数个集中在一个木盘上，也可以是一个单独的支柱。或者利用啤酒瓶作为支柱，分别在酒瓶上标上 1～10 的数字，可以按照设计的图形来组合排列。

（2）套圈时的姿势根据作业活动者的具体情况来决定，既可以采取立位，也可以采取坐位。

（3）套圈距离和使用套圈的直径、重量等，要根据具体的情况做出决定，还要根据作业活动者的年龄和功能水平进行适当的调整。一般与支柱之间的距离在2m左右，可以通过增加距离的方式增加难度。

（4）套圈游戏可采用单人对抗、小组对抗的竞赛形式。

（5）在拣起套圈和投掷套圈的时候，作业活动者容易失去平衡，此时必须注意要切实加以保护，防止跌伤。

（6）正式比赛之前，可以试投2～3次。然后，进行正式投掷套圈活动，可规定投掷次数，根据套中支柱的得分情况计算成绩。分出比赛名次，或列出最好的成绩。

通过套圈练习可提高上肢的运动功能，使上肢的协调能力、动作的精确度得到提高。

（7）要注意对器具的保管，尤其注意棋类的棋子、扑克牌的数目要保持完整。

另外，为了便于抓握能力受限的作业活动者进行游戏，或者为某些作业活动者增加抓握的难度，可以对棋子等游戏器具进行改制。比如，将棋子制成大且易抓握的形状，如图5－55所示；再改制为插孔式，移动这样的棋子，棋子下方的突出部分必须插入棋盘上的小孔，完成这个动作，要求作业活动者动作准确。

按照图5－56的方法，可以在棋盘和棋子上黏合尼龙搭扣，在作业活动者拿起和放下棋子的环节处设置障碍，增加游戏的难度。

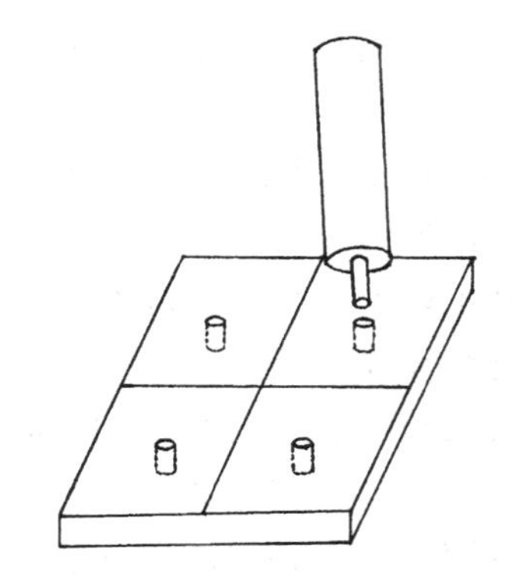

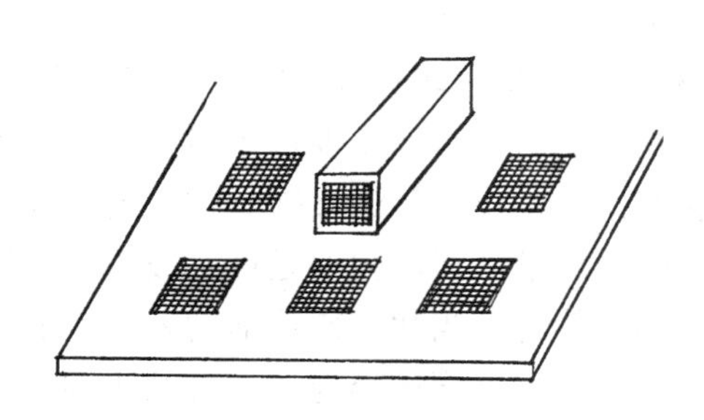

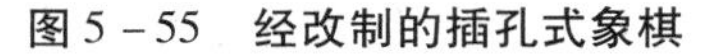

**图5－55　经改制的插孔式象棋**　　**图5－56　经改制的粘贴式象棋**

2. 群体参与游戏　以“气象预报”游戏为例。

人数：若干人。

规则：（1）选一人当预报员，其他作业活动者面对着他，站成一列横队，相距3m远，游戏开始。

（2）当预报员发出各种天气预报时，全体作业活动者要做出勇敢的反应，如：

“刮大风！”——“不怕！”

“下大雨！”——“不怕！”

“有大雾！”——“不怕！”

“下大雪！”——“不怕！”

（3）唯独听到“下冰雹喽！”必须赶快转身抱头蹲下，若动作迟缓，被预报员用乒乓球击中就算失误，互换角色。

（4）接着游戏开始，谁失误三次就要表演一个节目。

此项游戏可以提高作业活动者的精神注意力、对语言的理解力、与其他作业活动者的统一配合能力。同时，当作业活动者出现错误时，给单独作业活动者一个表现自己的机会，提高与其他作业活动者的交流能力，也给大家带来共同的快乐，达到心情愉悦的目的。

**（四）注意事项**

1. 选择安全的不带宗教色彩的游戏项目，对游戏项目进行作业活动分析，避免造成作业活动者的人身伤害和精神伤害。

2. 由于作业活动者身体状况的差异，一定选择适合提高或改善他功能状况的游戏项目。

3. 游戏过程中，要注意对作业活动者的保护及引导，适当的时候给予一定的辅助。

4. 游戏过程中，治疗者可以给予作业活动者一定的口头或物质奖励，以提高作业活动者的兴趣和自信心。

5. 游戏的时间安排要根据作业活动者的体力状况适时调整，避免作业活动者身体疲劳。

6. 对于儿童作业活动者，可以根据实际情况对游戏项目操作程序做出调整。

**（五）人体功能的开发与利用**

室内游戏品种较多，相对比较容易开展，而且不拘人数，随时可以根据作业活动者的爱好及身体情况安排游戏活动。

1. 身体方面　进行桌上游戏时，主要是拿起、放下棋子或牌等游戏中的道具，通过这些动作的反复进行，有助于促进手指的灵活性和手眼协调能力；使用拼搭式棋子等进行活动时，会有助于手指力量的增强。台球类运动主要是做击球的动作，套环类运动主要是做投掷的动作，保龄球运动主要是做上肢掷出的动作，这些动作的反复进行，有助于改善上肢的粗大运动能力；当然，作业活动者在完成这些游戏活动时，也会有移动重心、旋转躯干等的相关运动，这同样会促进全身的协调能力；另外，进行这些作业活动，也可以提高全身的坐位及立位平衡能力。作业活动者要能完成这些游戏，就必须能够理解比赛的规则及比赛的进展方式，并且能判断比赛的进展情况，这些均有助于促进作业活动者的理解力、记忆力、判断洞察力，并且能够提高学习能力；通过参加游戏活动，会促进作业活动者改善认知能力。

2. 精神方面　室内游戏活动本身也是一项运动活动，作业活动者在运动活动的参与过程中，会产生运动心理效应，有助于改善焦虑、抑郁的情绪，增强食欲。通过参加游戏活动，有助于作业活动者与同伴的交流，改善人际关系；有助于恢复自信心，扩大社会交往范围。作业活动者从游戏中获得满足感、愉悦感及一定的成就感。随着社会的发展，更多有益有趣的游戏项目产生，带给作业活动者新的兴奋点，又给他们提供了解社会的另一种方式，为全面回归社会提供了一个切入点。游戏的种类繁多，恰当地应用到作业治疗的治疗中会带来意想不到的效果。

# 第三节　娱乐性作业活动

## 一、绘　画

### （一）作业特点

绘画活动是指人类在生产劳动过程中，利用笔、刀等工具，墨、颜料等材料，通过线条、色彩、明暗及透视、构图等手段，在纸、纺织品、木板、墙壁等平面上创造出可以直接看到的并具有一定形状、体积、质感和空间感觉的艺术作品。

绘画活动作为一种造型艺术，虽然表现的是现实生活的视觉形象，但是通过艺术加工，可以反映出作者对生活的感受，并激发起人们对生活的热爱和获得艺术美的享受，反映了作者的思想感情和世界观，还具有一定的美感，使人从中受到教育。

绘画在整个艺术门类中是最丰富多彩的艺术形式之一。从画的种类来分，可以分为中国画、油画、版画、水彩画、水粉画、素描、速写等。从使用的物质材料、工具或表现技法不同，又可分成多种，如中国画可以分成壁画和卷轴画两大类。从表现特点上又可以分成工笔画、写意画和兼工带写三种。版画可以分成木刻、铜版画、石版画、丝漏版画、胶版画等，其中木刻又可以分成黑白木刻、套色木刻。由于木刻的制作技法不同，又有水印木刻、油印木刻之分。从绘画的社会作用和它采取的表现形式，习惯上又分成宣传画（招贴画）、年画、漫画、连环画、组画和插图等绘画体裁，这几种绘画可以不限于运用某一种材料和工具，例如可以用油画、水粉画作宣传画，也可以用中国画、版画等画种来画宣传画。从绘画表现的题材内容可分为肖像画、风俗画、历史画、风景画和静物画等几种。同样，这几种绘画也不限于使用某一种材料和工具，即油画可以画肖像画、风俗画、历史画、风景画和静物画，其他画种也可以用来画上述几种题材的绘画。

绘画不仅种类和形式丰富多彩，而且由于各个国家和民族在社会政治经济和文化传统等方面的差异，各国的绘画在艺术形式、表现手段、艺术风格等方面存在着明显的区别。一般认为，从古埃及、波斯、印度和中国等东方文明古国发展起来的东方绘画，与从古希腊、古罗马绘画发展起来的以欧洲为中心的西方绘画，是世界上最重要的两大绘画体系。它们在历史上互有影响，对人类文明做出了各自的重要贡献。不管是东方绘画，还是西方绘画，作为一种重要的艺术形式，有其共同的特点。这主要表现在它是通过可以直接看到的、有形有色的具体的艺术形象来反映生活和抒发画家对客观现实的感受。

### （二）工具和材料

工具和材料：绘画用纸（各种规格）、笔类（铅笔、彩色铅笔、水彩笔、毛笔等）、橡皮、圆规、直尺、小刀、颜料、容器、画板、固定画液、美术参考书等，如图 5－57 所示。

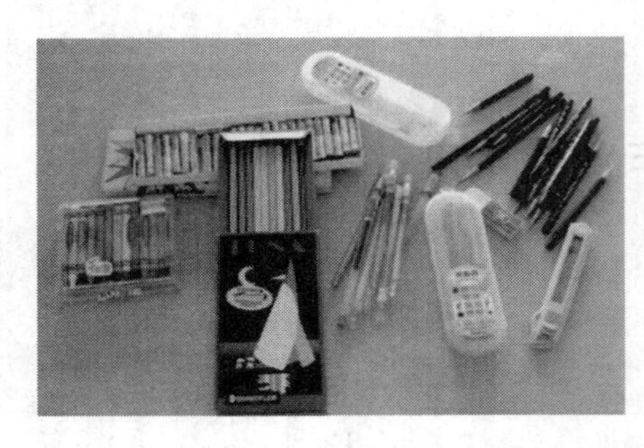

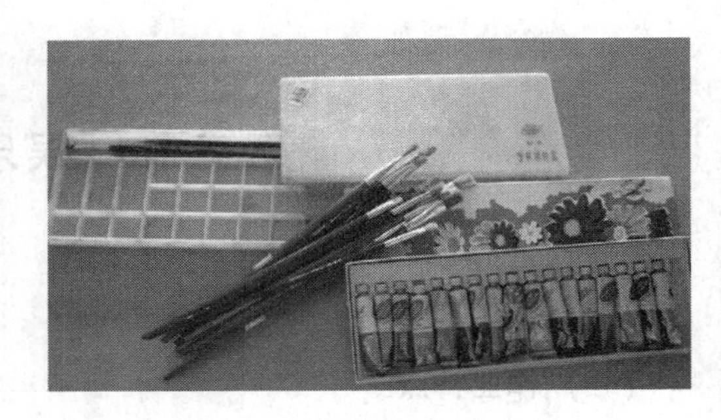

图5－57 绘画使用的部分用具（左：素描；右：水粉水彩画）

### （三）活动过程

1. 素描 是绘画艺术造型的基础，除色彩方面的内容外，还包含了绘画造型艺术的一切基本法则、规律和要素。素描的基本训练方法包括临摹、写生、默写和速写。

（1）临摹：指按照原作仿制绘画作品的过程，是一种较简便有效的素描入门方法。临摹的特点是从平面到平面，较容易掌握，也容易吸收好作品的某些表现方法与经验，长期训练会收到良好的效果。用临摹的办法来学习绘画是一种惯例，可以反复临摹前人的优秀作品，研究、吸收各家之所长最终为己所用。临摹的基本方法：①挑选一本自己喜爱、点画工整、结体匀称的绘画作品来临摹。②在临摹时，要先摹后临、临摹结合。所谓摹，就是把绘画作品放在比较透明的纸下，用笔照着画上的图一笔一画地“描图”，要求笔的笔迹不要越出画线外。所谓临，就是把绘画作品放在画纸旁，照着作品上的画，要求画得像，有轻重节奏和粗细的变化。由于临画比摹画难，因此要先摹后临；由于临和摹是两种相辅相成的学画手段，因此要临摹结合，循序渐进。③临摹前要仔细看画，对画的结构安排、布置仔细琢磨，并从中找出规律，这样就容易画得有兴趣，也容易画得像，画得好。临摹时，不能贪多贪快，应集中注意力，每天坚持一两个小时，反复临摹，才会有真正的收获。

（2）写生：指直接以实物为对象进行描绘的作画方式，是初学者及画家锻炼绘画表现技法和搜集创作素材的重要手段之一。写生是基础素描中最常见和必要的训练方法。以静物写生为例介绍写生基本步骤：①确定基本构图，用概括的线条画出物体的大体位置和基本形状。②概括画出物体的暗部、阴影的位置，并进一步调整形体比例关系。③整体观察、对比明暗色调层次关系，进一步调整形体的准确度，加强体积感与质感的表现。④深入刻画，注意前后的虚实关系，力求体现物体的质感、体积感和空间感。⑤调整全局，加强整体黑白灰关系。

（3）默写（记忆画）：是凭着绘画者已经在临摹与写生中建立的素描理性知识中进行绘画，并非完全死记硬背。默写训练有助于绘画者加深素描知识的理解和创造性图形的思维与表达。需要默写的情况有两种：一种是对对象写生时，要将对象稍纵即逝的动作和神态迅速地记载下来；另一种是在大街上或其他场合，发现了令人感动的场面和形象，需要回家后再以图画的形式加以记述。对于这两种情况，绘画者依靠的不仅是大脑的记忆，更重要的是凭精神上的感受记住对象的形态，抓住形象的“意味”。默写要求绘画者具备描写人物和造型的能力。人物的动作只有在熟悉了人的骨骼组织和肌肉解剖才能加以表达，人物形象只有与类型对比以后才能得出差异。因此，熟练地掌握人体结构和形象类型是默写的基础。

（4）速写：素描中，以相对的时间为参照，长则半小时，短则数分钟的素描练习称为速写。一定数量的速写训练有助于提高绘画者的造型敏锐性，以及高效、快速的表达技能。速写是一种最简便的绘画方式。训练时可以采用各种不同的工具，运用不同的表现手法，不拘泥于局部的形似，用笔简练，高度概括，以形写神，着重强调实用性。速写训练应遵循由慢到快、由静到动、由简单到复杂的程序原则。

速写训练的基本要点：①整体观察、局部入手：绘画者应做到下笔果断和肯定，尽可能一步到位地完成一个局部表现。②笔法流畅：速写力求用笔直接和流畅，避免下笔犹豫不定，每一条线都要反复重复，或者一小段一小段接成一根线条，这样画出的速写不生动。绘画者应克服心理障碍和紧张感，不怕画错，大胆落笔，看准形象后，尽可能用流畅的线条表现出来。③笔意生动：速写要避免用笔僵硬、拘谨、迟疑，线条应追求笔意，一笔落下既生动富有神韵，又准确生动地表现了对象。④提炼取舍：绘画者应以概括的目光审视对象，提炼和抓取其最动人的形象特征和最本质的造型因素，有取有舍地组织、处理和表达对象。

2. 涂色　以水彩画静物临摹为例，介绍色彩绘画的基本方法。

（1）通过对所临摹画幅的分析研究，解读画面构成的几个部分，画出准确的画面结构关系。

（2）安排着色步骤。一般采用由浅到深，由远及近的方法。铺第一遍色时，水分宜饱和，用色宜薄，大笔概括，不求细节，大关系要明确，为下一步深入打下基础。

（3）深入刻画。一般从主体物入手，并与周围的物体连起来，既能深入刻画，突出主体，又可以避免画面主次不分。

（4）协调整理。在深入描绘之后，画面上可能会出现不协调的部分，影响画面的空间层次和虚实关系，可以用洗或擦的办法进行处理。

绘画作品如图 5－58 所示。

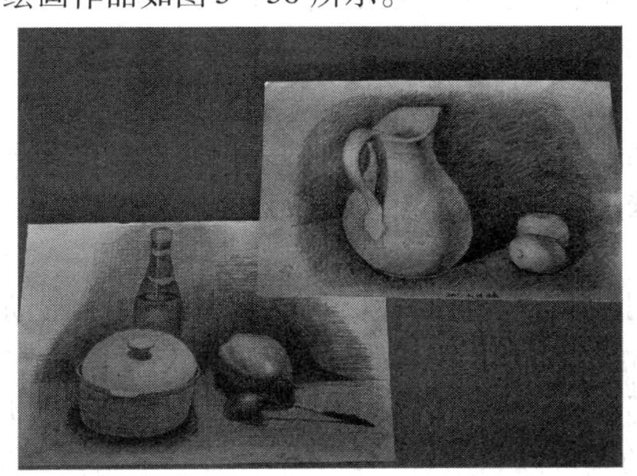

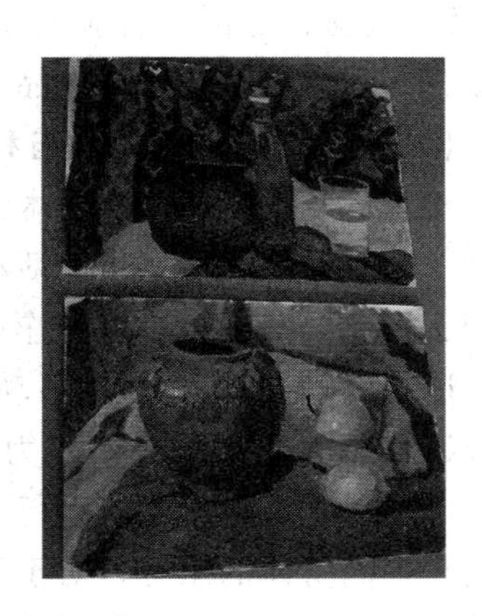

**图 5－58　绘画作品（左素描；右水粉画）**

**（四）绘画所需环境**

安静、光线好的治疗室、教室、居室等，也可以去风景优美的户外。

**（五）作业活动者应具备的条件**

绘画活动需要用正确的方法观察事物，用大脑进行分析，再通过手的活动表现出来。作业活动者应具有精神集中能力，手、眼的协调能力，情绪稳定，丰富的生活体验，与他人的交往能力等。

绘画作业组织活动的形式多样，既可以进行单人作业活动，也可以进行小组活动。

（六）指导方法

下面以6人小组创作同一张画的活动为例，说明绘画活动的指导方法。

1. 确定6名适当的作业活动者。

2. 准备一张10cm×15cm大小的画（或者图案简单、清晰的图片），将其裁剪成为6张5cm×5cm的小方块，并且按照顺序在每一张小块纸的背面依次标注1~6的编号。

3. 给6个作业活动者每人一张15cm×15cm的白纸，同样在其背面依次标注1~6的编号。

4. 将裁剪了的图画小块，分发给持有同样编号白纸的作业活动者。

5. 示意作业活动者将图画的局部尽可能逼真地扩大临摹在白纸上。如果是彩色图片，也应尽可能逼真地模仿其色调。必要时，治疗者做示范讲解。

6. 所有作业活动者全部完成后，按照1~6的顺序，依次将名画原作和作业活动者所临摹的作品进行拼接，摆放在显著位置，欣赏作业活动者的临摹作品，同时与原作进行比较。

7. 根据具体的情况，可以将作品装入镜框挂在墙壁上，装饰作业治疗室。

（七）注意事项

1. 拟创作的作品不宜选择过于复杂的图案。

2. 在绘画的过程中，可以适当加入一些谈话、聊天等交流形式并给出相应的时间。

3. 事先做好充分的准备工作，如12种颜色以上的彩笔或颜料，以及毛笔、水桶等用具必须准备到人手一份。

4. 首先要做好充分的说明工作，使作业活动者完全清楚、了解此项作业活动的全部过程，之后再开始进行作业活动。

5. 提醒作业活动者应该按照原画的比例进行适当的放大，否则难于与其他部分互相衔接，并且会影响到整个作品的效果。

（八）人体功能的开发与利用

绘画活动是一项富于艺术性的作业活动，对手的功能有较大的促进作用，也有一定的难度。所以，需要根据作业活动者的情况选择合适的作品，并且要进行充分说明后，才能有利于作业活动者完成这项作业活动。

1. 身体方面　在绘画活动中主要采用描、涂等动作，故而有助于改善作业活动者的上肢稳定能力、手眼协调能力、手指灵活性、握持能力等；另外，绘画活动不论在半卧位、坐位、立位下都可以进行，不论采用哪种姿势作画，通过长时间的持续绘画活动都会有助于提高身体的耐力；对于手不能使用的人可以利用口、脚等来代替手进行绘画活动；绘画活动也可以用于作业活动者进行利手交换的练习。

2. 精神方面　进行绘画活动，有助于改善作业活动者的情绪，消除心理紧张，给其带来成功的喜悦；如果以小组的方式共同完成作品，则会有助于作业活动者改善与别人的交流能力与协调能力，提高社交技能，促进语言的发展与认知功能的改善。另外，通过绘画活动也有助于作业活动者发散自己的情绪，并且从绘画中传递出某些信息，由此来加深治疗者与作业活动者之间的关系。绘画活动也有助于陶冶情操，提升自我形象，给人带来志得意满的感受。绘画活动还可以提高作业活动者理解和创造性思维与表达能力。

## 二、指画

### （一）特点介绍

指画是中国传统绘画中的一种特殊的画法，即以画家的手指代替传统工具中的毛笔蘸墨作画，别有一种特殊趣味和技巧。手指画起源于笔画，手指画与笔画在理论上同样重视构图和意境。在技法上，与笔画一样讲究笔法、线描、泼墨的运用。指画能抒发画家的情感，能表达作者的思想感受。它不需间接的工具，真正做到“得心应手”，相对地能与现代人生活融为一体。

指画起源于古代中国和罗马，当时主要作为娱乐活动被人们所使用。到了20世纪二三十年代，罗马的教师绍尔（Shaw）将指画应用于学校的教育之中。20世纪50年代，Shaw逐步将指画活动引进医院，应用于精神病患者的治疗工作。今天，指画已经普遍地应用于教育、治疗、娱乐和艺术等众多领域当中。所使用的材料也十分容易购买得到，所以应用广泛。

### （二）工具和材料

1. 工具　略低于日常使用桌子的作业台、墨盘（2个，一个盛浓墨，另一个墨盘可随手指在水墨中往返需求而变化）、调色的盘子（以纯白色为好，大小视画面而定）、大盆水、肥皂、毛巾、覆盖作业台的塑料桌布。

2. 材料　墨汁、广告色颜料、绘画用纸（多用生宣纸，有时候用绢，不宜用熟宣纸）、糨糊。

### （三）手指画基本技法

1. 手指画的点、勾、擦、泼墨　是作指画时常用到的技法。

（1）点法：由于手指的部位不同，“点”可分为三种：①指尖点：凡是鸟类、鱼类、人物的眼睛、鼻孔等细小的地方，多用指尖点法。轻重以蘸墨而定，即蘸墨多而点轻，蘸墨少而点重，指尖一触即起，不能重复。②指头点：凡2～3cm的小花，可用指头点，如指点梅花。轻点可画最小的花蕾，重点而加压可画最大的花瓣，如水多而重压，会出现更大的点。③指侧点：水上的薄草，略带椭圆，可用指侧点或指头稍平卧点，边点边拖，较为方便，如图5－59所示。

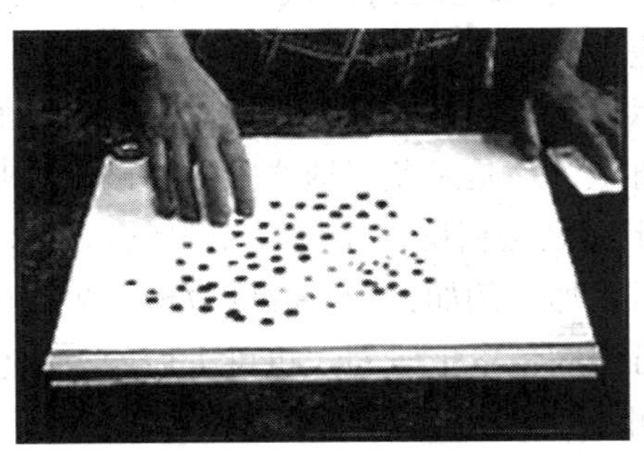

**图5－59　指画点法**

（2）勾法：“勾”一般指勾线。勾线大多用在人物衣褶、花卉叶脉、鸟类羽毛等细小处。根据不同需要有长线、短线、粗线、细线，结合水墨，自然渗化。勾线在笔画方面，以中锋为主，而在指画方面则以侧锋为主。其原因是手指尖（主要靠指甲的尖端）是弧形的，必须顺着弧形边缘勾线，即使最细的须、眉等，也同样以侧锋为主。凡向右方向的线有右侧勾线，向左方向的线用左侧勾线。至于粗线，结合水墨勾线，其理相同，如图 5－60 所示。

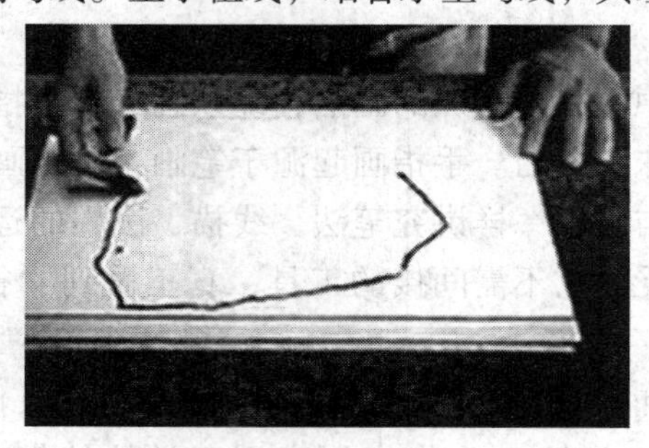

图 5－60　指画勾法

（3）擦法：山水画中的山石，如干裂一般，有它的裂纹。擦是利用一至四个手指，用正、反两面，把墨或色，擦至所需要的块面。擦的指法多半为毛笔画的两头虚（起、落皆虚），擦用于较大块画面最为合宜。

（4）泼墨法：泼墨画法，大部分为大面积作画时使用，山水画中之云雾迷蒙，尤其是中景至远景，很适合泼墨法画。泼墨主要靠水，有时也有先墨后水的。先用干画墨为好，等半干时，用水泼之，使其渗化变形，如图 5－61 所示。

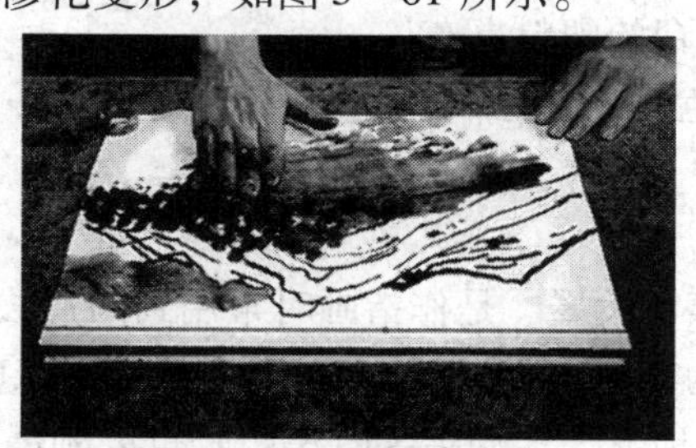

图 5－61　指画泼墨法

2. 手指画三种上色的技法

（1）先墨后色法：这类上色法是先用墨，干后设色。应用范围：水、人物、花鸟等。色以淡彩为主，不可过浓，保存水墨之清晰效果。敷色方法：用指头蘸色，和以适量的水，连续用指头拍打，把应上的色在适宜的范围渗透为止。色一定用水调配，拍打敷色均匀，边缘处可以不均匀，以显示指上螺纹。如需数次上色时，必须让第一道色干后，再上第二道色，色未干时不能再上，一是避免湿透之宣纸易破，二是着色不易均匀。

（2）先色后墨法：与上述之法相反，先色是先用色画出来，然后在需要加墨处加墨，需要加色处加色，也是干后再加。例如：画一幅红玫瑰，先用红色画花，后以墨分浓淡画叶，干后再勾叶筋。勾勒可在底色未干时勾，也可干后勾。在色未干时上墨，墨色自然融合，适合画荷及大块面湿润的效果。

（3）墨色齐上法：这类画法比较灵活，富有实际应用价值。墨色混合使用，使指画更显华滋浑厚，色泽斑斓。根据作品需要与个人爱好，可广为应用。

**（四）指画作业所需环境**

安静、光线好的治疗室、教室、居室等。

### （五）作业活动者应具备的条件

指画活动需要用正确的方法观察事物，用大脑进行分析，再通过手的活动表现出来。作业活动者应具有精神集中能力，手、眼的协调能力，情绪稳定，丰富的生活体验。指画可以应用于从小儿到老年人的多个年龄段，不受智能水平的影响，也不受性别和有无绘画知识的限制。

### （六）指导方法

1. 作业姿势可自由选择，相比之下立位是动态的，一般在条件允许的情况下，推荐作业活动者采取立位的姿势。

2. 配制颜料。选择一色或数种颜色的广告色颜料，加入容器内，再将糨糊和少量的水倒入容器内混合，根据个人对颜色浓淡的爱好，适当增减加入水的量。

3. 将塑料桌布覆盖桌面，颜料容器放置在方便使用的位置。

4. 在进行绘画之前，先在纸的背面书写作业活动者的姓名和制作日期。

5. 用手蘸取少量水，轻轻按在绘画用纸的两面，将纸湿润到微微潮湿的程度。这样，既有利于颜料的涂抹，还具有固定作用。

6. 最初，可指导作业活动者先将一部分颜料置于绘画用纸的中央，然后用手指或手掌采用涂、抹、画等各种方式进行创作活动。如果对画出的图案不满意，可以在颜料干燥之前将其涂掉，再重新进行创作。

7. 如果想在一种颜色上面再加上其他颜色，则需要洗手后再进行有关的操作。治疗对象也可以根据自己的需求，将数种颜色混合之后进行创作活动。

8. 在作业活动结束后，要及时清洗双手和容器，培养良好的习惯。

9. 最后将作品平放在桌面上，待其自然干燥 1 ~2d 以后，再进行整理和保存。

### （七）注意事项

1. 在创作过程中要营造和谐、愉快的氛围，有利于激发作业活动者的创作热情，并且不受外界的影响和干扰，可以轻松、随意地进行创作，充分地施展才能和表现技法。

2. 根据作业活动者的需要，在一次作业活动中可以创作出一幅作品，也可以进行多幅作品的创作。

3. 在作业活动进行的过程中，治疗者应随时观察每一位作业活动者的行为和表现。在作业活动结束后，还可以通过了解作业活动者的感想来发现其变化。

4. 当此项作业活动用于精神异常的作业活动者的时候，不同的作业活动者会有明显不同的反应和变化，应该注意随时与主治医生联系，以便及时予以对症治疗。

5. 一般情况下，不对作业活动者要求创作的主题，由作业活动者自由地进行创作。

6. 活动过程中容易污染衣物，最好事先系好围裙。

7. 注意广告色颜料的管理，使用之后务必拧紧瓶盖，防止颜料变干。

8. 注意及时填补广告色所缺的颜色，准备足够的绘画用纸，确保需要时使用。

9. 采用小组活动的方式进行创作时，既可以由每个作业活动者进行独立创作，也可以使用比较大的绘画纸，由小组成员共同完成一幅作品。

10. 儿童也经常利用此项作业活动，但是应注意最好不使用化学成分含量较多的糨糊，可以利用食用面粉自行制作糨糊。

### （八）人体功能的开发与利用

指画活动属于开展不太广泛的作业活动，但这种作业活动形式比较容易掌握，开展也方便，所需要原材料等亦不多。

1. 身体方面　进行手指画活动时的运动强度比较低，有助于作业活动者恢复身体的内部平衡能力，也有助于改善作业活动者的上肢稳定能力、手眼协调能力、手指灵活性、手指及上肢的协调性。

2. 精神方面　手指画活动可以自由发挥，自由选择色彩，有助于作业活动者培养自我决定的能力，发散情绪，改善精神状态。作业活动者通过手指画活动可以传递内心世界的许多信息，便于治疗者与其建立良好的沟通渠道，从而能有的放矢地解决有关的问题。

## 三、智力拼图

### （一）作业特点

智力拼图是根据个人观察，把分裂的模块放到适当的位置，形成一幅完整的图画。近年来，我国玩具市场上出现了大量的拼图玩具，不仅孩子爱玩，大人们都会玩得入迷。早在公元1762年，英国学校中为了帮助孩子们认识世界地图，掌握地理方位，就把地图分割成许多不规则的小块，让孩子们通过拼组正确地图，学习地理知识。后来拼图也就成为欧美各国非常流行的教育性玩具。人们要将一堆毫无头绪的图块，拼组成美丽的图案，是一件需要敏锐的观察力和具备相当的耐力才能完成的工作，对人的思维能力是非常好的锻炼。

智力拼图的难易程度根据其规格大小、图案色彩、分割片数目的多少呈现出千差万别。分割片数多的作品需要极其耐心和细致的工作，而且要花费数十小时或者更长时间才能完成。智力拼图在拼接完成后可以很容易地随意拆开，并且可以反复多次地进行同样的活动，不断享受创造的乐趣。

目前，智力拼图的应用范围已经从最初单纯的娱乐活动和装饰发展到今天被广范围地运用于日常生活中，使用的材料也从最初的以纸制材料为主发展到今天的使用塑料、海绵、木材等多种材料。市场上出售品种繁多的半成品，其设计精致、颜色艳丽、图案精美，拼接完成后的作品华丽、美观，具有观赏性和装饰性。

作业治疗可以灵活地将拼图活动运用于具体的治疗中，采用的方式也多种多样。既可以买来市场上出售的成品直接使用，也可以自行设计、制作各种图案的作品。通常选择适合幼儿使用的结构比较简单的作品进行制作。一般可以从以下几方面进行考虑，最终确定将采用的具体方法。

治疗者自行或者指导作业活动者设计各种图案并利用硬纸板、合成板或者硬海绵一类的材料制作拼图，这个制作过程本身就是很好的治疗、训练过程，而且这种作品会极具个性。一般选择比较粗犷、简单的图案。

### （二）工具和材料

1. 工具　用合成板制作的过程中所需的工具有成品拼图玩具（成人用，包括不同分割片等级）、拼图玩具（幼儿用，各种图案和色彩）、纸、铅笔、彩色铅笔、直尺、颜料、毛笔、洗笔容器、线锯（图5－62）等。也需要各色油漆、刷子、白乳胶、图案参考书、砂纸等。

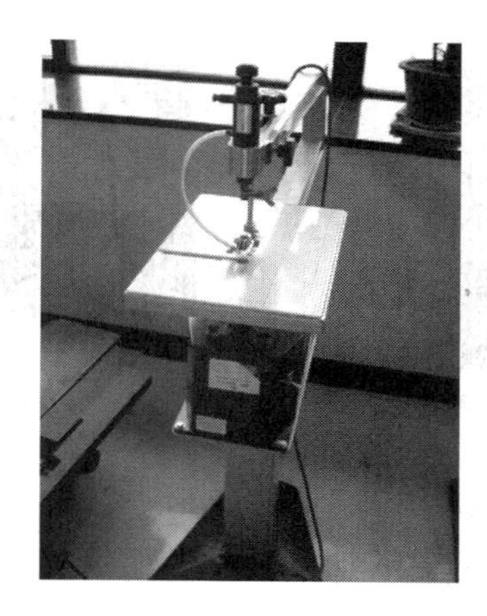

图 5-62　电动线锯

2. 材料　①合成板或者硬纸板。②直接从市场选购不同规格、不同分割片数的半成品的纸制拼图。

### （三）活动过程

1. 拼图方法

（1）看图案：尽量选择一些色彩鲜艳、区块明显、线条清晰、比较大的图案。

（2）拼图：首先仔细观察拼图的结构组成、形状特点，然后从供选择的分割图中，把这几个部分找出来，并按图的组成顺序拼在一起。

2. 自制拼图的制作过程（幼儿用智力拼图）

（1）首先确定图案，可以直接利用图案参考书上的图案，也可以自己创作。

（2）先将图案绘制在一张白纸上，并涂上颜色作为参考。如有不满意之处，可任意修改。

（3）将绘制在纸上的同样的图案画在合成板上（可适当放大）。

（4）利用线锯小心地沿图案线条将合成板切割成若干块。

（5）用砂纸将切割的边缘磨细。

（6）按照纸制图案所规定的颜色上漆并自然干燥（图 5-63）。

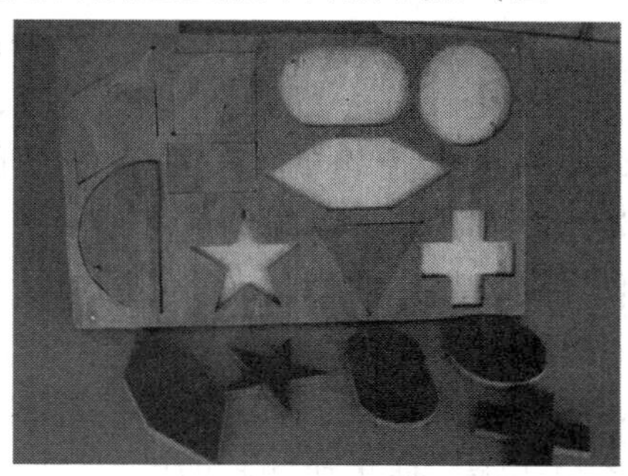

图 5-63　制作过程中的拼图玩具

3. 各种智力拼图　目前市场上出售的有适合成人及幼儿使用的各种智力拼图，如图 5-64、图 5-65 所示。

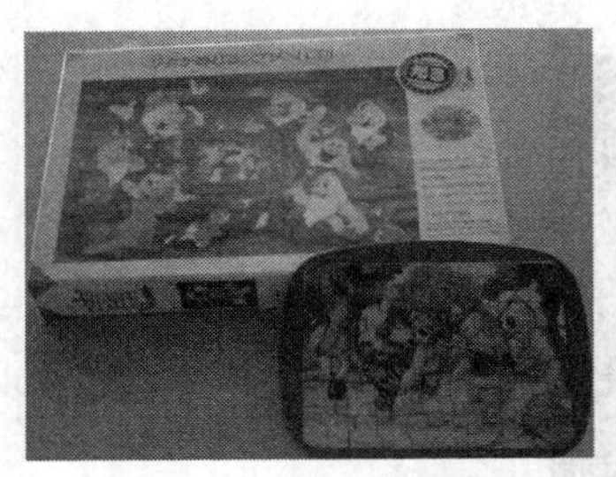

图5-64 成人用智力拼图

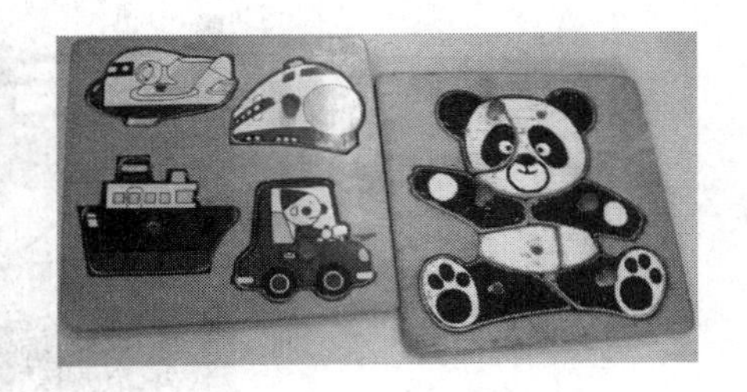

图5-65 幼儿用智力拼图

### （四）拼图所需环境

安静、光线好的治疗室、教室、居室等。

### （五）作业活动者应具备的条件

作业活动者应具备情绪稳定、理解力强、注意集中的能力，手指的抓握、松开能力，手指的灵活性，手眼的协调能力，身体的耐力。

### （六）指导方法

1. 治疗者先向作业活动者演示将四片拼图拼成一幅完整图画的过程，并让其仔细观察最终拼出的图案。

2. 作业活动者将其中一片拼图移开，放在旁边，这样拼图就少了一片，然后让其观察移走的那片拼图的上下左右的边线和颜色特征，并让其尝试将这块拼图放回原来的位置，形成一幅完整的图画。

3. 作业活动者已经能将移走的一片拼图放回相应的位置时，治疗者则可以试着取走两片拼图，让作业活动者自己思考和解决问题。

4. 根据作业活动者的实际能力，治疗者可逐渐增加难度，由移走两片到移走三片，甚至将四片拼图完全打乱，让其去拼。

### （七）注意事项

1. 设计时应根据作业活动者的功能水平选择难易程度不同的图案。

2. 为便于使用和保管，可制作一个与作品同等规格的方框，在拼图的过程中直接将分割块置于框中。

3. 除了上述平面的连体设计之外，还可以设计成为分体结构，即分别制作几个小图形（图形可以是几何图形，也可以是日常用品、动物形状等），并放置在一个框架内。比如：准备一层底板，在另一块合成板上适当的部位画上若干形状图案并用线锯切割后取下，将合成板的镂空部分的边缘磨细，与准备好的底板相粘接，再将取下的各形状的木块磨制圆滑，涂上不同颜色，使用时指导作业活动者将不同形状及不同颜色的木块填入底板中相应的模子中。

4. 为便于拿起及放下木块，可以在加工这些木块的时候，将其底部边缘制成斜面，拿起木块之前，先轻轻按压木块边缘，使木块翘起即可。

5. 为了便于练习手的多种方式的抓握，可以在各种形状的木块上面加工制作各种形状的把手，如球状、杆状、环状等。

6. 抓握的同时可以指导作业活动者说出该木块的形状、颜色及物品或动物的名称。

**（八）人体功能的开发与利用**

智力拼图是比较容易获得的游戏用品，而且比较容易开展，易于收效。

1. 身体方面　智力拼图游戏主要是利用手指完成拼图活动，在抓握不同规格、不同种类材料分割片的时候，有助于作业活动者改善手指的抓握、松开能力，并且可以改善手指的灵活性，改善手眼的协调能力；长时间持续拼图作业活动，有助于改善作业活动者身体的耐力。

2. 精神方面　智力拼图游戏如其名字一样，通过进行智力拼图游戏活动，可培养作业活动者注意力集中的能力，改善不良情绪，放松心情；有助于作业活动者改进理解力，改善思维，也有助于改善其图形及空间结构的认知能力。成功的作品可以美化生活环境，作业活动者可以因此获得极大的成功感和满足感。

## 四、演唱与演奏

**（一）作业特点**

音乐自古以来就是人类的好朋友。人们在高兴的时候、悲伤或寂寞的时候都会想起它。人们用音乐表达思想、抒发感情、赞美事物。

演唱的表现形式有多种，最基本的演唱方式有西洋唱法、民族唱法和流行唱法。另外，每个民族都有自己的代表曲目。京剧被认为是中国的国宝，还有越剧、豫剧、评剧、黄梅戏等优秀的地方剧种，也有许多著名的宫廷音乐流传下来。人们可以通过各种渠道和方式欣赏名家的表演，近年来随着卡拉 OK 的普及，人们还可以一展歌喉，充分享受音乐带来的乐趣。听音乐对于调节人们的精神状态也有很好的效果，可以根据每个人的具体情况选择欣赏的音乐种类和曲目。一些音乐有兴奋神经、令人振奋的效果。一些音乐则会抑制神经系统，令人感到放松、稳定。可以根据具体情况选择适合个体的音乐。古代中医名家中也有利用音乐来做治疗的。今天，音乐已经和人类的生活密不可分。

乐器演奏可以有多种表现形式，不同的乐器发出的音色各具特色，从而演奏出不同风格的曲目。简单的乐器演奏尤其是利用一些打击乐进行配乐和演唱活动，无需高难度的技术和智商，可利用的年龄段宽，而且对身体条件以及精神状况无特殊要求，不分男女老幼都可以享受其中的乐趣，这就是作业治疗经常利用这项活动的理由所在。

演唱和乐器演奏可以根据单人还是多人进行而分为独奏、合奏或者独唱、合唱。

**（二）工具和材料**

所需要的器材及用品用具有带录音、放音、卡拉 OK 等的音响系统，以及音乐磁带、VCD、CD、MP3、MD、吉他、钢琴、手风琴、电子琴、口琴、管乐器、弦乐器、锣、鼓、铃鼓、镲、铃铛、木鱼、砂槌、乐谱书籍等。

**（三）活动过程**

1. 演唱　演唱是一门艺术，要想提高演唱者表现歌曲的能力，应给予他们唱歌技巧的训练。训练的内容包括唱歌的姿势、呼吸、发声和咬字等各方面的要求。

（1）唱歌的姿势：正确的唱歌姿势，不仅是演唱者良好心态的表现，还关系到气息的运用、共鸣的调节以及歌唱的效果。在训练时，应让演唱者养成良好的演唱习惯，做到两眼平视有神，下颌内收，颈直不紧张，脊柱挺直，小腹微收，腰部稳定。

（2）唱歌中的呼吸：在做呼吸练习时，先做好正确的演唱姿势，头自如，眼望远处，保持腰挺直，肩髋放松，从内心到面部表情都充满情意。吸气时，口腔稍打开，硬、软腭提起，并与提眉动作配合，让气自然、流畅地“流进”，使腰、后背都有“气感”，胸部有自然宽阔的感觉，比如用“打哈欠”去感觉以上动作。呼气时不能过深，否则使胸、腹部僵硬，影响发声的灵活和高音的准确。吸气时不要有声响，否则不仅影响歌唱的艺术效果，还会使吸气不易深沉，影响气息的支持。

（3）发声练习：歌唱发声的一种综合性基本技能的训练，学习唱歌必须从最基本的发声练习开始。①做获得气息支点的练习，体会吸与声的配合，利用科学的哼唱方法，体会并调节自己的歌唱共鸣。②学会张开嘴巴唱歌，上下齿松开，下巴放松，舌尖松松地抵下牙。③唱八度音程时，从低到高，母音不断裂连起来唱，口咽腔同时从小到大张开。④气息通畅配合，发出圆润而通畅自如的声音。

（4）咬字、吐字准确、清晰：发音练习的目的，是为了更完善地演唱歌曲，所以必须要注意咬字、吐字的清晰。正确地掌握语言的回声，明确汉字语言的结构规律，将歌曲曲调与咬字、吐字结合起来练习。练唱时，将每个字的咬字方法，先念几遍，再结合发声练习，以字带声，力求做到字正腔圆，声情并茂。演唱时发元音的着力点，应尽量接近声区的集中点，使三个声区的共鸣得到衔接和灵活调整。

歌唱艺术是声音与文学相结合的艺术，唱好歌曲，既要有声音，又要有感情，还应对歌曲的思想内容、表现手法以及词曲作者、歌曲的时代背景有全面的了解和分析，再进行适当的处理，把歌曲的艺术形象准确完整地再现出来，达到以情带声，声情并茂。

2. 演奏　演奏的乐器包括吉他、钢琴、手风琴、电子琴、口琴、管乐器、弦乐器、锣、鼓、铃鼓、镲、铃铛、木鱼等。本节以小鼓击奏为例，简单介绍演奏的基本技法。

小鼓演奏时要姿势端正，胸、肩、大臂等上身肢体自然放松。击奏时，双臂向上自然弯曲置于鼓面上，双手握槌，右手拇指第二关节和食指二三关节握鼓槌柄部，拇指与食指第三关节自然并拢，中指、无名指、小指掌心弯曲，与槌柄保持一定的间隙以控制鼓槌。左手掌心向内侧，拇指食指虎口处夹持鼓槌柄部，用无名指第三关节托住鼓槌底部。其他手指向掌心方向自然弯曲成握球状。

掌握了正确的持槌姿势，还要有正确的击奏方法。鼓槌击打在鼓面后，需立即恢复击鼓时的预备动作。击鼓动作要完成于瞬间，而且有弹性和充分的共振，要奏得明亮、集中、结实、有力度，奏出丰满的音响效果。

初学者练习击奏时还应注意击奏位置，应击在小鼓的中心点3～5cm处。此外，还有边击法、制音边击法、交替击奏法、滚奏，等等。在练习时可先单手练，然后双手练，也可双手交替练习。

**（四）演唱与演奏所需环境**

宽敞明亮的治疗室、教室、礼堂、演奏厅、卡拉OK室。

**（五）作业活动者应具备的条件**

1. 演唱　作业活动者需要有良好的表演形象，也需要正确的歌唱姿势来保证呼吸、发声、共鸣等器官的良好协调关系，并起到支持作用。只有掌握正确的歌唱姿势，才能使歌唱器官的各个组成部分互相配合，协调动作，从而获得正确的歌唱发声。

2. 各种乐器的演奏　作业活动者应具有良好的生理条件，包括全身耐力、手指灵活性、协调性等。此外，还应具备一定的音乐素质和能力。音乐素质是指具有良好的音准感、节奏感和灵敏的听觉与动作反应能力；能力是指视谱、听音等方面的基本能力。作业活动者最好能掌握初步的音乐理论基础知识，以及一两种记谱法如简谱或五线谱。

**（六）指导方法**

1. 演唱　独唱、合唱，还可以根据需要进行分部演唱。

（1）采取合唱方式时，要选择比较宽敞的场所。

（2）可以由治疗者进行组织，并且指定不同的分部。

（3）在可能的情况下，让参加者采取立位姿势。

（4）首先，进行准备体操的活动。主要是活动颈部、肩部和躯干，使这些部位的肌肉得以充分放松。

（5）进行发声练习。

（6）在对演唱和分部的要求进行详细说明之后，开始合唱练习。

2. 演奏　可以根据作业活动者的演奏水平以及功能状况，选择复杂程度不同的音乐，也可以针对作业活动者的具体情况，由治疗者根据各种乐器操作的难易程度，确定各个乐器的演奏者。

以下是几种可以采用的活动方式，治疗者可以根据作业活动者的需要及场所条件等，确定单独训练或者小组活动，另外，每一种方式都可以分别选择演奏简单的或者复杂的乐曲。

（1）随着音乐节奏来敲击、摇动乐器：将铃铛、木鱼等乐器分发给作业活动者。由治疗者弹奏主旋律，指导作业活动者随着乐曲的节奏敲击手中的乐器。这种方式可以用以下方法来增加难度：①选择节奏变化多的曲目。②将乐器进行分部。例如，在乐曲第一段或者指定某一小节，由手持铃铛的作业活动者配合，第二段或某一小节由手持木鱼的作业活动者配合。或者每一个作业活动者分别持有铃铛和木鱼，要求其按照要求，随着乐曲的进度更换配合的乐器。这种限定要求作业活动者在作业活动的过程中，始终集中精力，根据要求不断地调整手中的乐器。

（2）独奏：可以根据具体需要利用各种乐器来进行演奏。

（3）合奏：在人员充足的情况下，可以采取集体合奏的方式，这种方式需要作业活动者之间的密切合作。

**（七）注意事项**

1. 根据作业活动者的年龄、性格等特点，选择合适的曲目。

2. 合唱所选择的曲目不宜过难，音域不宜过宽，而且最好采用大部分人都熟悉的曲目。

3. 演唱时原则上采取立位姿势，但是应根据作业活动者的身体状况决定，另外应准备几把椅子以备不时之需。

4. 乐谱或者歌词应该统一抄写在前方，不宜分发到每个人的手中，否则作业活动者总是处于低头的状态，既影响作业活动者的发声，也不利于治疗者观察作业活动者的表情。

5. 注意对乐器的保管，避免挤压、重叠放置。

6. 注意乐器的清洁，尤其是对管乐器接触口唇的部分，每次用过之后必须清洗，必要时进行消毒处理。

7. 由治疗者演奏主旋律时，必须有其他治疗者观察活动进行情况，并对作业活动者进行必要的保护。也可以利用音响系统播放主旋律。

**（八）人体功能的开发与利用**

音乐类活动常常是人们日常生活活动中的一个重要组成部分。从简单的活动形式到高雅的活动形式，反映了人们的精神世界的需求。

1. 演唱

（1）身体方面：歌唱时呼吸量明显增大，有助于改善作业活动者全身的新陈代谢状况。有言语障碍者通过歌唱活动，有助于改善语言功能。歌唱活动可以改善咽、喉、唇、舌等部位肌肉的构音活动，尤其可以改善呼吸系统的通气功能，从而改善呼吸状态。

（2）精神方面：歌唱活动有助于改善作业活动者精神状态，稳定情绪，增强记忆力与思想的集中。合唱活动有助于改善作业活动者的自信心。同时，通过集体活动有助于作业活动者与别人团结协作，从而有效地改善人际关系。另外，通过歌唱活动可以愉悦作业活动者的身心，去除烦恼和悲伤，尤其是具有抒发自己情感的作用。

2. 演奏

（1）身体方面：根据所使用乐器的不同，演奏过程中的动作也会有所不同。使用打击乐器时，主要是利用手腕、手臂、肩关节活动，也需要躯干的控制；操作键盘乐器时，主要是利用手指、手腕、手臂的活动及躯干的控制。总之，利用不同的乐器演奏使作业活动者的整体动作及协调能力得到改善。

（2）精神方面：进行演奏活动，要求作业活动者集中注意力，持续进行，并且要有相应的判断力。演奏活动往往是集体活动，通过这样的活动可以帮其理解活动规则和秩序，并与其他人团结协作。演奏活动可以培养作业活动者的责任心，丰富情感，稳定情绪，还可以提高音乐鉴赏力。通过演奏水平的提高，也会有利于作业活动者恢复毅力、耐力、信心和勇气，从而有利于其尽早回归社会。

## 五、旅游

**（一）作业特点**

旅游是在一定的社会经济条件下产生的一种社会经济现象，是人们以游览为主要目的的非定居者的旅行和暂时居留引起的一切现象和关系的总和。“旅游”从字意上也很好理解。“旅”是旅行，外出，即为了实现某一目的而在空间上从甲地到乙地的行进过程；“游”是外出游览、观光、娱乐，即为达到这些目的所作的旅行。二者合起来即旅游，旅游不但有“行”，且有观光、娱乐的含义。

旅游是一种社会行为。中国是世界四大文明古国之一，早在公元前22世纪就有了旅游。旅游活动的兴起同样居世界前列。最典型的旅行家是大禹，他为了疏浚九江十八河，游览了大好河山。春秋战国时的老子传道，骑青牛西去。孔子讲学周游列国。汉时张骞出使西域，远至波斯。唐时玄奘取经到印度，明时郑和七下西洋，远至东非海岸，还有大旅行家徐霞客写了游记。

现代旅游已扩展到普通的劳动大众，在世界各地各个阶层旅游的人数越来越多，旅游的去处也越来越远。旅游作为企业和各种组织激励员工的一种手段被广泛采用。外出旅游也能够有效地激发和调动作业活动者积极参与的主动性，对于开发作业活动者的潜在能力是行之有效的方法。医疗机构可以积极地将旅游、野炊、游览名胜或游园活动应用于治疗活动当中。

### （二）工具和材料

无需准备特殊用具，作业活动者可以身着休闲装、轻便鞋，准备好饮用水，根据需要佩戴好遮阳帽，准备好必要的零用钱。组织者必须携带足够的现金、移动电话和急救药箱，以备紧急时使用。另外需要戴着手表，以便于掌握具体的时间，把握活动的进行。

### （三）活动过程

1. 旅行团旅游

（1）首先要到旅行社选择好行程，问清楚不明白的问题。

（2）签订合同。签订正式合同时一定要看清楚合同内容。

（3）购买保险。保险有很多种，问清楚旅行社保险的种类、内容等，如果没有保险单必须要在合同上写清楚。

（4）确认出发时间和地点。

（5）留下自己的电话和旅行社电话，保持畅通，最好多留几个电话，要求旅行社提前通知出团时间。

（6）出发时可以在网上搜索所去目的地的注意事项、民俗民情、地理风貌等。

2. 自助游

（1）衡量自己的旅游条件：有自助旅游的意愿时，根据自己的旅游条件安排旅游计划，包括经费预算、旅游时间、最想去的地方、旅游季节、交通方式。

（2）确定要去的旅游地：在最想去的地区里找自己最想去的旅游景点，还要配合自己的旅游时间，确定旅游景点后选定适当的交通工具。

（3）做好计划：确定要去的旅游景点后，做好精确的计划，进一步安排车票等事宜。旅游路线的规划原则是把各个旅游点用最短的时间串联起来。

（4）决定各旅游景点的停留时间：确定好旅游景点后，根据自己的喜好，配合旅游时间长短来安排各个旅游景点的停留时间，可以与有经验的人共同讨论或是到自助旅游单位，请有经验的人看一下行程及提供建议，最后再决定行程。

（5）参考别人的行程做修订：如果自己没有时间收集资料或策划行程，可以拿别人的行程来参考，也可以咨询资深旅游专家安排旅游计划，作业活动者再依个人特殊情况增减行程内容。

### （四）旅游所需环境

旅游所需的环境包括资源环境和旅游环境。旅游资源环境包括文物、古迹、建筑、碑刻及革命文物等人文旅游资源环境，山峰、象形石、水体和树木等自然资源环境。旅游环境包括气候、水体、地形、林木及社会文化环境等。

### （五）作业活动者应具备的条件

1. 主观条件　一个人外出的主观愿望，即旅游动机，它来源于人的精神上的需要。

2. 客观条件　包括：①收入水平：对作业活动者个体来说，要实现旅游的首要条件是必须具有一定的经济实力。旅游需要在其基本物质资料得到满足后而产生的精神需要，首先是物质需要得到满足才可能产生旅游动机；旅游消费是一种较高的消费。②余暇时间：是用于自由支配从事娱乐、社交、消遣或其他自己感兴趣的事情和时间，分为每日余暇、每周余暇、公共假日和带薪假期。③作业活动者身体状况：身体的移动、平衡、协调能力及耐力。

**（六）指导过程**

组织外出旅游活动的准备工作比较烦琐，在活动之前，必须进行周密的计划，准备工作要细致到每个环节，只有这样才能确保整个活动万无一失、安全顺利。

1. 明确作业活动者名单，确认所属科室并且与有关人员联系，获得允许。要做到逐一通知作业活动者，告知活动时间、集合地点、大致流程以及有关注意事项。

2. 根据参加人数，确定使用的交通工具。事先与公交部门或者本单位车队联系有关事宜。确认出发时间和地点。

3. 根据参加人数，确定组织或辅助者方面所需要的人数。

4. 需要在外用餐的情况下，可与本单位食堂或快餐公司联系，最好当日制作，确保食品富有营养且安全卫生。

5. 在必要的情况下，要事先勘察好公园的地形地貌，确认有无危险的区域，最好预先划定行走路线。在确定线路时，应注意需要有小卖部、厕所和能够让作业活动者一行人一起坐下进餐的地方。

6. 事先与公园方面联系，确定当日为正常开放，并事先办好门票及轮椅等事宜。

**（七）注意事项**

1. 周密的旅游计划　即事先要制定时间、路线、膳宿的具体计划和带好导游图（书），有关地图，车、船时间表及必需的行装（衣衫、卫生用品等）。

2. 带个小药包　外出旅游要带上一些常用药，因为旅行难免会碰上一些意外情况，如果随身带上个小药包，可有备无患。

3. 注意旅途安全　旅游有时会经过一些危险区域景点，如陡坡密林、悬崖蹊径、急流深洞等，在这些危险区域，要尽量结伴而行，千万不要独自冒险前往。

4. 尊重当地的习俗　在进入少数民族聚居区旅游时，要尊重他们的传统习俗和生活中的禁忌，切不可忽视礼俗或由于言行的不慎而伤害他们的民族自尊心。

5. 注意饮食安全　饮食、饮水要卫生。切忌暴饮暴食。

6. 谨防传染病　公共场所患有流感的人可通过谈话、打喷嚏、咳嗽等将细菌或病毒传染给他人。另外，车厢内的拉手、椅背扶手、车窗等部位，均有检出乙型肝炎表面抗原阳性的报道，因此要牢记常洗手。

7. 讲文明礼貌　任何时候、任何场合，对人都要有礼貌，事事谦逊忍让，自觉遵守公共秩序。

8. 爱护文物古迹　每到一地都应自觉爱护文物古迹和景区的花草树木，不在景区、古迹上乱刻乱涂。

9. 警惕上当受骗　防止造成自己钱物上的损失。

### （八）人体功能的开发与利用

1. 身体方面　游览等外出活动，有助于作业活动者改善身体的移动能力，促进身体的平衡能力，促进肢体的粗大和灵活性动作，改善身体的协调能力，促进身体的耐力。

2. 精神方面　观光旅游、外出游览等活动是人类生活的一个组成部分，每个人在健康成长过程中，必须经历外出与他人接触、与大自然亲近的过程。游览活动，有助于开阔眼界，增长见识，增进友谊，加深对社会的了解，有助于作业活动者改善精神状态和情绪。外出活动时，会遇到社会上及生活中经常遇到的各种情况和问题，例如会遇到各种道路状况、会遇到不同使用方法的公共设施和交通工具等，如果作业活动者遇到具体问题，就需要治疗者能够及时发现并及时加以指导，这样会使作业活动者随时随地学习和掌握解决这些问题的方法，提高其促进计划、判断、决定和思维等方面的能力。通过与其他作业活动者的交往，可培养作业活动者协调、沟通的能力，改善人际关系，从而易于重新融入到社会活动当中去。

## 六、园艺

### （一）作业特点

园艺即园地栽培，指果树、蔬菜和观赏植物的栽培、繁育技术和生产经营方法。可相应地分为果树园艺、蔬菜园艺和观赏园艺。园艺业是农业中种植业的组成部分。园艺生产对于丰富人类营养和美化、改造人类生存环境有重要意义。

园艺起源于石器时代，于文艺复兴时期在意大利再次兴起，并传至欧洲各地。中国周代，园圃开始作为独立经营部门出现。历代在温室培养、果树繁殖和栽培技术、名贵花卉品种的培育以及园艺事业上与各国进行广泛交流等方面卓有成就。20 世纪以后，园艺生产日益向企业经营发展。现代园艺已成综合应用各种科学技术成果以促进生产的重要领域。园艺产品已成为完善人类食物营养及美化、净化生活环境的必需品。

千百年前人们就发现，在花园里散步具有镇静情绪和促进康复的作用。古埃及医生给精神病患者治病的方法之一，就是让患者到公园中活动。园艺活动的养生作用已经被医学界所认同，专家们将通过园艺活动来保健身心的方法称为“园艺疗法”。现在，园艺疗法被认为是补充现代医学不足的辅助疗法，是协助减轻患者病痛、抚慰情绪的有效方式。

无论是在阳台上，还是在私人花园里，园艺都能为人们带来欣喜和愉悦。这种美的创造与美的传播为人们带来了多重的养生功效。

常见的家庭园艺形式有养花、插花、制作盆景等。它们不仅可为家庭增添一抹绚丽的色彩，还对个人的身心修养有益处。

### （二）工具和材料

1. 工具　铲子、耙子、喷壶、水桶、花盆、塑料薄膜、筛子、修剪植物用剪刀、线手套、栽培植物参考书。

2. 材料　种子、土、肥料、水、杀虫剂、花泥、铅丝网。

### （三）活动过程

1. 家庭养花的基本技法

（1）土壤：要想使栽植的花卉茁壮生长，选择好培养土十分重要。培养土要根据花卉的种类去进行配制。首先要了解所养的花卉之原产地土壤特点再去选土，也可用由腐叶土、细砂、园土各一份的比例混匀配成的培养土，这种培养土栽培效果比较好，多数花卉都生长得非常茁壮。腐叶土可以用坑埋法制取：秋季，将阔叶树的落叶收集起来，填到挖好的坑里用脚踩实。当填入坑中的落叶距地表10cm左右时，往坑里倒水以刚没过落叶为度。等到大部分水渗到地下，再向落叶上盖土踩实，然后在坑上加盖一块塑料薄膜。来年春季将腐叶从坑里挖出，间隔数日翻倒一次，令其风化过筛即成腐叶土。这种土的透气性好，保水力强，呈酸性反应，不含石灰质，且肥力持久。

（2）浇水：浇水操作对花卉栽培来说至关重要，如果掌握不好这项技能就会影响花卉栽培的效果。花卉情况不同，需水量也不同：①花卉类型：水生植物一刻也离不开水，多肉植物每周浇水一次反而有益，而观叶植物大多需要经常保持土壤处于微潮状态。②植株状态：通常较小的植株或新繁殖的植株不耐旱；较大的植株或已成型的植株较耐旱。③栽培地点：摆放在露天的花卉需水较多，摆放在温室的花卉需水较少。④季节变化：夏季干燥炎热，花卉需水较多；冬季低温，花卉生长慢，蒸腾量小，浇水就要少一些。⑤土壤湿度：对于处在生长状态中的花卉，无论是地栽还是盆栽，土壤变干就要浇水。

（3）施肥：为了保证所有的花卉生长正常，开花繁多，施肥是必不可少的。花卉并不是在一生中所有阶段都需要大量的肥料。除了在生长旺盛期里应该及时补充肥料之外，幼苗期、休眠期、衰老期等阶段并不需要太多的肥料。肥料的种类较多，要清楚各种肥料的作用、特点、用法。然后再根据花卉缺肥的情况确定肥料种类，从而做到有的放矢。肥料的施用一般分为基肥和追肥两种形式。基肥一般采用肥效迟缓的有机肥，追肥一般采用肥效迅速的无机肥，通常使用的方法是将其溶解在水里配成0.1%～0.5%的肥料溶液，进行浇灌或喷洒。施肥后，要及时浇水。

（4）光照：花卉要长得好，必须要按照花卉的习惯去安排种植地点。夏季，对需要遮荫的花卉使用荫棚或利用树木、房屋的阴影及攀爬植物对花卉进行遮荫，以免日光直射。

（5）通风：在通风环境中可以满足花卉对二氧化碳的需要，可以通过光合作用制造出更多的养分营造植株自身器官。喜欢背风环境的花卉多原产热带雨林，且喜欢空气湿度较高的隐蔽环境，应摆放在有遮挡物之处进行管理，使风害的损伤降低到最小程度。

（6）换盆：春末夏初，是给盆栽花卉换盆比较集中的阶段。换盆方法为：在准备换盆的前两天，先给需要换盆的花卉浇些稀薄的肥水。这样植株易从花盆里磕出，可以缩短缓苗的时间。然后，把所用的花盆、基肥、栽培土壤等陆续准备好。在换盆时，左手扶盆上，右手托盆底把花盆翻过来在土板或台阶上轻磕花盆盆缘，并根据情况变换磕击位置，这样就能把土坨从花盆中取出。在整个操作中切忌把土坨弄散。最后，向准备好的花盆里放一薄层栽培土壤，再放少量基肥。用一些栽培土壤把基肥盖住后将修整好的土坨放到花盆里扶正，填上栽培土壤。

2. 艺术插花的基本技法

（1）选枝、修枝和弯枝：①选枝：是插花的前奏，枝条、叶片须健壮，花朵以含苞欲放未受过病虫影响的最好。②修枝：许多植物材料的枝条是不规则形与平展的，须经过裁剪加工，使之成为自然弯曲的枝条，经过修剪后的枝条，若其弯曲度不够，则可进行人工弯曲。③弯枝：用双手拿着枝条，手臂贴着身体，两大拇指压着需要弯曲的部位，慢慢地用力向下弯曲。

（2）植物材料的固定

1）盆插的固定：①剑山固定：插直立枝条时，须将枝条基部剪平，以利于固定；若枝条过于粗硬，可将枝条基部剪开再插入固定；若枝条过于纤细，可在基部捆缚附枝上插入固定。②花泥固定：只要将植物材料按所需角度倾斜基部，直接插在花泥上即可固定。

2）瓶插的固定：①自然固定：将枝条交叉插入花瓶，将枝条依靠瓶口、瓶壁、瓶底的支撑，使枝条互相交叉固定。②间隔固定：在花瓶口用枝条横向支撑。枝条结构有一字形、十字形、井字形、丫字形等。③丁字形固定：将枝条基部剪开，夹入横枝或丁字形枝条，再插入花瓶固定。④添枝固定：添加一条废枯条在上端剪开，然后把要插的枝和基部剪开，互相夹插投入瓶内固定。⑤折曲固定：把枝条基部折曲、利用它的还原反弹作用，撑压花瓶内壁，加以固定。⑥花泥填塞：在瓶口填塞花泥将枝条插于花泥上。⑦铅丝网固定：在瓶内安置铅丝网将枝条插于网的空格中。

3. 盆景制作

（1）树桩盆景的加工方法

1）树干的加工：要弯曲较粗的树干，弯前先在弯曲处的外侧衬几条麻筋，再在树干上用麻皮包扎，以增强树干的韧性，防止断裂。树干过粗无法弯曲的，可用凿子和雕刻刀将它进行雕琢，使其更加苍古。截去大枝的伤口也要雕琢加工，显出自然枯朽的形态。树干过细，可用一段枯桩贴在前面以假乱真。

2）树枝的整形：树枝的屈曲可用各种粗细不同的铅丝缠绕在枝条上，缠时铅丝一端先要固定，粗细要合适，缠绕时必须紧贴树皮，铅丝的旋进角度以45°为宜。

3）树根的处理：树桩盆景的部分树根必须裸露，或盘曲如龙蛇，或伸展似鹰爪。作树桩盆景的树木自幼苗起将根部盘曲，先植于深盆中，以后根部逐渐上提使其裸露，显得盘根错节。

（2）上盆栽植：培养土必须肥力足，排水快，透气性好。盆景用盆也十分讲究，常用的有紫砂陶盆、釉陶盆、凿石盆、瓷盆、泥盆等。栽种前要选择与树木相称的盆钵，使艺术形象更加完美。栽种的时间以早春最好，盆钵的排水孔上要放丝网或碎盆片，以利排水，防止烂根。树木在盆中的位置确定后，先在盆底加上粗粒土，然后放入树木，根部在盆中应能舒展开，再放入细土，一面放土，一面用竹竿将土捣实，使根与土密接。植后第一次浇水一定要浇足，刚上盆的盆景要移至阴处，并经常叶面喷水，等新根长出后再正常管理。

**（四）园艺所需环境**

阳光充足、通风良好的室内、阳台、花园等。

**（五）作业活动者应具备的条件**

作业活动者双上肢应具备一定的关节活动范围、肌力、双手动作的协调能力及身体的平衡能力，还应有耐心和责任心。

**（六）指导方法**

指导者以花盆内种花为例，指导作业活动者完成室内花盆种花活动。

1. 将花盆内放满土，将表面刮平，在播种前两小时开始浇水，将土壤完全浸透。

2. 一个花盆内播撒5～6粒种子。

3. 用筛子筛一层细土，覆盖在种子上面。

4. 用喷壶浇水。

5. 为保温和防止水分蒸发，用塑料薄膜覆盖花盆表面。

6. 种子发芽后，揭开塑料薄膜，充分照射阳光。

7. 留下2株长势较好的小苗，将其他弱苗拔除。

**（七）注意事项**

1. 园艺以及种植植物的种类繁多，种植的方法和注意事项也不尽相同，因此，应多方查看有关的参考书籍，选择恰当的种类。

2. 根据各种植物所要求的种植季节、水分等不同情况，具体按照参考书籍的提示内容进行培育活动。

3. 如果是在花坛内进行播种，需要及时施肥和除去杂草。

4. 播种后覆盖种子的土层不宜过厚或者过薄，以种子自身高度的两倍为宜，土层过厚会阻碍种子发芽，土层过薄会影响根系的稳定生长。

5. 第一次浇水时，水的压力不宜过大，否则有可能会将埋在土中的种子冲走。另外，水量也不宜过多，因为水量过多有可能使种子泡水腐烂。

6. 对作业活动中所使用的肥料及杀虫剂要进行严格保管。尤其是使用毒性大的农药类时，更要小心保管，正确使用，避免中毒。

**（八）人体功能的开发与利用**

在有条件的情况下，可以将园艺活动引入到日常的生活活动中进行。通过园艺活动，可以丰富精神世界，展现个人的才能。

1. 身体方面　种花、除草、修剪花木与耕地等活动，有助于改善身体及肢体的关节活动范围及强化有关的肌力，有助于改善身体的平衡能力、促进双手动作及协调能力，可以培养良好的习惯。

2. 精神方面　园艺活动以在户外活动为主，有利于放松心情。种植花果树木、观赏植物及蔬菜类，在收获季节会给人们带来极大的满足感和成功感。每日必须从事的栽培工作，有助于帮助作业活动者养成有规律的生活和工作习惯，培养责任心。种花、除草、修剪、耕地等园艺活动，可以满足活动欲望，发散内心的压力，改善精神状态，促进情绪稳定。通过长期的有规律活动，可以培养出作业活动者的耐心、责任心。参加集体性的活动，有助于协调并促进人际关系。从培养有生命的花草开始，感悟人生，珍惜生命。通过辛勤劳作，才能真切了解到收获的不易。

（陈小梅、何斌、王丽华、颜如秀、吴葵、陈立嘉）

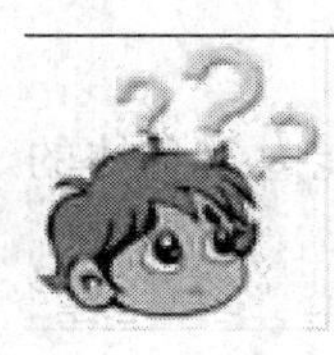

**思考题**

1. 手工艺作业活动有哪些？
2. 运动性作业活动有哪些？
3. 娱乐性作业活动有哪些？

# 主要参考文献


1. Schell BB. Clinical Reasoning: The Basis of Practice. In: Neistadet ME, Crepeau EB (eds). Willardand Spackman's Occupational Therapy, 10th ed, pp 131 - 139, Philadelphia: Lippincott Williams & Wilkins, 2013

2. 矢谷令子. 作業療法の役割とその専門性. 矢谷令子，他編：作業療法の仕組み. 东京：協同医書出版社，2001

3. 古林夏子，福田恵美子. 基礎作業学. 第1版. 东京：医学書院. 2007

4. 皮绍文，由广旭. 作业治疗——康复治疗技术理论与实践. 第1版. 北京：人民卫生出版社，2006

5. 岩崎テル子，篠田峯子，土田玲子，山田孝共訳. 作業療法実践のため6つの理論. 第1版. 东京：協同医書出版社，2003

6. 日本作業療法士学会. 作業療法学全書第2巻——基礎作業学. 第1版. 东京：協同医書出版社，1998

7. 古川宏. 作業療法のとらえかた. 第1版. 东京：文光堂，2006

8. 斉藤さわ子. 運動技能とプロセス技能の評価（AMPS）. OTジャーナル38（増刊号）2004：533 - 539

9. 斉藤さわ子，斉藤英敏：AMPSとラッシュ測定モデル一作業療法のための客観的ADL/IADL評定法とその臨床的応用. OTジャーナル. 1998（32）：713 - 720

10. Wendy Bumgardner. Walking Builds Aerobic Fitness at both High and Moderate Intensity. November 14, 2005. http://walking. about. com/od/healthbenefits/a/aerobicwalk2005. htm

11. Salmon P. Effects of Physical Exercise on Anxiety, Depression, and Sensitivity to Stress: A Unifying Theory. Clin Psychol Rev 2001 Feb; 21 (1): 33 - 61

12. 黄河清，韩布新. 积极老龄化与门球——门苑心理健康问卷调查分析. 门球之苑，2010，9（4）：12

13. Hassmen P, Koivula N, Uutela A. Physical Exercise and Psychological Well - Being: A Population Study in Finland. Prev Med, 2000, 30 (1): 17 - 25

14. 尹卫华，段慧主编. 当代美术基础教程. 北京：清华大学出版社、北京交通大学出版社. 2004